ABHANDLUNGEN DER DEUTSCHEN AKADEMIE
DER WISSENSCHAFTEN ZU BERLIN

Klasse für Medizinische Wissenschaften
Jahrgang 1953 Nr. 1

PROBLEME DER KREBSFORSCHUNG UND KREBSBEKÄMPFUNG

Sektions-Veröffentlichung Nr. 1
der Klasse für Medizinische Wissenschaften der Akademie
Sektion für Geschwulstkrankheiten

1954

AKADEMIE-VERLAG · BERLIN

Erschienen im Akademie-Verlag GmbH., Berlin W 8, Mohrenstraße 39
Veröffentlicht unter der Lizenznummer 1218
des Amtes für Literatur und Verlagswesen der Deutschen Demokratischen Republik
Satz und Druck der Buchdruckerei F. Mitzlaff, Rudolstadt i. Thür. (622) V/14/7
Bestell- und Verlagsnummer 2001/53/II/1
Preis: DM 12,—
Printed in Germany

VORTRÄGE UND DISKUSSIONEN
DER ARBEITSTAGUNG DER SEKTION FÜR GESCHWULSTKRANKHEITEN
DER DEUTSCHEN AKADEMIE DER WISSENSCHAFTEN ZU BERLIN
AM 13. UND 14. FEBRUAR 1953

Tagungsprogramm: K. Lohmann, H. Kraatz, H. Gummel
Redaktion: G. P. Wildner

Vorwort

Mit der vorliegenden Veröffentlichung beginnt eine Publikationsreihe aus der Arbeit der Sektionen der Klasse für medizinische Wissenschaften der Deutschen Akademie der Wissenschaften zu Berlin.

Die Entwicklung und ständige Ausweitung der Aufgaben der Deutschen Akademie der Wissenschaften, der führenden wissenschaftlichen Institution der DDR, im Sinne ihres Gründers Leibniz, Theorie und Praxis zu verbinden, machte die Schaffung von Sektionen innerhalb der einzelnen Klassen der Akademie notwendig. Sie setzen sich aus hervorragenden Vertretern des entsprechenden wissenschaftlichen Gebietes zusammen und leisten wirkungsvolle Unterstützung bei der Durchführung der beratenden und operativen Funktionen der Akademie auf allen Gebieten des wissenschaftlichen Lebens. Ihre Arbeit besteht weiterhin darin, die Entwicklung der wissenschaftlichen Forschung in der DDR kritisch zu bewerten und im Vergleich mit dem internationalen Forschungsstand eventuelle Mängel aufzuzeigen und Wege zu ihrer Abstellung vorzuschlagen.

Seit dem 12. Dezember 1951 haben fünf Sektionen innerhalb der Klasse für medizinische Wissenschaften ihre erfolgreiche Arbeit aufgenommen und zwar je eine Sektion für Pharmakologie und Pharmazie, Geschwulstkrankheiten, innere Medizin, Chirurgie und Hygiene.

Unter diesen hat die Sektion für Geschwulstkrankheiten gemäß der Instruktion zum Volkswirtschaftsplan vom 10. 4. 1951 die Aufgabe, die einheitliche wissenschaftliche Leitung in der Forschung und Bekämpfung der Geschwulstkrankheiten in der DDR sicherzustellen. In der Durchführung dieser Arbeit wurden bisher in engem Zusammengehen mit dem Referat für Krebsbekämpfung des Ministeriums für Gesundheitswesen und weiteren Regierungsdienststellen Maßnahmen zu einer einheitlichen und staatlich organisierten Krebsbekämpfung beraten. Die Ergebnisse dieser Besprechungen fanden ihren Niederschlag in der Verordnung vom 24. 7. 1952 über die Meldung von Geschwulstkrankheiten, wodurch ein bedeutender Schritt auf dem Gebiet der aktiven Krebsbekämpfung und Prophylaxe getan wurde.

Die erste Arbeitstagung der Sektion für Geschwulstkrankheiten am 13. und 14. 2. 1953 hatte zum Ziel, alle auf dem Gebiet der Krebsbekämpfung tätigen Ärzte in der DDR zusammenzuführen und neben Fragen der praktischen Krebsbekämpfung in einem übersichtlichen wissenschaftlichen Programm (Theorie — Klinik — Statistik) aktuelle Probleme der Krebsforschung zu diskutieren, sowie Brennpunkte der Forschung auf diesem Gebiet hervorzuheben und Wege für eine weitere Planung herauszustellen.

In der Folge werden Berichte über Arbeitstagungen anderer Sektionen veröffentlicht. Mögen diese Tagungen dazu beitragen, die Wissenschaft ständig zu fördern zum Wohle der Volksgesundheit.

W. Friedrich

Inhalt

der zur Veröffentlichung eingereichten Vorträge und Diskussionsbeiträge

Untersuchungen über den Mechanismus der Cancerogenese und die Wirkungsweise cancerogener Reize

von Prof. Dr. A. Graffi
Leiter der Abteilung für biologische Krebsforschung
des Instituts für Medizin und Biologie der Deutschen Akademie der Wissenschaften, Berlin-Buch
(Direktor: Prof. Dr. W. Friedrich)

Schon von Fischer-Wasels (1) wurde die Geschwulstbildung als ein komplexer Vorgang angesehen, indem er die Bildung einer sogenannten Tumorkeimanlage und deren Realisierung zur manifesten Geschwulst unterschied. Eine wichtige experimentelle Stütze für diese Ansicht erbrachten Deelman (2), McKenzie und Rous (3), und Rondoni (4), indem sie feststellten, daß nach einer für sich allein unzureichenden Teerung der Mäusehaut die Geschwulstbildung durch Brandwunden oder Verletzungen ausgelöst werden kann.

In früheren Versuchen (5) erzielten wir bereits durch 3- bis 5malige aufeinanderfolgende Benzpyren-Tropfungen einige Geschwülste und kamen zur Schlußfolgerung, daß an dem komplexen Vorgang der Cancerogenese neben einer eventuell spezifischen irreversiblen Wirkung des Cancerogens auf die Epithelzellen noch eine Superregeneration und bestimmte Veränderungen am Gefäßbindegewebe beteiligt sind. Von entscheidender Bedeutung war jedoch der Nachweis von Berenblum und Shubik (6), daß man nach kurzdauernder Behandlung der Mäusehaut mit cancerogenen Kohlenwasserstoffen (KWSt) die Geschwulstbildung durch eine lokale Nachbehandlung mit Crotonöl auslösen kann, welches allein praktisch keine geschwulstbildende Wirkung besitzt. Damit wurde am eindeutigsten der Nachweis erbracht, daß sich die Geschwulstbildung mindestens aus zwei voneinander unterschiedlichen Teilvorgängen zusammensetzt:

1. einem spezifischen Initialvorgang, der nur durch ein Cancerogen ausgelöst wird und den wir im folgenden in Anlehnung an Fischer-Wasels als die Bildung einer Tumorkeimanlage (TKA) bezeichnen wollen;
2. aus einem weniger spezifischen, auch durch nichtcancerogene Reize, z. B. Crotonöl oder Verletzungen, auslösbaren Vorgang, durch den die latente TKA in eine manifeste Geschwulst übergeführt wird.

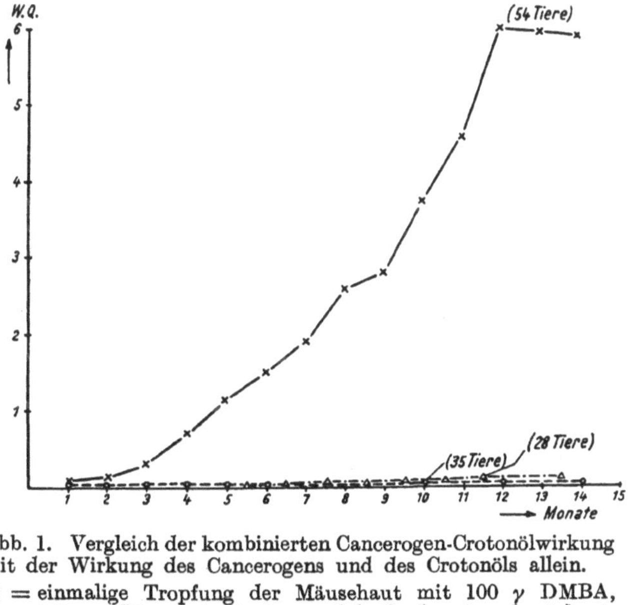

Abb. 1. Vergleich der kombinierten Cancerogen-Crotonölwirkung mit der Wirkung des Cancerogens und des Crotonöls allein.
× = einmalige Tropfung der Mäusehaut mit 100 γ DMBA, 0,2proz. Lösung in Aceton und laufende, einmal wöchentliche Tropfung der gleichen Hautstelle (Rücken) mit 5proz. Crotonöl-Lösung in Paraffinöl.
○ = einmalige Tropfung der Mäusehaut mit 100 γ DMBA ohne Crotonölnachbehandlung.
△ = laufende, einmal wöchentliche Tropfung mit 5proz. Crotonöllösung ohne Cancerogenvorbehandlung.
W. Q. = Zahl sämtlicher Geschwülste (gut- und bösartige), dividiert durch Anzahl der überlebenden Tiere.

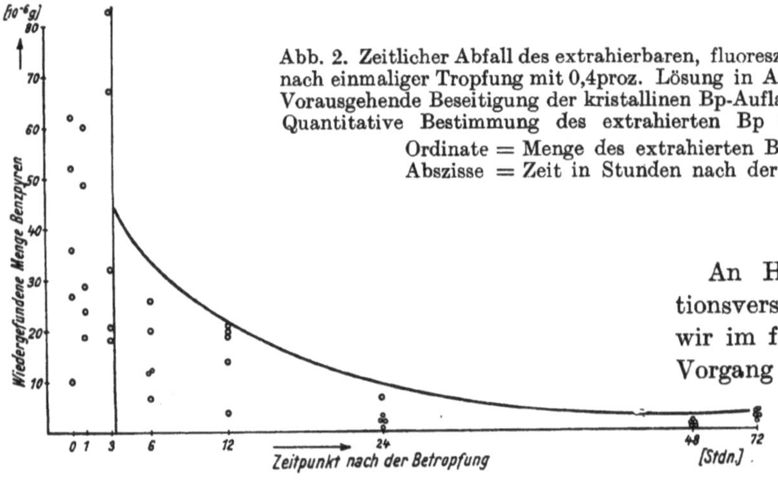

Abb. 2. Zeitlicher Abfall des extrahierbaren, fluoreszenzfähigen Bp der Mäusehaut nach einmaliger Tropfung mit 0,4proz. Lösung in Aceton = ∾ 200 γ Cancerogen. Vorausgehende Beseitigung der kristallinen Bp-Auflagerung nach der Applikation. Quantitative Bestimmung des extrahierten Bp durch Fluoreszenzmessungen.
Ordinate = Menge des extrahierten Bp in γ.
Abszisse = Zeit in Stunden nach der Tropfung.

An Hand solcher Kombinationsversuche mit Crotonöl wollen wir im folgenden versuchen, den Vorgang der Cancerogenese zu analysieren. In der Abb. 1 ist ein derartiger Kombinationsversuch einer einmaligen Tropfung der Mäusehaut mit dem starken cancerogenen KWSt 9, 10-Dimethyl-1,2-Benzanthrazen (DMBA) und nachfolgender Crotonölbehandlung, die laufend einmal wöchentlich mit einer 5proz. Lösung in Paraffinöl erfolgte, dargestellt. Sowohl das Cancerogen allein in der angewandten Dosierung als auch das Crotonöl allein waren praktisch wirkungslos, während die Kombination beider Behandlungsweisen eine große Anzahl von Geschwülsten, und zwar im Durchschnitt 6 Tumoren pro Tier, auslöste[1]).

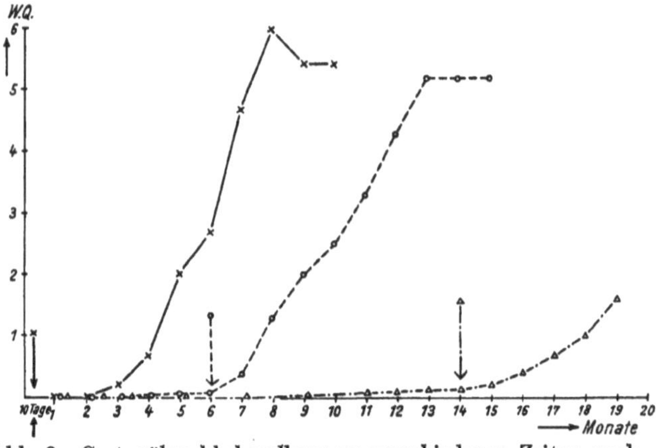

Abb. 3. Crotonölnachbehandlung zu verschiedenen Zeiten nach der einmaligen Tropfung mit DMBA.
——×— × = einmal 250 γ DMBA und laufende Crotonöltropfung nach 10 Tagen beginnend.
----○ = einmal 250 γ DMBA und Crotonöl, 6 Monate nach der Cancerogen-Applikation beginnend.
—·—△ = einmal 100 γ DMBA und Crotonölnachbehandlung, 14 Monate nach der Cancerogen-Applikation beginnend.
Crotonöltropfung bei sämtlichen Versuchen einmal wöchentlich mit 5proz. Lösung. Pfeile geben den Beginn der Crotonöltropfung für jede Versuchsserie an.

Zunächst wenden wir uns dem Vorgang zu, der der TKA-Bildung zugrunde liegt.

1. Es handelt sich dabei um einen rasch ablaufenden Prozeß in der Haut, da bereits eine einmalige Tropfung mit einem cancerogenen KWSt ausreicht, um ihn auszulösen (Mottram) (7). In unseren Versuchen genügten vom

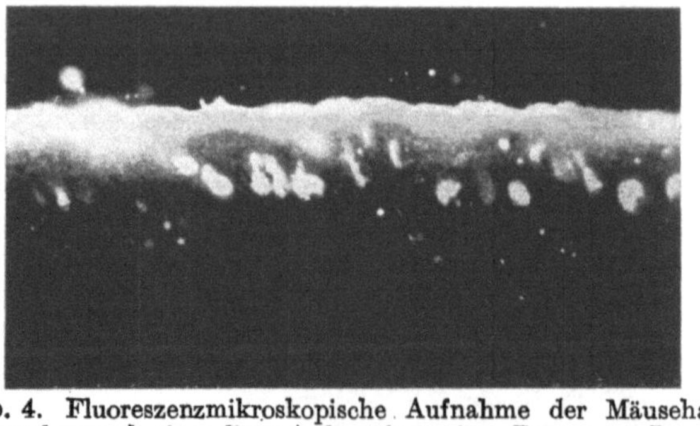

Abb. 4. Fluoreszenzmikroskopische Aufnahme der Mäusehaut 2 Stunden nach einmaliger Auftropfung einer Benzpyren-Lösung (schwache Vergrößerung). Starke Speicherung des cancerogenen KWSt in der Epidermis und den Haarbälgen, speziell den Talgdrüsen. Relativ geringe Speicherung im Bindegewebe des Coriums und der Subcutis.

[1]) Eine Auslösung von Hautgeschwülsten gelingt auch durch einmalige iv. oder ip. Injektion des KWSt und nachträgliche Crotonölbehandlung der Haut (Graffi u. Scharsach).

starken cancerogenen KWSt 9,10-Dimethyl-1,2-Benzanthrazen bereits weniger als 10 γ bei einmaliger Applikation, um TKA hervorzurufen. Nach einmaliger Tropfung ist der unverändert fluoreszenzfähige cancerogene KWSt nur einige Tage aus der Haut extrahierbar[1] (Abb. 2) oder fluoreszenzmikroskopisch in ihr nachweisbar (8). Bei so geringen Mengen wie 10 γ ist die Cancerogenfluoreszenz in der Haut nach 24 Stunden fast immer erloschen.

2. Es scheint sich dabei, wie schon FISCHER-WASELS vermutete und BERENBLUM (6) und auch wir selber nachweisen konnten (9), um einen irreversiblen Vorgang zu handeln, da selbst eine erst viele Monate später einsetzende Crotonöltropfung zur Tumorbildung führt (Abb. 3), wobei ungefähr die gleiche oder sogar eine etwas höhere Tumorquote erzielt wird wie bei sofort anschließender Crotonölapplikation. Selbst wenn die Crotonöltropfung bei der Maus 14 Monate und beim Kaninchen, bei dem das Crotonöl ebenfalls geschwulstrealisierende Wirkung besitzt (10), 2 Jahre nach der Cancerogenapplikation einsetzt, kam es in unseren Versuchen zur Realisierung latenter TKA. Da 14 Monate der durchschnittlichen Lebenserwartung einer Maus entsprechen, muß die TKA als ein Vorgang betrachtet werden, der während des ganzen Lebens in latenter Form bestehen bleiben kann.
3. Es ergibt sich die wichtige Frage, an welchen Bestandteilen der Haut das Cancerogen bei der Bildung einer TKA angreift. Auf Grund

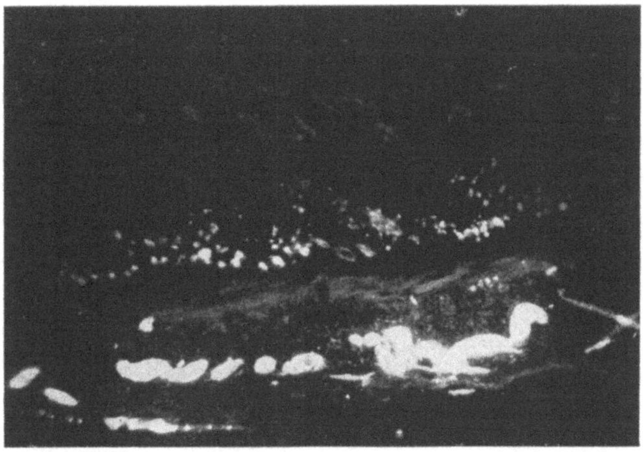

Abb. 5. Fluoreszenzmikroskopische Aufnahme der Mäusehaut nach einmaliger Applikation des cancerogenen KWSt-Benzpyren in das subcutane Bindegewebe. Starke Anreicherung des Cancerogens in dem subcutanen Bindegewebe, speziell in den markhaltigen Nervenfasern und im Fettgewebe der Subcutis, bei fast fehlender Speicherung in den Haarbälgen und vor allem in den Epithelzellen der Epidermis (schwache Vergrößerung).

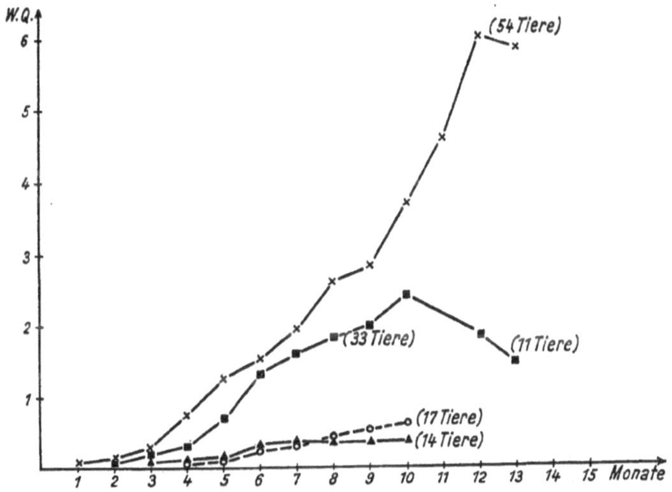

Abb. 6. Geschwulstbildung im Kombinationsversuch mit Crotonöl bei Auftropfung, intra- und subcutaner Injektion des Cancerogens.

× = einmal 100 γ DMBA auf die Haut aufgetropft und laufende Crotonölbehandlung.
○ = einmal 200 γ DMBA subcutan injiziert und laufende Crotonölbehandlung.
▲ = 5mal 125 γ DMBA subcutan injiziert und laufende Crotonölbehandlung.
■ = einmal 240 γ DMBA intracutan injiziert und laufende Crotonölbehandlung.
(WQ = Anzahl der Geschwülste pro Tier.)

[1] Untersuchungen gemeinsam mit Dr. L. HERFORTH, E. SCHNEIDER und W. KRISCHKE.

der fluoreszenzmikroskopisch nachweisbaren Speicherung der cancerogenen KWSt in den verschiedenen histologischen Hautbestandteilen (8) kommen in erster Linie in Frage: a) die Epithelzellen der Epidermis und Haarbälge, b) die Gefäße und das Mesenchym der Cutis, c) die Nerven der Haut, die alle das Cancerogen mehr oder weniger stark zu speichern vermögen.

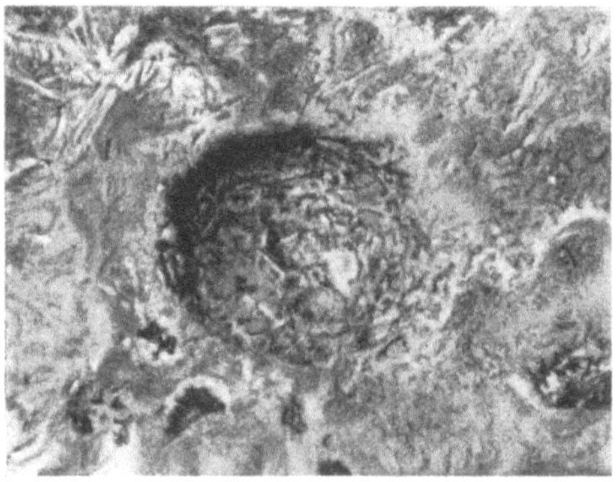

Abb. 7 a. Warzenbildung an der Kaninchenhaut nach Transplantation dünner Thiersch'scher Lappen, die nach vorausgegangener kurzfristiger Tropfung mit DMBA und Zwischenschaltung eines 2 wöchentlichen behandlungsfreien Intervalls entnommen und an entfernter, unbehandelter Körperstelle auf das subcutane Bindegewebe transplantiert wurden.

Bei verschiedenen Applikationsweisen des Cancerogens ist die histologische Verteilung des KWSt stark unterschiedlich. Beim Auftropfen ist die Speicherung in den Epithelzellen (Epidermis, Haarbälge, speziell Talgdrüsen) weitaus am stärksten (Abb. 4). Bei der Injektion in die Haut tritt die Speicherung im Bindegewebe, speziell Fettgewebe und in den markhaltigen Nerven stark hervor bei geringer Anreicherung des Cancerogens im Epithel (Abb. 5). Bei der Applikation ungefähr gleicher Cancerogenmengen entstehen im Tropfungsversuch[1], also derjenigen Applikation, bei der die stärkste Anreicherung des Cancerogens in den Epithelzellen stattfindet, weitaus die meisten Tumoren (Abb. 6). Damit spricht dieser Befund für eine direkte Wirkung des Cancerogens auf die Epithelzelle bei der Bildung einer TKA.

In gleichem Sinne sprechen noch folgende Befunde:

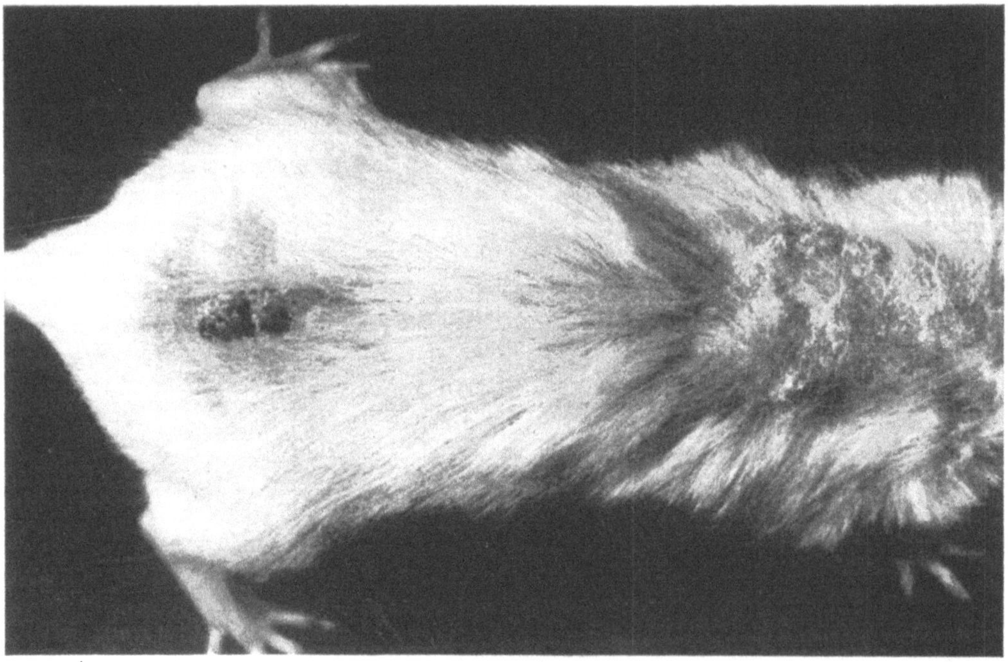

Abb. 7 b. Warzenbildung am Schwanzende des Rückens einer Maus nach Transplantation dünner Thiersch'scher Lappen, die vom kurzfristig mit DMBA (10mal 0,01proz. Lösung in 10 Tagen) getropften Nackenfeld entnommen wurden. Die Transplantation auf das nicht behandelte hintere Rückenfeld erfolgte eine Woche nach der letzten Tropfung.

[1] Untersuchungen gemeinsam mit Dipl.-Biol. W. Krischke.

1. In noch nicht völlig abgeschlossenen Versuchen[1] gelang es uns, sowohl bei der Maus als auch beim Kaninchen eine Geschwulstbildung dadurch zu erzielen, daß wir ganz dünne coriumarme THIERSCH'sche Lappen, die einer kurzdauernd mit einem starken Cancerogen betropften Hautstelle entnommen wurden, auf eine nichtgetropfte, bindegewebige Unterlage (Subcutis) verpflanzten (Abb. 7a u. 7b).
2. In Versuchen an Hauttransplantaten der Maus (11) konnten wir feststellen, daß die Bildung der TKA auch dann erfolgt, wenn die kurzdauernde Tropfung des Transplantates mit dem Cancerogen in jenem Zeitraum nach der Transplantation stattfindet, in welchem auf Grund der morphologischen Untersuchung die nervöse Verbindung des Hautlappens mit dem Zentralnervensystem aufgehoben ist (Abb. 8). Die zentralnervöse Versorgung scheint also für die Bildung einer TKA in der Haut nicht erforderlich zu sein.
3. Verschiedene KWSt unterscheiden sich in charakteristischer Weise durch starke quantitative Unterschiede ihrer Fähigkeit, TKA zu bilden (4, 7) (Abb. 9). Es besteht folgende Reihe mit abfallender Wirkung: 9, 10-Dimethyl-1, 2-Benzanthrazen (DMBA), 3, 4-Benzpyren (Bp), Methylcholanthren (MCh), 1, 2, 5, 6-Dibenzanthrazen (DBA), 1, 2-Benzanthrazen (BA). Die durch einmalige Tropfung am Epithel der Mäusehaut ausgelösten cytologischen Veränderungen (Nekrobiose, Riesenzellbildung und Polymorphismus, Mitochondrienvermehrung, Hyperregeneration, Mitosestei-

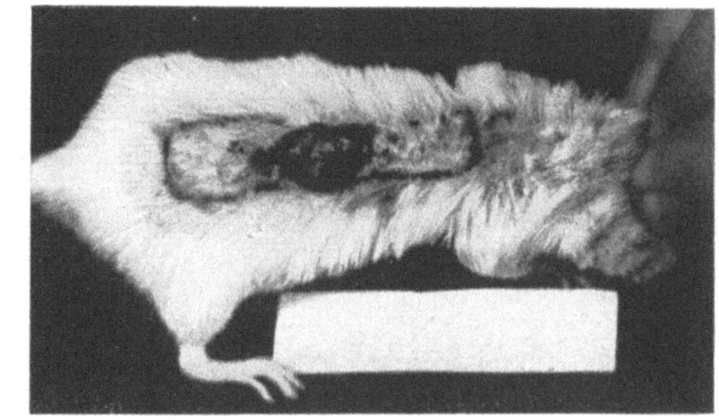

Abb. 8. Carcinombildung bei der Maus auf einem Hauttransplantat. Zustand 7 Monate nach der Transplantation. Tropfung der transplantierten Haut 3mal am 10., 12. und 14. Tage mit 2proz. DMBA-Lösung in Paraffinöl nach der totalen Herausnahme des rechteckigen Hautrückenfeldes und Wiedereinpflanzung nach einer Wendung um 180°. Ab 2 Wochen nach der letzten Cancerogen-Applikation laufende, einmal wöchentliche Crotonöltropfung. Transplantatgrenze durch intracutane Tuscheinjektion markiert.

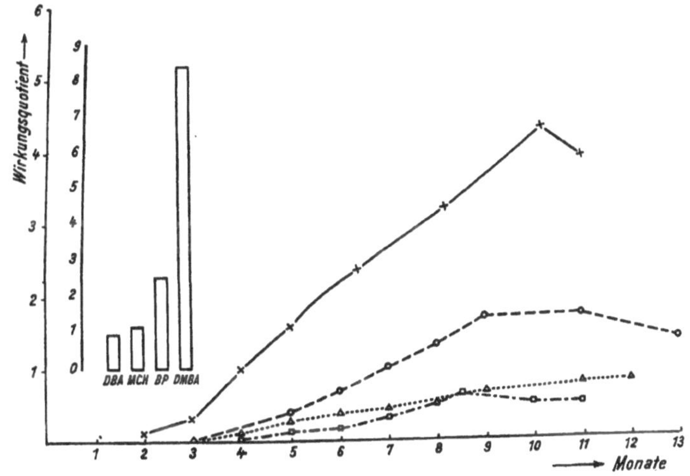

Abb. 9. Anzahl der TKA, die durch konstante Mengen verschiedener cancerogener KWSt hervorgerufen werden.
× = einmalige Tropfung mit 0,5proz. DMBA-Lösung und Crotonölnachbehandlung.
○ = einmalige Tropfung mit 0,5proz. Bp-Lösung und Crotonölnachbehandlung.
△ = einmalige Tropfung mit 0,5proz. MCH-Lösung und Crotonölnachbehandlung.
⌑ = einmalige Tropfung mit 0,5proz. DBA-Lösung und Crotonölnachbehandlung.
Säulen links: Verhältnis der Wirkung der verschiedenen Cancerogene zueinander. Wirksamkeit des DBA = 1.

[1] Untersuchungen gemeinsam mit Dr. F. SCHARSACH und Dipl.-Biol. J. GIMMY.

gerung) (Abb. 10) zeigen bei den verschiedenen Cancerogenen die gleiche quantitative Abstufung wie hinsichtlich der Fähigkeit, TKA zu bilden (12, 9 c). Daß es sich bei dieser Schädigung um eine direkte Wirkung auf die Zellen handelt, ergibt sich aus der Tatsache, daß auch in der gefäß- und nervenlosen Gewebekultur, gemessen an der Wachstumshemmung und Nekrose, die gleiche quantitative Abstufung der Schädigungswirkung vorhanden ist (9 c, 13) (Abb. 11). Die Zahl der durch die verschiedenen cancerogenen KWSt erzeugten TKA läuft also der unmittelbaren zellulären Schädigungswirkung parallel, woraus ebenfalls auf eine direkte Wirkung der Cancerogene auf die Zelle beim Prozeß der TKA-Bildung geschlossen werden kann.

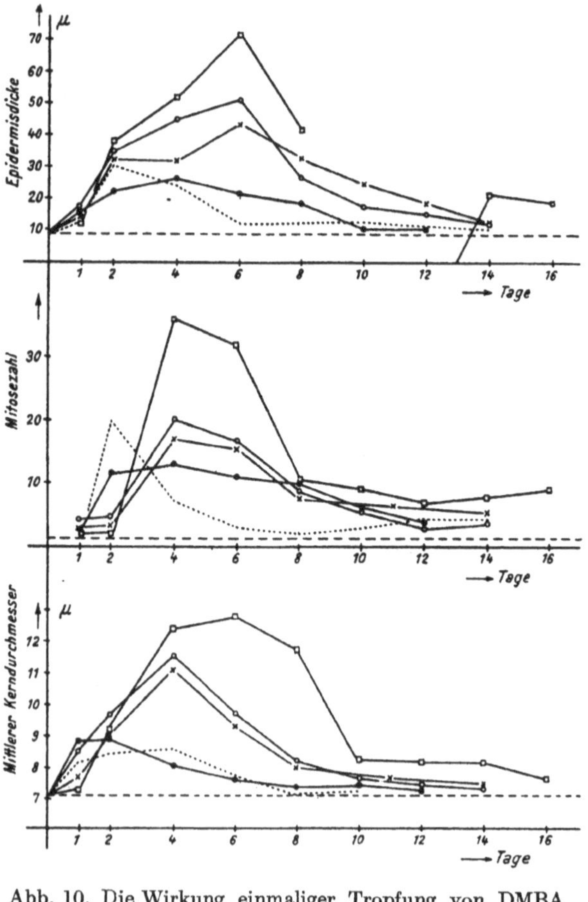

Abb. 10. Die Wirkung einmaliger Tropfung von DMBA (⌑), Bp (○), MCh (+), DBA (●), Crotonöl (······) auf

1. die Epidermisdicke (oberes Diagramm),
2. Mitosezahl (mittleres Diagramm) und
3. das Kernvolumen (unteres Diagramm) der Mäusehaut in den ersten Tagen nach der Tropfung.

Ordinate: 1. Epidermisdicke in μ; 2. Mitosezahl pro 1000 Zellen; 3. mittlerer Kerndurchmesser in μ.
Abszisse: Tage nach der Cancerogen-Applikation.
----- = normale Haut.

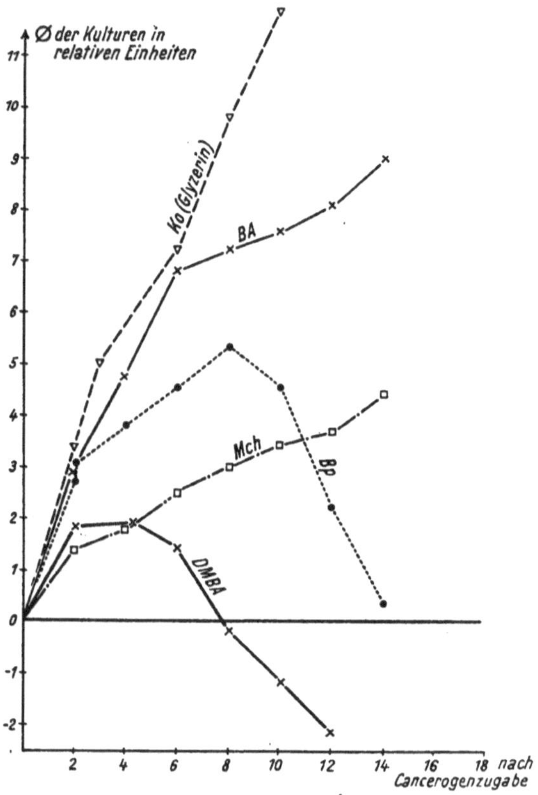

Abb. 11. Wachstumshemmung von Gewebekulturen der Mäusehaut einschließlich der Verkleinerung der Kulturen infolge degenerativen Zellzerfalls durch verschiedene cancerogene KWSt. KWSt-Konzentration = 1 : 25 000 in Form von Glyzerin-Serumlösung zugesetzt.
——× = DMBA --⌑-- = MCh
···●···● = Bp ×——× = BA
-----△ = Glyzerin-Serum ohne KWSt (Kontrolle).
Ordinate: Durchmesser der Kulturen in willkürlichen Einheiten.
Abszisse: Tage nach Zugabe des Cancerogens.
0-Wert auf der Abszisse: Größe der Kulturen am Tage der Cancerogenzugabe.

Beim Vorgang der Geschwulstbildung interessieren auch die Beziehungen zwischen angewandter Cancerogendosis und cancerogener Wirkung. Diese Fragestellung wurde vor einigen Jahren von Druckrey und Küpfmüller (14) an Hand der Buttergelbwirkung auf die Rattenleber untersucht, wobei allerdings die Cancerogenese als ein einheitlicher Vorgang betrachtet wurde. Hierbei wurde die Latenzzeit als Maß der cancerogenen Wirkung gewählt. Diese Untersuchungen ergaben, daß für den Cancerisierungsvorgang durch Buttergelb die c · t - Beziehung Gültigkeit hat, d. h. die Krebsbildung dann erfolgt (Latenzzeit), wenn ein bestimmtes minimales Cancerogenquantum verabreicht wurde (ca. 1 g), unabhängig davon, in welcher Zeit die Darreichung erfolgte und wie groß die Partialdosen waren. Es resultierte daraus, daß sich die Wirkungen der Partialdosen bei der Cancerogenese addieren, wie dieses bereits von Teutschlaender (40) an Hand von Teerpinselungen der Mäusehaut wahrscheinlich gemacht wurde.

Ähnliche Resultate erzielten auch wir für den Gesamtvorgang der Cancerogenese durch KWSt an der Mäusehaut, wobei wir allerdings nicht die Latenzzeit, sondern die Zahl der Geschwulstbildungen als Maß der cancerogenen Wirkung zugrunde legten. In unserem vergleichenden Versuch (Abb. 12 u. 13) wurde DMBA ohne Crotonölnachbehandlung in Partialdosen von 2 γ bei konstanter Konzentration der Lösung (0,004%) in drei verschiedenen zeitlichen Verteilungen, und zwar jeden 2., 7. und 14. Tag, verabreicht. Die durchschnittliche Anzahl der gutartigen Geschwülste pro Tier, sowie der Prozentsatz an Carcinomtieren war bei gleicher Cancerogenmenge in sämtlichen Versuchen annähernd gleich groß. Vor allem der steile Anstieg der Geschwulstbildung erfolgte sowohl bei den gutartigen Geschwülsten als auch bei den Carcinomen nach der Überschreitung des unge-

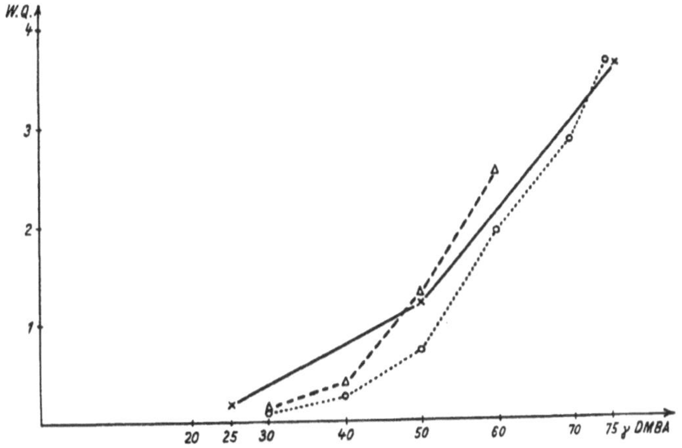

Abb. 12. Bildung gutartiger Geschwülste bei verschiedener zeitlicher Verteilung gleicher Cancerogenmengen ohne Crotonölnachbehandlung.

Cancerogen: DMBA. Partialdosen: 2 γ.
Cancerogen-Konzentration: 0,004% in Aceton.
——— × = Tropfung jeden 2. Tag 2 γ.
- - - - - ○ = Tropfung jeden 7. Tag 2 γ.
-·-·-·-△ = Tropfung jeden 14. Tag 2 γ.
Ordinate: WQ (durchschnittliche Tumorzahl pro Tier).
Abszisse: DMBA-Menge in γ.

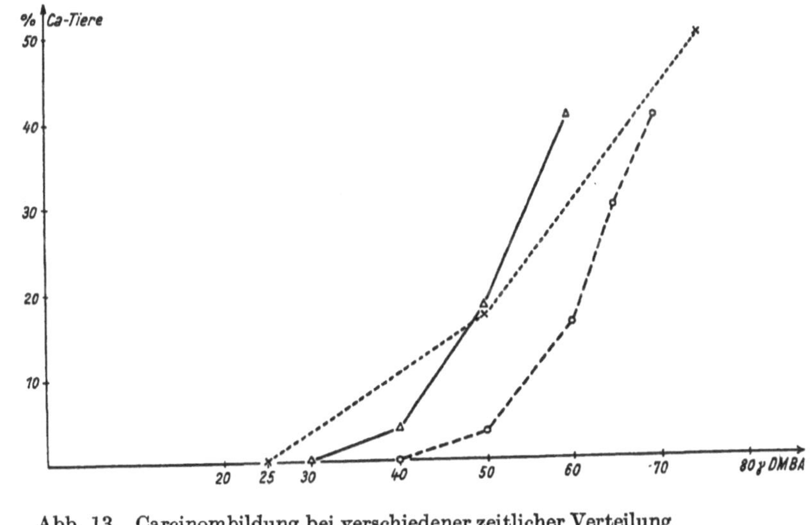

Abb. 13. Carcinombildung bei verschiedener zeitlicher Verteilung gleicher Cancerogenmengen ohne Crotonölnachbehandlung.

Ordinate: Prozentsatz der Carcinom-Tiere.
Cancerogen-Applikation wie für Abb. 12.
· · · · · · × = Tropfung jeden 2. Tag 2 γ.
- - - - ○ = Tropfung jeden 7. Tag 2 γ.
——— △ = Tropfung jeden 14. Tag 2 γ.

fähr gleichen Schwellenwertes (ca. 40—50 γ), gleichgültig in welcher Zeit (7, 25 oder 50 Wochen) diese Menge verabreicht wurde.

Bei der Anwendung der Latenzzeit als Maß der cancerogenen Wirkung gelangten wir auf Grund unserer Untersuchungen zu Resultaten, die von denen Druckreys etwas abweichen. Nach den Ergebnissen Druckreys wäre für unsere Versuche [es wurde für diese Fragestellung noch eine Versuchsserie hinzugefügt, bei welcher täglich 2 γ DMBA verabreicht wurden], ein Verhältnis der Latenzzeiten von $\sim$ 1 : 2 : 7 : 14 zu erwarten gewesen. Die von uns für eine Carcinomquote von 40% ermittelte mittlere Latenzzeit betrug jedoch für die genannten 4 Serien in Tagen: 140, 170, 247, 377 und verhielt sich damit wie 1 : 1,2 : 1,7 : 2,7. Die Latenzzeit erfuhr also in unserem Versuch mit cancerogenen KWSt an der Mäusehaut mit der Steigerung der zeitlichen Verteilung eine starke relative Verkürzung. Gemessen an der Latenzzeit war also in unseren Versuchen eine stärkere zeitliche Verteilung einer gegebenen Cancerogenmenge relativ wirksamer als die Applikation der gleichen Cancerogenmenge in dichter Aufeinanderfolge, auch wenn, wie in unserem Fall, die Größe der Partialdosen und damit die Konzentration der Cancerogenlösung konstant gehalten wurde. Es scheint also die Geschwindigkeit der Geschwulstbildung (Realisierung) nicht allein durch die Dosis, sondern auch durch einen Zeitfaktor an sich, bzw. bestimmte, im Gewebe ablaufende Prozesse im Sinne einer Förderung beeinflußt zu werden. Dabei kann sowohl an Vorgänge gedacht werden, die mit der Wirkung des Cancerogens ursächlich nichts zu tun haben, wie z. B. die physiologische regenerative Zellvermehrung in der Epidermis beim Ersatz der verhornten abgestoßenen Zellagen oder aber auch an Prozesse, die zwar durch das Cancerogen angeregt werden, aber nach ihrer Auslösung autonom weiterlaufen (4). In Übereinstimmung mit den Buttergelbversuchen Druckreys ergaben auch unsere Experimente mit cancerogenen KWSt, daß eine starke zeitliche Verzettelung des Cancerogens keine Erholung des Gewebes von der Cancerogenschädigung zur Folge hat, mithin die Einzelwirkungen sich verlustlos addieren und irreversibler Natur sind.

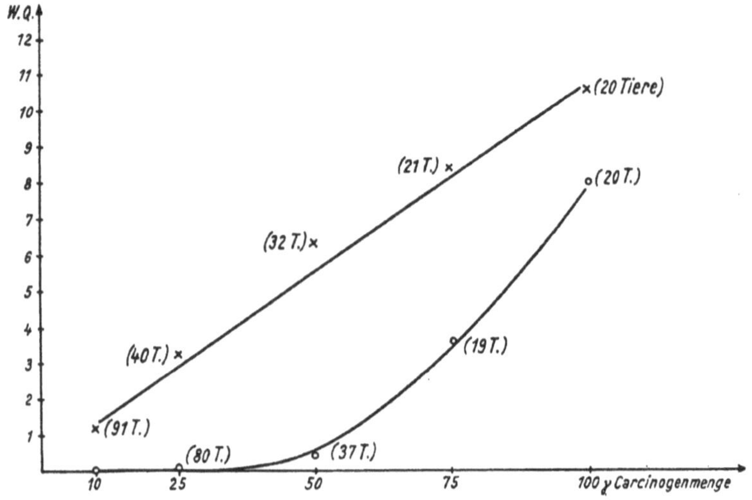

Abb. 14. Beziehung zwischen Cancerogenmenge (10–100 γ DMBA pro Maus) und Wirkung.

——× = Beziehung zwischen Cancerogenmenge und Anzahl der TKA. Applikation von 10, 25, 50, 75 und 100 γ DMBA und anschließende Crotonöltropfung einmal wöchentlich.

——○ = Beziehung zwischen Cancerogenmenge und sichtbarer Realisierungswirkung. 10—100 γ DMBA pro Maus ohne Crotonölnachbehandlung.

DMBA wurde in beiden Serien jeden 2. Tag in Partialdosen zu 2 γ appliziert (0,004proz. Lösung in Aceton).

Die eben geschilderten Untersuchungen sind deshalb nicht völlig ausreichend für die Klarlegung der Beziehungen zwischen Cancerogendosis und geschwulsterzeugender Wirkung, weil bei ihnen die Cancerogenese als ein einheitlicher Vorgang betrachtet wurde und unberücksichtigt blieb, daß sich die Geschwulstbildung als komplexer Vorgang aus mindestens zwei, wenigstens teilweise auch qualitativ verschiedenen Prozessen zusammensetzt, die nicht ohne weiteres mit dem gleichen Maßstab und gleichzeitig gemessen werden können. Deshalb wurden von uns Experimente durchgeführt, in denen versucht wurde, die Dosis-Wirkungsbeziehung für die beiden qualitativ unterschiedlichen Phasen der Cancerogenese, nämlich die TKA-Bildung und die Tumorrealisierung, gesondert zu erfassen (9).

In bezug auf den I n i t i a l v o r g a n g (TKA-Bildung) der Cancerogenese ergaben diese Untersuchungen folgende Resultate:

1. Die Zahl der TKA ist der applizierten Dosis direkt proportional, so daß bei graphischer Darstellung eine Gerade resultiert (Abb. 14). Die Zahl der durch eine gegebene Dosis erzeugten TKA ist also begrenzt. Unabhängig von der applizierten Gesamtdosis erzeugt eine bestimmte Cancerogenmenge, z. B. 10 γ, stets annähernd die gleiche Zahl an TKA $\left(\frac{\text{Cancerogenmenge}}{\text{Zahl d. TKA}} = \text{konstant}\right)$. In unseren Versuchen erzeugten 10 γ DMBA ungefähr 1—2 durch Crotonöl realisierbare TKA in der Haut.
2. Die Wirkungen selbst kleinster Einzeldosen addieren sich hinsichtlich der Anzahl der TKA verlustlos.
3. Bei sehr niedrigen Konzentrationen der Lösung und nicht zu dichter Aufeinanderfolge der Applikationen ist die TKA-Zahl ziemlich unabhängig von

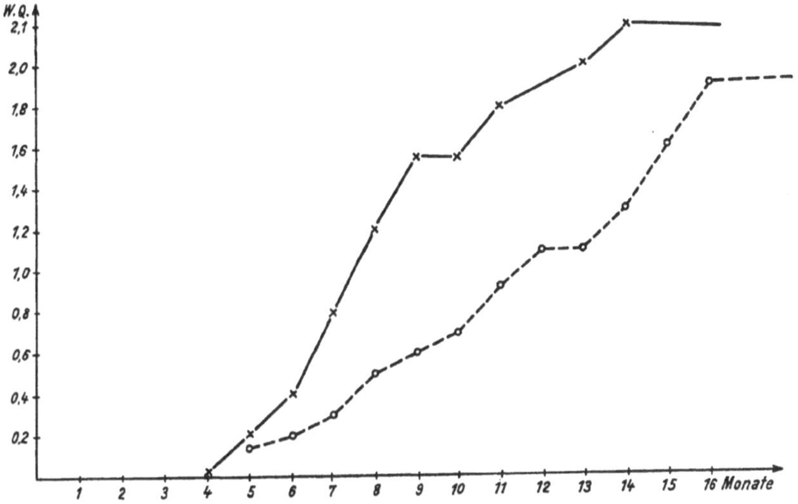

Abb. 15. Unabhängigkeit der TKA-Bildung von der zeitlichen Verteilung bei niederen Cancerogen-Konzentrationen.
-----○ = 10 γ DMBA in 2 Partialdosen innerhalb von 24 Std. und anschließende Crotonölbehandlung.
———× = 10 γ DMBA in 100 Tagen (50malige Tropfung mit 0,0004proz. Lösung jeden 2. Tag) und anschließende Crotonölnachbehandlung.

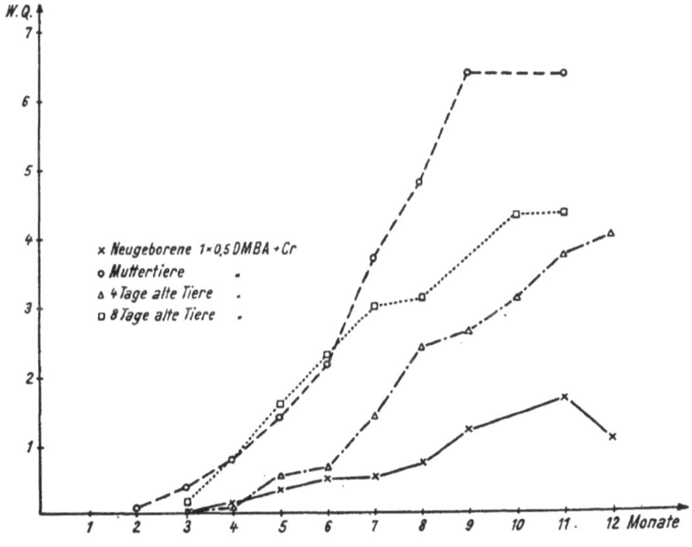

Abb. 16. Abhängigkeit der TKA-Bildung vom Alter der Tiere. Einmalige Tropfung mit 0,5% DMBA-Lösung (ca. 250 γ) pro Tier und laufende Crotonölnachbehandlung einmal wöchentlich.
———× = neugeborene Mäuse.
–·–·–·–△ = 4 Tage alte Mäuse.
.... □ = 8 Tage alte Mäuse.
-----○ = erwachsene Mäuse.

der zeitlichen Verteilung und der Größe der Partialdosen und nur der Cancerogengesamtdosis proportional (Abb. 15).

4. Ein Schwellenwert ist bei der Bildung einer TKA nicht nachweisbar oder liegt zumindest sehr tief (unter 1 γ) (Abb. 14).
5. Die Zahl der TKA ist weitgehend unabhängig von der Größe des Hautfeldes. 100 γ DMBA erzeugen auf dem Rückenfeld einer Maus ungefähr die gleiche Anzahl TKA wie 10 × 10 γ DMBA auf dem Rückenfeld von 10 Mäusen. Dieses Ergebnis spricht gegen das Vorliegen besonders disponierter Zellen (Mitosen) für den Angriff cancerogener Reize in der Haut, denn in diesem Fall müßte die Zahl der TKA mit der Größe des Hautfeldes, auf welches eine gegebene Cancerogenmenge verteilt wird, proportional zunehmen.

In weiteren Experimenten untersuchten wir die Abhängigkeit der TKA-Bildung von anderen allgemeinen Bedingungen der Tiere, beispielsweise vom Alter (Abb. 16). Es ergab sich, daß bei neugeborenen Mäusen sehr viel weniger TKA ausgelöst werden als bei erwachsenen. Dieses Ergebnis ist möglicherweise aber darauf zurückzuführen, daß die Haut neugeborener Tiere, die auch histologisch kaum auf eine einmalige Tropfung mit dem Cancerogen reagiert, im Gegensatz zur Haut erwachsener Tiere infolge der noch fehlenden Talgdrüsen und der dadurch bedingten Lipoidarmut geringere Mengen cancerogener Substanz, speziell in der Epidermis aufnimmt als diejenige erwachsener Mäuse. Diesen Eindruck vermittelt auch die fluoreszenzmikroskopische Untersuchung. Noch wichtiger erschien uns die Untersuchung der Frage, ob alte Tiere bei gleicher Cancerogenbehandlung mehr TKA entwickeln als junge erwachsene Mäuse, da ja Krebs im Alter gehäuft vorkommt und man annehmen könnte, daß eine höhere Empfänglichkeit der gealterten Haut den Cancerogenen gegenüber dafür verantwortlich ist. Dies war jedoch nicht der Fall. Unsere Versuche (Abb. 17) ergaben, daß in der Haut alter Tiere nicht mehr TKA durch gleiche Cancerogenbehandlung ausgelöst werden als in der Haut junger erwachsener Tiere. Daraus ergibt sich die Erwägung, daß das gehäufte Krebsvorkommen im hohen Alter weniger auf eine besondere Ansprechbarkeit der gealterten Zelle auf die cancerogenen Reize im Sinne einer gesteigerten Bildung von TKA zu beziehen ist, sondern viel eher darauf beruht, daß bei höherem Alter die zur Realisierung latenter TKA erforderlichen

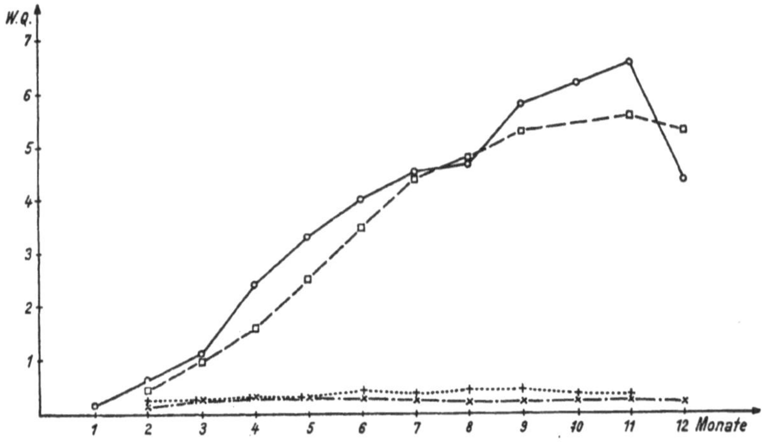

Abb. 17. TKA-Bildung (Serien mit Crotonölnachbehandlung) und Tumorrealisierung (Serien ohne Crotonölnachbehandlung) bei jungen und alten erwachsenen Mäusen bei gleicher Cancerogenbehandlung.

——O = 10mal 0,02% DMBA (100 γ Gesamtdosis in 10 Tagen) und Crotonölnachbehandlung bei 1 Jahr alten Tieren.
-----□ = 10mal 0,02% DMBA in 10 Tagen und Crotonölnachbehandlung bei 3 Monate alten Tieren.
——× = 10mal 0,02% DMBA ohne Crotonölnachbehandlung bei 1 Jahr alten Tieren.
-----+ = 10mal 0,02% DMBA ohne Crotonölnachbehandlung bei 3 Monate alten Tieren.

Carcinom-Prozentsatz und Latenzzeit in obigen Versuchsserien:
alte Tiere und Crotonöl = 25% Ca/250 Tage,
junge Tiere und Crotonöl = 50% Ca/260 Tage,
alte Tiere ohne Crotonöl = 4% Ca/290 Tage,
junge Tiere ohne Crotonöl = 7% Ca/290 Tage.

Bedingungen und vor allem die dafür benötigte Zeit (Latenzzeit) in einem viel höheren Maße gegeben sind.

Verschiedene genetisch unterschiedliche Mäusestämme zeigten große Unterschiede in der TKA-Bildung bei gleicher Behandlung (10 a), wobei ein Stamm mit sehr hoher Spontantumorquote eine viel geringere Tumorhäufigkeit aufwies als ein unbelasteter Stamm (Abb. 18). Dieser Befund spricht gegen eine allgemeine Tumordisposition als wesentlicher Faktor bei der Bildung einer Hautgeschwulst durch cancerogene KWSt, denn in diesem Falle wäre beim belasteten Mäusestamm die höchste Tumorhäufigkeit zu erwarten gewesen. Der Versuch unterstreicht die Bedeutung einer erblich bedingten Lokaldisposition für die Geschwulstbildung.

Als wesentliche Befunde über die Natur der TKA ergeben sich also aus diesen Versuchen folgende Resultate: Ihre rasche Bildung, Irreversibilität, ihre wahrscheinliche Entstehung durch

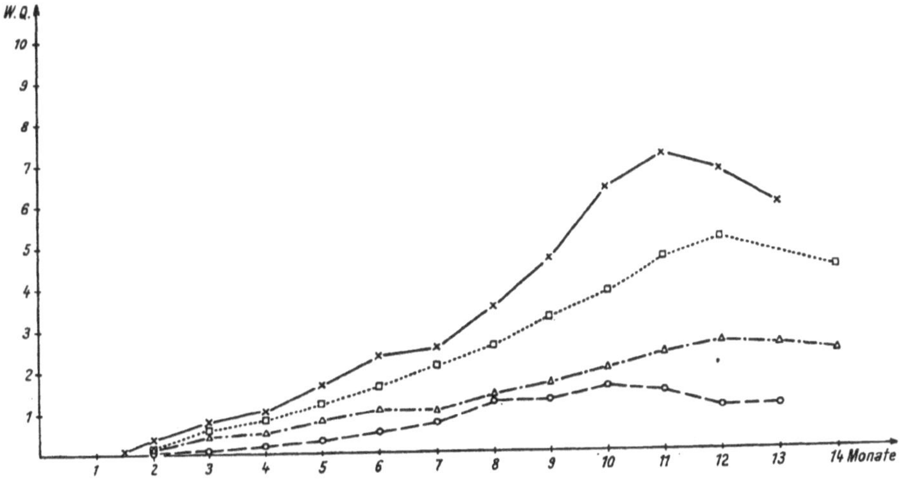

Abb. 18. TKA-Bildung bei verschiedenen Inzuchtstämmen bei gleicher Cancerogen- und Crotonölbehandlung. Cancerogenbehandlung: einmal 100 γ (0,2proz. Lösung) und laufende, einmal wöchentliche Crotonöltropfung.

×——— = schwarzer Inzuchtstamm, spontantumorfrei.
O– – – – – = Diluted-Brown-Stamm, belastet 80%, spontane Mamma-Carcinome bei Weibchen.
△–·–·–·– = Agnes-Bluhm-Albino-Inzuchtstamm, weiß.
□·········· = Stamm 46.

die direkte Wirkung des Cancerogens auf die Epithelzelle, die direkte Proportionalität der TKA-Zahl zur Menge des Cancerogens sprechen in erster Linie für einen Mutationsvorgang an einzelnen Epithelzellen der Haut.

Wir kommen nun zum zweiten Teilvorgang der Cancerogenese, nämlich zur Geschwulstrealisierung. Die qualitative Abgrenzung der Tumorrealisierung von der TKA-Bildung ergibt sich aus der Tatsache, daß sie durch das für sich allein nicht cancerogene Crotonöl bewerkstelligt werden kann. Histologisch bewirkt das Crotonöl in der Haut eine akute Schädigung, an die sich eine starke Superregeneration mit besonders auffälliger Gefäßreaktion anschließt. Außerdem führt das Crotonöl noch zu kleinen oder größeren oberflächlichen Nekrosen, die rasch wieder abheilen, wobei das verlorengegangene Epithel der Epidermis vom Rande her oder aus der Tiefe erhaltengebliebener Haarbälge wieder regeneriert wird. Dieser Prozeß, in welchem herdweise frische, von einigen wenigen Mutterzellen abstammende Basalzellen neu gebildet werden, ist für den Vorgang der Tumorrealisierung eventuell von besonderer Wichtigkeit. Er würde nämlich bedingen, daß durch das Cancerogen abgewandelte einzelne Zellen (TKA-Zellen) in sehr schneller Generationsfolge eine rasche flächenhafte Ausbreitung und Vermehrung in der horizontalen Richtung erfahren und damit zu dauernd proliferationsfähigen, gleichzeitig geschwulstmäßig abgewandelten neuen Basalzellen werden. Erst diese flächige Vermehrung der durch das Cancerogen mutativ abgeänderten Zellen stellt evtl. die Voraussetzung für eine Warzenbildung dar, die ja letzten Endes darin besteht, daß speziell die Basalzellen eines begrenzten, aber in jedem Fall vielzelligen Hautbezirkes eine vermehrte Wachstums- und Teilungsgeschwindigkeit besitzen, die sowohl in der Verbreiterung der Epidermis nach oben, vor allem in Form starker Hornauflagerungen, als auch im vermehrten Tiefenwachstum, wenn auch zunächst in Form gut abgegrenzter Epithelzapfen, in Erscheinung tritt. Alle diese, dem Crotonöl eigene Wirkungen zeigen auch die cancerogenen KWSt schon bei einmaliger Applikation. Letztere lösen jedoch, wie bereits erwähnt, außerdem noch bestimmte cytologische Veränderungen an den Epithelzellen der Haut aus (5, 12, 15), wie die Bildung von Riesenkernen, eine starke Mitochondrienvermehrung u. a., die beim Crotonöl in diesem quantitativen Ausmaß fehlen (12). Es liegt daher nahe, die cytologischen Veränderungen an den Epithelzellen mit der TKA-Bildung in Verbindung zu bringen und für den Realisierungsvorgang die für das Crotonöl und die Cancerogene gemeinsamen Wirkungen, nämlich die Superregeneration, wiederholte „horizontale" Epithelneubildung nach oberflächlichen Nekrosen und die starke Gefäßbindegewebsreaktion verantwortlich zu machen. Sowohl dem Crotonöl als auch den Cancerogenen kommt außerdem die gemeinsame Eigenschaft zu, daß ihnen gegenüber die Mäusehaut auch bei laufender Tropfung nur eine geringe, also partielle Gewöhnung aufweist, so daß die gesamten oben angeführten Reaktionen in der Haut während der ganzen Behandlungszeit immer wieder ausgelöst und aufrechterhalten werden. Auch diese Tatsache scheint für den Realisierungsvorgang wesentlich zu sein.

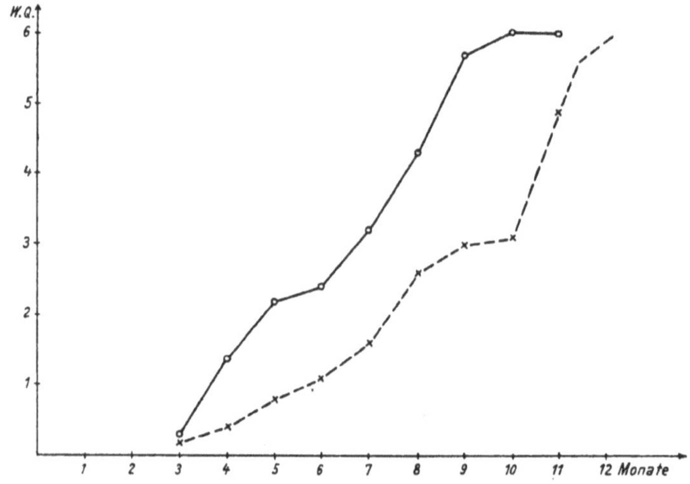

Abb. 19. Abhängigkeit der Crotonölrealisierung (Latenzzeit) von der Dosis und zeitlichen Verteilung des Crotonöls.
○——— = einmal 0,2% DMBA (100 γ) und Crotonölnachbehandlung zweimal wöchentlich (5proz. Lösung).
×- - - - - = einmal 0,2% DMBA (100 γ) und Crotonölnachbehandlung einmal wöchentlich (5proz. Lösung).

Bei der Crotonölrealisierung entstehen bei laufender Crotonöltropfung nach einer gewissen Latenzzeit zuerst gutartige Geschwülste, von denen ein gewisser Prozentsatz sich nach einer Behandlungsdauer von vielen Monaten (meist über ein Jahr) in echte Carcinome umwandelt. Auch beim Realisierungsvorgang, und zwar auch bei Anwendung von Crotonöl, findet eine Summation der Einzelwirkungen statt, da doppelt so häufige Crotonöltropfung fast in der halben Zeit zur Geschwulstbildung führt [Berenblum und eigene Untersuchungen (5, 6)] (Abb. 19). Die Latenzzeit ist also eine Funktion der Tumorrealisierung und nicht der TKA-Bildung. Den cancerogenen KWSt, die bereits allein zur Geschwulstbildung führen, kommen also beide Eigenschaften, die zur Geschwulstbildung erforderlich sind, gleichzeitig zu (5).

Eine quantitative Erfassung der Realisierungswirkung einer bestimmten Cancerogendosis und Applikationsweise ist durch den Vergleich der Tumorbildung zweier Serien gleicher Cancerogenbehandlung mit und ohne Crotonölnachbehandlung möglich (Abb. 14). Aus der Differenz der Tumorzahl zwischen beiden Serien ergibt sich die Realisierungswirkung der reinen Cancerogenbehandlung. Wenn wir mit verschiedenen Dosen diesen Versuch durchführen, so resultiert, daß im Gegensatz zur TKA-Bildung die Realisierung makroskopisch sichtbarer Tumoren einen deutlichen Schwellenwert besitzt. Zur Realisierung einer Geschwulst ist also die Summation einer bestimmten Anzahl von Einzelwirkungen des realisierenden Reizes erforderlich. Bei dem Realisierungsprozeß äußert sich also die Summation außer in der Vermehrung der veränderten Zellen vor allem in einer schrittweisen Änderung des qualitativen Zustandes der vorhandenen TKA in der Richtung gesteigerten geschwulstmäßigen Verhaltens der Zellen, während bei der TKA-Bildung gleiche Geschehnisse in ihrer Anzahl vermehrt werden, d. h. der gleiche Initialvorgang in neuen, bis dahin unveränderten Zellen der Haut ausgelöst wird. Auch bei der Tumorrealisierung addieren sich bereits kleinste Einzeldosen in ihrer Wirkung, und zwar — wie bereits erwähnt — auch bei der Crotonölrealisierung. Diese Tatsache spricht dafür, daß die Summationsfähigkeit der Einzelwirkungen cancerogener Reize sowohl im Hinblick auf den Vorgang der Geschwulstrealisierung als auch der TKA-Bildung weniger auf die pharmakologischen Besonderheiten der betreffenden Reize bezogen werden kann, sondern vielmehr auf die biologische Eigenart des Geschwulstbildungsvorganges selber zurückzuführen ist. Die zur Cancerogenese führenden Reize, und zwar auch die reinen, zum Teil sehr unspezifischen Realisierungsreize, wie z. B. Crotonöl oder selbst regenerationsauslösende Verletzungen oder Brandwunden, sind im Hinblick auf das Geschwulstgeschehen deshalb in ihrer Wirkung sich verlustlos addierende sogenannte Summationsreize, weil der Geschwulstbildung eine bestimmte Vielzahl irreversibler, d. h. spontan nicht mehr rückbildungsfähiger Veränderungen der Zellen zugrunde liegt. Diese bestehen zum Teil wahrscheinlich darin (s. spätere Ausführungen), daß mutative Änderungen bestimmter Zellbestandteile ausgelöst werden (TKA-Bildung), teils darin, daß diese mutierten Elemente in den Zellen durch Zellteilungen angereichert und vermehrt werden (Realisierung).

Zur Geschwulstrealisierung durch einen cancerogenen KWSt allein sei noch folgendes ergänzend vermerkt. Schon aus Versuchen, die in den Abb. 12 und 13 dargestellt wurden, geht hervor, daß eine stärkere zeitliche Verteilung einer gegebenen Cancerogenmenge relativ schneller zur Geschwulstbildung führt als die Applikation in dichter Aufeinanderfolge. Da die Latenzzeit in erster Linie die Stärke der Realisierungswirkung widerspiegelt, muß geschlossen werden, daß die Realisierungswirkung mit steigender zeitlicher Verteilung und Zahl der Partialdosen bei konstanter Cancerogendosis zunimmt. Bei extrem dichter Aufeinanderfolge und konstanter Dosis nimmt auch die Zahl der Geschwülste, und zwar sowohl der gutartigen als auch der malignen, ab. So ist beispielsweise die Zahl der gut- und bösartigen Tumoren bei der Applikation von 100 γ DMBA in 10 Partialdosen zu je 10 γ in 10 Tagen (ohne Crotonölnachbehandlung) beträchtlich niedriger als bei der Applikation der gleichen Dosis, gleichfalls in 10 Partialdosen innerhalb von 100 Tagen (Tab. 1). Die TKA-Bildung wird durch diese Änderung der zeitlichen Verteilung viel weniger verändert, da im Kombinationsversuch mit Crotonöl zwischen beiden Applikationsweisen eine geringere zahlenmäßige Differenz auftritt (Tab. 1). Bei der Applikation von 100 γ DMBA in Form von 50 Partialdosen zu je 2 γ ist bei der Darreichung innerhalb von 10 Tagen im Vergleich zu 100 Tagen die gleiche Abnahme der Cancerogenwirkung bei der dicht aufeinanderfolgenden Tropfung nachweisbar (Tab. 1), und zwar in diesem extremen Fall auch in der Kombination mit Crotonöl (TKA). Es kann daraus geschlossen werden, daß es bei der Wirkung cancerogener Stoffe auf die Haut, besonders bei der Realisierung und weniger bei der TKA-Bildung, gleichsam einen Schwellenwert der Zeit bezüglich der Aufeinanderfolge der Einzelapplikationen gibt. Wird eine bestimmte Größe des Zeitintervalles zweier aufeinanderfolgender Applikationen unterschritten, so nimmt die Wirkung der Gesamtdosis wieder ab, da sich die Einzelwirkungen nicht mehr voll summieren. Es ist daran zu denken, daß dieser Effekt mit einer Sättigung der für das Cancerogen empfindlichen Strukturen in der Haut zusammenhängt. Bei zu dichter Aufeinanderfolge der einzelnen Applikationen vermag die für die Cancerogenwirkung wesentliche Gewebskomponente in der Haut infolge der noch vorhandenen teilweisen Sättigung mit dem KWSt diesen nur noch in stark vermindertem Maße aufzunehmen, so daß ein beträchtlicher Teil der Dosis nicht zur Wirkung gelangt, vor allem bei Anwendung höher konzentrierter Lösungen.

Tabelle 1

Serie	Tumorquote	Zeitliche Applikation des DMBA (100 γ Gesamtdosis)		Tumorverhältnis Appl. 10 Tg. : Appl. 100 Tg.
		10 × 10 γ in 10 Tagen	10 × 10 γ in 100 Tagen	
ohne Crotonöl	WQ[1]) der gutartigen Tumoren	0,43	1,8	1 : 4,2
	Prozentsatz der Carcinome . .	14%	55%	1 : 3,8
mit Crotonöl	WQ der gutartigen Tumoren .	5,1	6,8	1 : 1,3
	Prozentsatz der Carcinome . .	39%	93%	1 : 2,4
		100 γ DMBA		
		50 × 2 γ in 10 Tagen	50 × 2 γ in 100 Tagen	
ohne Crotonöl	WQ der gutartigen Tumoren .	0,7	3,5	1 : 5
	Prozentsatz der Carcinome . .	∾ 10%	95%	∾ 1 : 9
mit Crotonöl	WQ der gutartigen Tumoren .	5,7	∾ 12	∾ 1 : 2
	Prozentsatz der Carcinome . .	55%	> 100%	∾ 1 : 2

[1]) WQ = Maximale durchschnittliche Anzahl gutartiger Tumoren pro Tier.

Die Realisierung durch die Cancerogenapplikation allein findet nach der Überschreitung eines bestimmten Schwellenwertes, der in unseren Versuchen bei der Applikation von Partialdosen zu 2 γ DMBA jeden 2. Tag ungefähr bei einer Gesamtdosis von 50 γ liegt, auch dann statt, wenn zur Zeit der Beendigung der Cancerogenapplikation noch keinerlei Geschwulstbildung nachzuweisen ist. Es entstehen zunächst gutartige Tumoren, die gleichsam nach einer zweiten Latenzzeit von mehreren Wochen oder Monaten in einem gewissen Prozentsatz zu bösartigen Geschwülsten werden. Der Schwellenwert von ∼ 50 γ gilt in den genannten Versuchen sowohl für die gut- als auch bösartigen Tumoren, d. h. nach der Überschreitung dieser Grenze erfolgte ein relativ steiler zahlenmäßiger Anstieg beider Geschwulstarten. Es ist nun interessant, die Beziehung zwischen Dosis und Latenzzeit einerseits und Prozentsatz an Carcinomen andererseits zu betrachten. Die Dosis verhält sich im ganzen gesehen zur Carcinomzahl gerade und zur Latenzzeit umgekehrt proportional. Je geringer die applizierte Dosis ist, desto kleiner ist der Prozentsatz an Carcinomtieren und desto länger ist gleichzeitig die mittlere Latenzzeit der sich bildenden Carcinome. Steigerung der applizierten Gesamtdosis beschleunigt die Carcinombildung und steigert den Carcinom-Prozentsatz (Abb. 20). Es besteht also eine gute Übereinstimmung zwischen diesem Versuch an der Mäusehaut und der Carcinombildung beim Menschen, speziell in bezug auf das Penis-Carcinom in Indien, bei welchem an Hand des Zeitpunktes der Beschneidung ebenfalls die Erfahrung gemacht wurde, daß mit der Verlängerung der Expositionszeit (Dauer der Phimose) sowohl die Carcinomhäufigkeit zunahm als auch die Latenzzeit abnahm.

Eine besondere Besprechung erfordert noch die Carcinom realisierung einer TKA durch Crotonöl. Selbst bei Anwendung kleinster Cancerogendosen (10 γ DMBA) bei einmaliger Applikation, also bei einer Menge, die zur Realisierung einer Geschwulst noch völlig unterschwellig ist, werden in einem gewissen, wenn auch niedrigen Prozentsatz TKA durch Crotonöl nach einer sehr langen Latenzzeit von meist über einem Jahr in Carcinome übergeführt (Tab. 2). Die Fähigkeit des Crotonöls, nicht nur gutartige, sondern auch bösartige Geschwülste zu realisieren, wobei diese Realisierung allmählich über das gutartige Zwischenstadium erfolgt, ist gerade bei den niedrigen, für sich allein

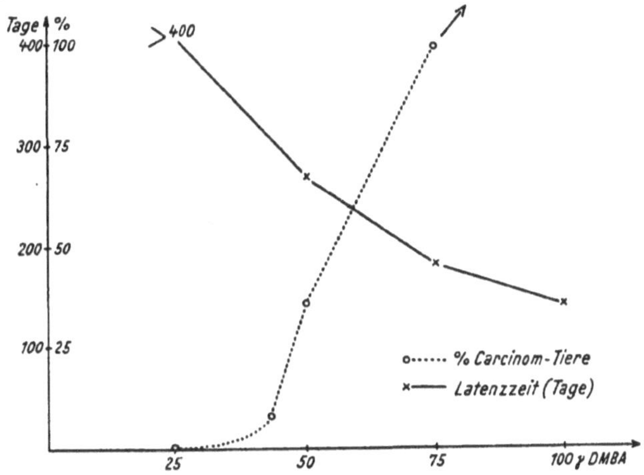

Abb. 20. Beziehung zwischen Cancerogendosis und Krebshäufigkeit und Latenzzeit.
O----- = Prozentsatz an Carcinomtieren.
×—— = Latenzzeit in Tagen.
Ordinate: 1. Latenzzeit in Tagen,
2. Prozentsatz an Carcinomtieren.
Abszisse: DMBA-Menge in γ.
Versuchsansatz: Jeden 2. Tag 2 γ Cancerogen als 0,004proz. Lösung ohne Crotonölnachbehandlung.

Tabelle 2

Serie	Applizierte Dosis und Cancerogen	Zeitliche Verteilung Konzentration der Lösung u. Partialdosis des Cancerogens	Zahl der Carcinome/ Tierzahl	Prozentsatz Carcinomtiere	Verhältnis der Carcinomhäufigkeit A : B	Maximaler Wirkungsquotient f. gutartige Tumoren	Verhältnis der gutartigen Tumoren zw. A u. B
A	10 γ DMBA	1 Tag . . . . (2 × 0,01proz. Lös.)	2 Ca./32 Tiere	∾ 6%	1 : 6	1,9	1 : 1,2
	+						
B	Crotonöl	100 Tage . . . . . . (50 × 0,0004proz. Lösung jeden 2. Tag)	14 Ca./40 Tiere	35%		2,2	
A	100 γ DMBA	10 Tage . . . . . . (10 × 10 γ als 0,02-proz. Lösung)	18 Ca./46 Tiere	39%	1 : 2,4	5,1	1 : 1,3
	+						
B	Crotonöl	100 Tage . . . . . . (10 × 10 γ als 0,02-proz. Lösung)	25 Ca./27 Tiere	93%		6,8	
A	250 γ MCh	10 Tage . . . . . . (10 × 25 γ als 0,05-proz. Lösung)	1 Ca./11 Tiere	∾ 10%	1 : 3,5	3,2	1 : 1.2
	+						
B	Crotonöl	100 Tage . . . . . . (10 × 25 γ als 0,05-proz. Lösung)	7 Ca./20 Tiere	∾ 35%		3,7	

noch nicht realisierenden Cancerogendosen gut zu erkennen und ergibt sich aus dem Vergleich der Carcinomhäufigkeit bei gleichartig mit cancerogenen KWSt behandelten Serien mit und ohne Crotonölnachbehandlung (Abb. 21). Bei ansteigender Cancerogendosis wird die carcinomrealisierende Wirkung des Crotonöls durch die des Cancerogens selber immer stärker verdeckt.

Eine wichtige Frage besteht darin, weshalb sich stets nur ein gewisser Teil der realisierten gutartigen Geschwülste im Verlauf fortgesetzter Crotonöltropfung zu bösartigen Tumoren entwickelt, und zwar bei kurzfristiger Cancerogenapplikation ungefähr 10% der gutartigen Tumoren. Zwei Möglichkeiten kommen in Betracht:

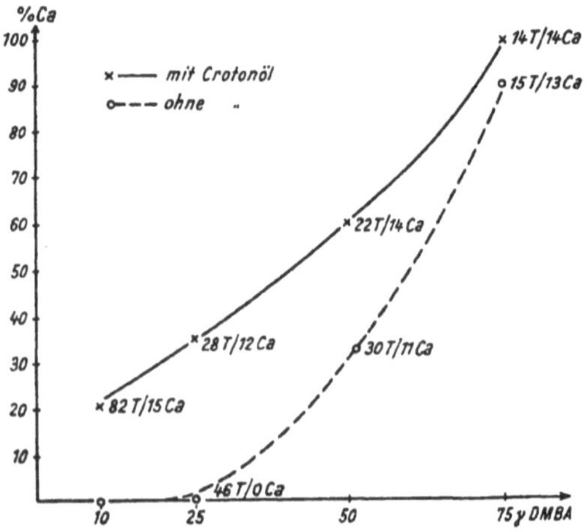

Abb. 21. Carcinomrealisierung durch Crotonöl nach vorausgegangener Cancerogen-Applikation in verschiedenen Dosierungen

×——— = DMBA-Dosen zwischen 10 und 75 γ und Crotonölnachbehandlung.
O- - - - - = gleiche Cancerogendosierung ohne Crotonölnachbehandlung.
Ordinate: Prozentsatz an Carcinomen.
Abszisse: DMBA-Menge in γ (jeden 2. Tag 2 γ).

1. Es wäre denkbar, daß trotz gleicher Crotonölbehandlung des betreffenden Hautfeldes doch nur an einzelnen, besonders beschaffenen, herdweise begrenzten Stellen diejenigen Bedingungen durch das Crotonöl realisiert werden, die zu einer fortschreitenden und schließlich malignen Entwicklung der TKA führen. Derartige Faktoren spielen bestimmt eine Rolle. Es ist mit Sicherheit anzunehmen, daß es beispielsweise für das weitere Schicksal einer TKA wesentlich ist, ob sie eine gute Versorgung mit Blutgefäßen beibehält, die ja schon für die Realisierung eines gutartigen Tumors von ausschlaggebender Bedeutung zu sein scheint. Meist geht der Rückbildung der noch gutartigen Geschwülste, die in großer Zahl im Verlauf der Crotonölbehandlung stattfindet (aber auch bei der laufenden Cancerogentropfung vorkommt), eine Abblassung der Warzen infolge schlechter Blutversorgung voraus.
2. Eine von vornherein gegebene qualitative Differenz der TKA könnte gleichfalls dieses unterschiedliche Schicksal bedingen, d. h. entscheiden, ob sie unter der Crotonöleinwirkung maligne entartet oder nicht.

Im ersteren Fall, wenn nämlich eine herdweise unterschiedliche Wirkung des Crotonöls, also die Realisierung für das weitere Schicksal einer TKA ausschlaggebend verantwortlich wäre, bei völlig gleicher Qualität der TKA, könnte erwartet werden, daß im Kombinationsversuch mit Crotonöl das zahlenmäßige Verhältnis zwischen gut- und bösartigen Geschwülsten bei verschiedenen Dosierungen und zeitlichen Verteilungen des Cancerogens gleich ist und von der Applikationsweise des Crotonöls bestimmt wird. Dies scheint aber unseren bisherigen, noch nicht völlig abgeschlossenen Versuchen nach nicht der Fall zu sein. Bei stärkerer zeitlicher Verteilung einer gegebenen Cancerogenmenge und nachfolgender Crotonölbehandlung fanden wir den Prozentsatz an Carcinomen bedeutend größer als bei der Applikation der gleichen Cancerogenmenge in dichter Aufeinanderfolge oder in Form einiger weniger aufeinanderfolgender Partialdosen, also in einem viel kürzeren Zeitraum, während die Zah der g u t a r t i g e n Geschwülste und damit die Anzahl der insgesamt gebildeten TKA in beiden Serien oft keine oder nur relativ geringe Differenzen, meist im Sinne einer leichten Vermehrung bei der stärkeren zeitlichen Verteilung erkennen läßt. Es findet also mit der Zunahme der zeitlichen Verteilung und der Anzahl der Partialdosen bei konstanter Cancerogengesamtmenge eine Verschiebung der zahlenmäßigen Relation zwischen gut- und bösartigen Geschwülsten zugunsten der bösartigen statt (Tab. 2). Auf Grund dieser Tatsache erscheint es uns wahrscheinlicher, daß außer den lokalen Bedingungen der Realisierung noch qualitative Unterschiede der einzelnen TKA dafür verantwortlich sind, ob eine TKA nur zu einem gutartigen Tumor führt oder die Potenz zur malignen Entartung in sich trägt. Wir stellen uns vor, daß diesem qualitativen Unterschied der TKA eine quantitativ unterschiedliche, stufenweise, fast gleitend erfolgende Mutation bestimmter Zellbestandteile zugrunde liegt, die bei längerer Einwirkung des Cancerogens in höherem Ausmaße zustande kommt als bei kurzdauernder Einwirkung. Dieser Vorstellung nach würde also eine „maligne", d. h. zu einem bösartigen Tumor realisierbare TKA aus Zellen bestehen, in denen die für die Entartung wesentlichen Zellstrukturen bis zur höchsten geschwulstmäßigen Mutationsstufe abgeändert sind. Erst dadurch würde eine TKA die potentielle Fähigkeit gewinnen, unter günstigsten Realisierungsbedingungen durch einen unspezifischen Reiz (Crotonöl) sich allmählich und schrittweise bis zu einem m a l i g n e n Tumor zu entwickeln, während die niedrigsten Mutationsstufen zu Geschwülsten führen würden, die ohne weitere Cancerogenzufuhr, selbst unter den günstigsten Realisierungsbedingungen, dauernd im gutartigen Zustand verblieben. Diese sogenannten „malignen" TKA scheinen auch in Versuchen reiner Cancerogentropfung ohne Crotonölnachbehandlung eine stärkere Entfaltungspotenz zu besitzen als die übrigen TKA, die nur zu gutartigen Tumoren führen. Dieses resultiert daraus, daß bei reiner Cancerogentropfung das Verhältnis zwischen gutartigen und malignen Tumoren viel stärker zugunsten der malignen Geschwülste verschoben ist als im gleichen Versuchsansatz mit Crotonöl, durch welches zusätzlich auch die übrigen „gutartigen" TKA, die ohne zusätzlichen Realisierungsreiz keine weitere Entfaltungspotenz besitzen, zur Manifestation gelangen (Tab. 3).

Tabelle 3

Applikationsweise des DMBA	Ohne Crotonölnachbehandlung			Mit Crotonölnachbehandlung		
	gutartige Tumoren pro Tier	bösartige Tumoren pro Tier	Verhältnis zw. gut- u. bösartigen Tumoren	gutartige Tumoren pro Tier	bösartige Tumoren pro Tier	Verhältnis zw. gut- u. bösartigen Tumoren
100 γ (10 × 10 γ in 10 Tagen)	0,43	0,14	3 : 1	5,1	0,4	13 : 1
100 γ (10 × 10 γ in 100 Tagen)	1,8	0,55	3,3 : 1	6,8	0,9	7,5 : 1
100 γ (50 × 2 γ in 100 Tagen)	3,5	1	3,5 : 1	12	1,3	9 : 1
75 γ (37 × 2 γ in 75 Tagen)	3,5	0,9	3,8 : 1	9	1	9 : 1
50 γ (25 × 2 γ in 50 Tagen)	1	0,3	3 : 1	7	0,6	11 : 1
25 γ (12,5 × 2 γ in 25 Tagen)	0,1	0	—	3,5	0,35	10 : 1
100 γ (1 × 0,2proz. Lösung an 1 Tag)	∽ 0,1	∽ 0,02	∽ 5 : 1	5,9	0,4	16 : 1

An Hand dieser Vorstellungen über die Geschwulstgenese kann man die zur Geschwulstbildung in Beziehung stehenden Reize in folgender Weise einteilen:

1. Vollcancerogene, wie etwa die KWSt, die beide Wirkungen, die zur Geschwulstbildung erforderlich sind, in sich vereinen.
2. Reine realisierende Reize, z. B. das Crotonöl oder Brandwunden bzw. mechanische Verletzungen oder wachstumsstimulierende Hormone.

Es ergibt sich außerdem die Frage, ob es auch Reize gibt, die nur den Initialvorgang der Cancerogenese, nämlich TKA, hervorrufen, ohne realisierende Wirkung zu besitzen. Sie könnten erst in der Kombination mit einem Realisierungsreiz wirksam werden und würden allein lange Zeit unerkannt bleiben, da ja die latente TKA nicht in Erscheinung tritt. Wir haben eine große Zahl von Substanzen auf die Eigenschaft, TKA zu bilden, geprüft und konnten Urethan und 1,2-Benzanthrazen als Substanzen ausfindig machen, die auf die Haut nur in der Kombination mit Crotonöl geschwulstauslösend wirken, mithin in der Haut latente TKA erzeugen, ohne sie während der Lebensdauer einer Maus gleichzeitig realisieren zu können (Tab. 4).

Tabelle 4.
In der Kombination mit Crotonöl an der Mäusehaut geprüfte Noxen bezüglich ihrer Fähigkeit, im Tropfungsversuch TKA zu bilden.

Noxe	Dosierung		Wirkungsquotient (Tumoren pro Tier)
Crotonöl (Kontrolle)	1mal wöchentlich 12 Monate lang		0,1
Kohlenwasserstoffe:			
Pyren	3% in Aceton laufend	2mal wöchentlich	0,2
Phenanthren	3% in Aceton laufend	2mal wöchentlich	0,15
Fluoren	3% in Aceton laufend	2mal wöchentlich	0,0
1,2-Benzanthrazen	0,5% in Aceton laufend	2mal wöchentlich	2,0!
Azofarbstoffe:			
Buttergelb	5% in Aceton laufend	2mal wöchentl.	0,0
3'Methylbuttergelb	3% in Aceton laufend	2mal wöchentl.	0,0
Steroidhormone[1]:			
Testosteron	1000 γ — 4—8 Wochen		0,2
Oestradiol	1000 γ — 4—8 Wochen		0,2
Progesteron	1000 γ — 4—8 Wochen		< 0,1
Verschiedene Noxen:			
Acetylaminofluoren	2,5% in Aceton laufend	2mal wöchentlich	∾ 0,3
Aminofluoren	2,5% in Aceton laufend	2mal wöchentlich	< 0,1
Äthylurethan	5% in Aceton laufend	2mal wöchentlich	0,7!
Indol	5% in Aceton laufend	2mal wöchentlich	0,0
Genmutationsauslösende Noxen:			
UV-Strahlen	bis 20 Min. (bis Nekrosebeginn) 0,5 m Abstand		∾ 0,1
weiche Röntgenstrahlen[2]) (Nahbestrahlungsgerät)	2000 r/∾ 2 cm²		0,0
Formalin	4% laufend, 2mal wöchentlich		∾ 0,1
Cancerogener Kohlenwasserstoff (zum Vergleich):			
9,10-Dimethyl-1,2-Benzanthrazen	1mal 100 γ in Aceton		∾ 6,0

[1]) Untersuchungen gemeinsam mit Prof. Dr. H. Gummel.
[2]) Untersuchungen gemeinsam mit Dr. H. K. Parchwitz.

Tabelle 4. In der Kombination mit Crotonöl an der Mäusehaut geprüfte nichtcancerogene Stoffe bezüglich ihrer Fähigkeit, TKA zu erzeugen. Im unteren Teil der Tabelle einige geprüfte Mutagene, am Schluß zum Vergleich 100 γ DMBA bei einmaliger Applikation als Kontrolle.

3. Es gibt also Noxen mit reiner Initialwirkung für bestimmte Organe, denen eine gleichzeitige Realisierungswirkung mangelt und die deshalb nur in der Kombination mit einem realisierenden Reiz, z. B. Crotonöl, eine Geschwulstauslösung bewirken.

Wir haben auch einige Noxen geprüft, die als Auslöser von Genmutationen bekannt sind (Tab. 4): Röntgen- und UV-Strahlen, Formalin, Phenol. Dieses erschien uns wichtig im Hinblick auf die Frage, ob es sich bei der Bildung einer TKA um eine Gen- oder Genommutation handelt. Diese Versuche sind bis jetzt alle negativ verlaufen, woraus wir schließen, daß es sich bei der TKA-Bildung um eine andersartige Mutation einzelner Zellen handeln dürfte. Bisherigen Untersuchungen nach, die gemeinsam mit Prof. Dr. W. Lührs durchgeführt wurden, konnten wir auch im Kombinationsversuch von Triäthylen-iminotriazin und Crotonöl an der Mäusehaut keine Geschwulstbildung erzielen, obwohl diese Substanz nach der Untersuchung von H. Lüers (16) eine starke mutationsauslösende Wirkung an der Drosophila zeigt. Für einen wesentlichen Unterschied zwischen dem mutativen Vorgang bei der Geschwulstbildung und einer Gen- oder Genommutation spricht auch die mangelnde Auslösung von Genmutationen durch die stärksten Cancerogene, nämlich die KWSt [DEMEREC (17), BURDETTE (18)]. Interessant ist auch der Befund BURDETTES, daß an der Drosophila durch den cancerogenen KWSt Methylcholanthren zwar die Rate an Spontantumoren, aber nicht an Letalmutationen gesteigert wird, ebenfalls ein Beleg für den Unterschied zwischen beiden Vorgängen. Auch unsere fluoreszenzmikroskopischen Untersuchungen, denen zufolge die cancerogenen KWSt nicht im Zellkern, sondern im Plasma, speziell in den Mitochondrien und Mikrosomen gespeichert werden, sprechen gegen eine Genmutation (5, 8, 19). Schließlich läßt sich auch die Art und Weise, wie sich sowohl bei der Crotonölrealisierung als auch bei laufender Cancerogenapplikation die Geschwulstbildung vollzieht, nämlich in Form eines allmählich, schrittweise verlaufenden Vorganges, nur schwer mit den Vorstellungen einer Genmutation in Einklang bringen (5, 9, 20). Aus diesen Gründen bevorzugen wir die Annahme, daß der malignen Zellentartung und damit auch der TKA-Bildung die mutative Änderung eines extraeuchromosomalen, in der Vielzahl pro Zelle vorhandenen Erbkonstituenten zugrunde liegt, wobei wir in erster Linie an die Mitochondrien und Mikrosomen des Protoplasmas und in zweiter Linie an die Bestandteile des Nukleolar-Heterochromatin-Systems der Zellen denken (5, 8, 19). Entsprechend dem beigefügten Schema (Abb. 22) bestünde die TKA-Bildung in der Mutation einzelner dieser durch Selbstteilung sich vermehrender Erbkonstituenten in einzelnen Zellen, wahrscheinlich stufenweise in quantitativ unterschiedlichen Graden (9, 19). Die Realisierung durch Crotonöl würde in einer Vermehrung dieser mutierten Erbkonstituenten durch Selbstteilung im Verlaufe einer gesteigerten Zellvermehrung und dadurch bedingten Anreicherung der Mutanten in einzelnen Zellen und Zellklonen seinen Grund haben (5, 9, 25, 27). Bei der Realisierung durch ein Cancerogen würden außerdem noch zusätzliche Mutanten neu entstehen, vor allem auch die Mutationsstufe fortschreitend erhöht werden, wodurch die Geschwulstbildung, speziell die Zahl der Carcinome, beträchtlich beschleunigt und gesteigert werden würde. Es scheint außerdem bei einer stärkeren zeitlichen Verteilung einer gegebenen Dosis die Anzahl der höheren Mutationsstufen der multiplen Erbkonstituenten einen Anstieg zu erfahren und damit die Zahl der zur malignen Entartung befähigten TKA stark zuzunehmen. Auch mit den Stoffwechseleigentümlichkeiten der Krebszelle würde diese Vorstellung gut übereinstimmen, da speziell die Mitochondrien als Fermentträger (vor allem Atmungsfermente) im Mittelpunkt der zellulären Stoffwechselvorgänge stehen (Eiweißaufbau, verschiedene Synthesen, z. B. ATP usw.) (5, 20, 21, 22, 23, 24) (Abb. 23). Bei den Virusarten (Rous-Agens, Milchfaktor) könnte es sich eventuell zum Teil um die Nukleoproteide derartiger, durch Selbstteilung sich vermehrender Zellbestandteile handeln (5, 20, 21, 25, 26). Eine Abänderung der Mitochondrien und Mikrosomen beim Vorgang der malignen Zellentartung wird auf Grund morphologischer und chemisch-physiologischer Befunde neuerdings auch von einer großen Zahl weiterer Autoren in Erwägung gezogen [DITTMAR (22), WOODS und DU BUY (25, 26), DOMAGK (36), SIEGMUND (37), LETTRÉ (24), SEEGER (39), SCHNEIDER und HOGEBOOM (23, 38) u. a.].

Schließlich sei noch kurz die Frage aufgeworfen, ob an der Cancerogenese eine Allgemeinwirkung der KWSt auf den Gesamtorganismus wesentlich beteiligt ist oder ob die Wirkung derselben einen rein lokalen Charakter hat. Zur Entscheidung dieser Frage haben wir folgenden Versuch durchgeführt. In einer Mäuseserie wurde das Cancerogen DMBA in der Weise appliziert, daß es infolge starker Verteilung auf eine größere Körperoberfläche für den oft gewechselten Applikationsort (beide Schenkelflächen und Rückenende), also lokal o h n e Crotonöl, unterschwellig blieb und damit durch diese Behandlung eine Allgemeinwirkung des Cancerogens auf den Gesamtorganismus zu erwarten gewesen wäre. Diese vorausgehende Behandlung wurde mit 100 γ DMBA in 50 Partialdosen durchgeführt und damit mit einer Dosierung und Applikationsweise, die bei Auftropfung des Cancerogens stets auf die gleiche Hautstelle praktisch bei sämtlichen Tieren zur Carcinombildung

Schema der Bildung der Tumorzelle
im Kombinationsversuch einmaliger Tropfung mit cancerogenem Kohlenwasserstoff
und laufender Nachbehandlung mit Crotonöl
(Bildung qualitativ verschiedener TKA und deren Realisierung)

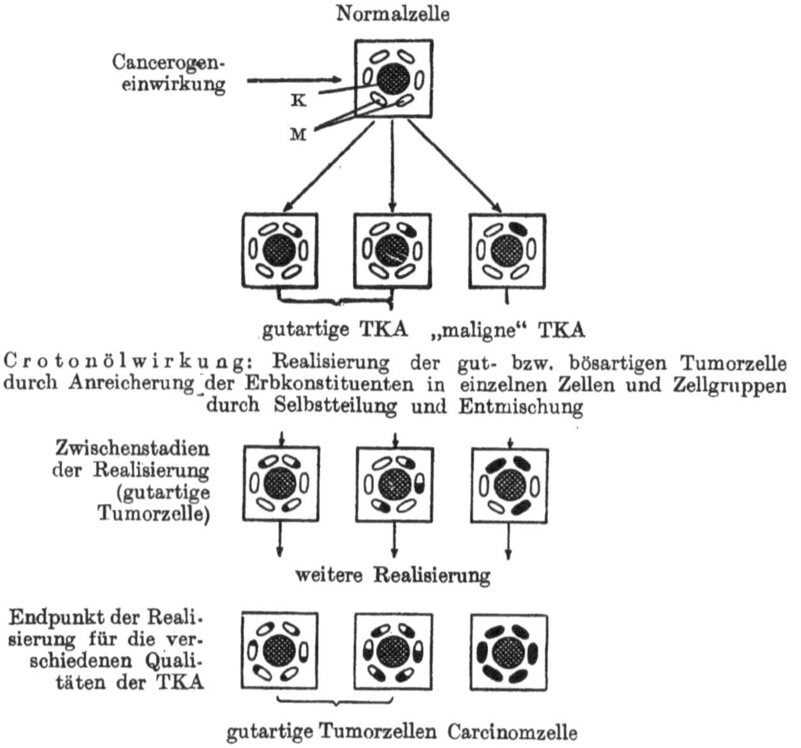

Erklärung: K = Zellkern; M = multiple extrachromosomale Erbkonstituenten (z. B. Mitochondrien, Mikrosomen usw.).
Schwarzer Anteil der cytoplasmatischen Erbkonstituenten gibt den Grad der mutativen Abänderung (Mutationsstufe) des betreffenden Duplikanten an.

Abb. 22a

Schema der Geschwulstzellen-Bildung
durch laufende Cancerogenapplikationen ohne Crotonöl

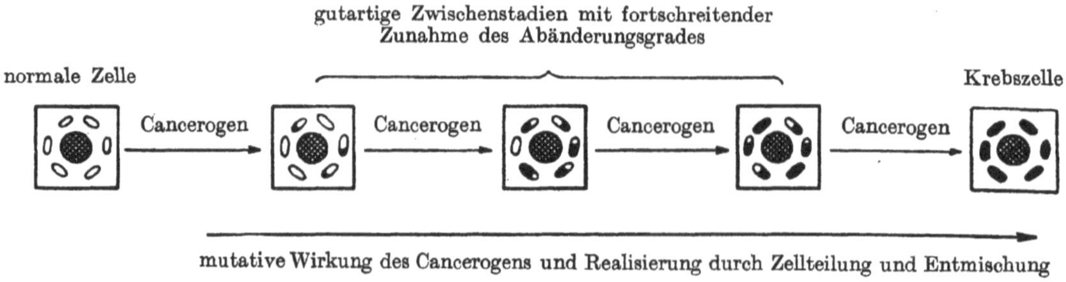

Abb. 22b

Abb. 22 a u. b. Schema der TKA-Bildung und Realisierung gut- und bösartiger Tumoren bei kombinierter Behandlung mit Crotonöl und reiner laufender Cancerogentropfung.

führt. Im Anschluß an diese topographisch verteilte Cancerogenbehandlung der Haut wurde das Nackenfeld zusätzlich noch 10mal mit je 10 γ DMBA in täglichen Applikationen behandelt. Bei den Kontrolltieren wurde n u r das Nackenfeld in gleicher Weise mit dem Cancerogen getropft o h n e die vorausgehende Allgemeinbehandlung. Zwischen beiden Versuchsserien bestand kein Unterschied in der Geschwulstbildung am Nackenfeld, und zwar weder in bezug auf die Zahl der gutartigen als auch malignen Tumoren sowohl im Ansatz mit und ohne Crotonölnachbehandlung (Abb. 24). Auf Grund dieses Versuches schließen wir, daß die Wirkung des cancerogenen KWSt bei der Geschwulstbildung, speziell in der Haut, ausschließlich oder zumindest weit überwiegend lokaler Natur ist und etwaige Allgemeinwirkungen des Cancerogens auf den Gesamtorganismus für den Prozeß der Tumorbildung unwesentlich sind. Dieser Befund spricht weiterhin dafür, daß es sich bei den Prozessen, die sich in der ersten Phase der Geschwulstbildung abspielen, in erster Linie um lokale Vorgänge handelt. Andererseits muß vermerkt werden, daß die individuellen Schwankungen in der Zahl der Geschwulstbildungen auch bei genetisch reinem Tiermaterial bei gleicher Cancerogenbehandlung sehr beträchtlich sein können. Diese Tatsache ist eventuell als Ausdruck einer noch nicht näher zu definierenden Disposition bzw. Resistenz bestimmter Tiere zur Geschwulstbildung auch unter der Einwirkung cancerogener KWSt anzusehen. Es läßt sich dabei allerdings noch nicht entscheiden, ob es sich hierbei um eine allgemeine, den ganzen Körper betreffende oder rein lokal auf die Haut beschränkte Tumordisposition bzw. Resistenz der verschiedenen Tiere handelt.

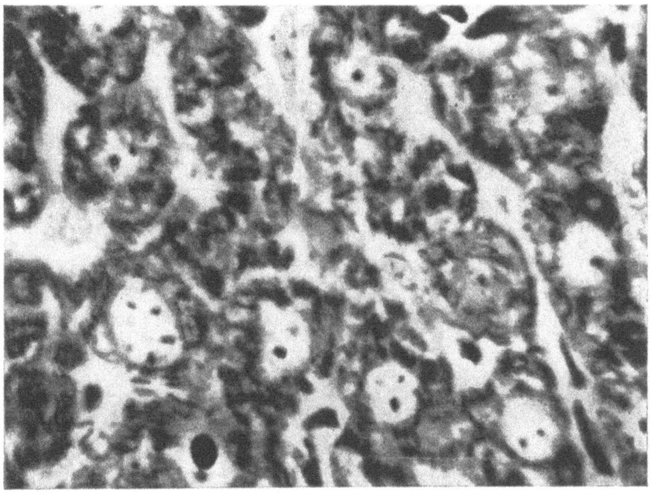

Abb. 23 a. Normale Rattenleber. Mitochondrienfärbung nach REGAUD.

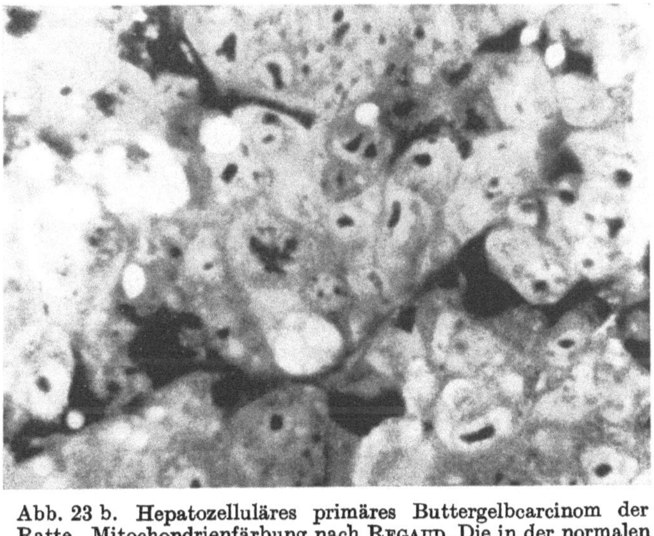

Abb. 23 b. Hepatozelluläres primäres Buttergelbcarcinom der Ratte. Mitochondrienfärbung nach REGAUD. Die in der normalen Leber distinkt anfärbbaren Mitochondrien im Cytoplasma der Zellen sind im Tumorgewebe infolge ihrer Schädigung nur schlecht darstellbar. Im Zentrum der Abbildung eine Mitose.

Außer der TKA-Bildung und der Realisierung derselben bis zur malignen Zelle kann wohl als eine weitere Phase beim Geschwulstgeschehen das progressive Wachstum der fertigen Geschwulstzellen bis zur Bildung eines größeren Tumors, der destruierend vordringt und Metastasen setzt, abgegrenzt werden. An den Vorgängen dieser Phase scheinen allgemeine Faktoren des Organismus wesentlich beteiligt zu sein; wissen wir doch an Hand der sogenannten Spätmetastasen, daß fertige Krebszellen im Organismus jahrelang in latenter Form verharren können, d. h. durch besondere, noch unbekannte Faktoren im Zaume gehalten werden, bis plötzlich infolge meist noch ungeklärter Ursachen stürmisches Wachstum und Vermehrung dieser Zellen einsetzt. Auch durch KWSt erzeugte Hautcarcinome erfahren zuweilen aus unbekannten Gründen eine spontane Rückbildung bis zur völligen Ausheilung. Wir konnten diesen Prozeß vor allem an der Kaninchenhaut mehrfach beobachten, wobei der Nachweis der Malignität des sich zurückbildenden Tumors histologisch gesichert war. Experimentell lassen sich die Faktoren, die, wahrscheinlich vom Gesamtorganismus ausgehend, das Wachstum fertiger Krebszellen in positivem oder negativem Sinne beeinflussen, vor allem mit Hilfe von Impftumoren untersuchen. Wir benutzen hierbei mit gutem Erfolg den in Form von einzelnen Zellen wachsenden Ascites-Tumor der Maus, den wir in abgezählter Zellzahl intravenös und intracardial injizieren, um anschließend die Metastasenbildung quantitativ und bezüglich der Lokalisation zu verfolgen[1]. Es ist immer wieder erstaunlich, wie groß, selbst bei genetisch einheitlichem Tiermaterial, die individuelle Schwankung der Metastasenhäufigkeit bei gleicher Anzahl geimpfter Tumorzellen ist. Die Schwankung beträgt oft 0—100 Metastasen pro Tier. Dieser Unterschied läßt sich kaum anders als durch eine sowohl von der genetischen Konstitution als auch dem Alter und Geschlecht des Tieres unabhängigen Disposition für das Weiterwachsen fertiger Tumorzellen erklären. Die Faktoren, die sie bewirken, sind zum Teil noch unbekannt. Untersuchungen in dieser Richtung wurden vor allem von Domagk (28) und Hackmann (29) durchgeführt. Ein Hinweis für die Bedeutung einer allgemeinen Tumordisposition bei der Metastasierung intravenös gespritzter Asciteszellen ergibt sich auch auf Grund folgender eigener Befunde. Die Zahl der Metastasen, und zwar sowohl im Bereich der Geschlechtsorgane (Uterus, Ovarien), aber auch im übrigen Körper, speziell in den

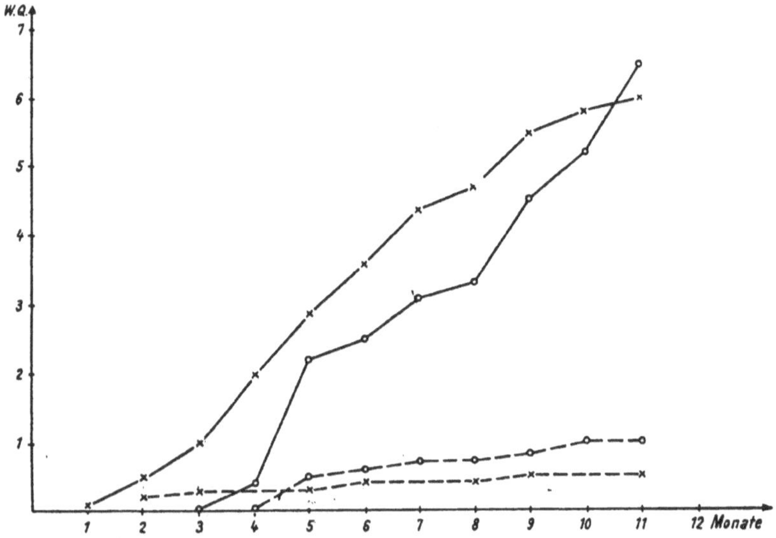

Abb. 24. Versuch einer getrennten Bestimmung der lokalen und allgemeinen Wirkung des Cancerogens DMBA auf den Organismus bei der Geschwulstbildung.
——× = 100 γ DMBA auf den Nacken in 10 Tagen (10mal 0,2proz. Lösung und Crotonöl).
——○ = 100 γ DMBA auf den Nacken und Crotonöl und 100 γ DMBA auf den Gesamtorganismus verteilt in 50 Partialdosen zu 2 γ innerhalb von 50 Tagen.
-----× = 100 γ DMBA auf den Nacken in 10 Tagen ohne Crotonöl.
-----○ = 100 γ DMBA auf den Nacken in 10 Tagen ohne Crotonöl und 100 γ DMBA auf den Gesamtorganismus verteilt in 50 Partialdosen zu 2 γ innerhalb von 50 Tagen.
Prozentsatz an Carcinomtieren in der Kombination mit Crotonöl:
——× = 25% Carcinom-Tiere.
——○ = 15% Carcinom-Tiere.

[1]) Untersuchungen gemeinsam mit Dipl.-Biol. W. Krischke.

Lungen, war beträchtlich erhöht, wenn die Injektion der Tumorzellen im Spätstadium der Schwangerschaft erfolgte. Es scheinen also, wie ja bereits vom Menschen her bekannt ist, auch hormonale Faktoren an dieser Disposition für das An- und Weiterwachsen fertiger Tumorzellen maßgeblich beteiligt zu sein. Die starke Metastasenhäufigkeit im Bereich des Genitale ist wohl durch die mächtige Gefäßausbildung in und um dieses Organ während der Schwangerschaft bedingt. An Hand dieser Versuche intravenöser Injektion einer bekannten Zahl von Ascites-Tumorzellen können wir auch zur Frage Stellung nehmen, wieviel Tumorzellen zur Erzeugung einer neuen Geschwulst erforderlich sind. Um festzustellen, wie sich die i. v.-injizierten Carcinomzellen auf die einzelnen Organe verteilen, wurde in Parallelversuchen die gleiche Zahl vorher angefärbter Zellen in die Schwanzvene appliziert. Die histologische Auswertung ergab, daß überwiegend nur Einzelzellen und seltener Gruppen von 2—3, höchstens fünf beieinanderliegenden Zellen in denjenigen Organen des großen Kreislaufes nachweisbar waren, in welchen Metastasen sehr häufig auftreten (Nebenniere, Niere, Ovar, Nackendrüse, Lymphdrüse, Haut, Muskel). Entgegen der Anschauung einiger Forscher (Druckrey u. a.), die eine Vielzahl (mindestens 100 bis 1000) beieinanderliegender Carcinomzellen für die Bildung eines neuen Tumors als unbedingt erforderlich ansehen, kommen wir daher zur Ansicht, daß hierzu schon einzelne Zellen oder bestenfalls Klone von 3—5 Zellen ausreichen. Wir folgern daraus, daß auch bei der Tumorbildung durch cancerogene Kohlenwasserstoffe schon die maligne Abwandlung einzelner Zellen (z. B. Epithelzelle der Haut) zur Krebsbildung ausreichen kann und nicht erst die voneinander unabhängige Cancerisierung von 100—1000 oder noch mehr beieinanderliegenden Zellen dazu unbedingt erforderlich ist, wie dies von Druckrey und Butenandt auf Grund ihrer Buttergelbversuche angenommen wird.

Abschließend wollen wir noch kurz erörtern, welche Schlußfolgerungen sich aus diesen Anschauungen über die Cancerogenese für den Menschen, vor allem im Sinne der Prophylaxe, ergeben. Wir wollen die uns bedeutsam erscheinenden Punkte nur andeutungsweise skizzieren.

Vor allem müssen möglichst alle exogenen Noxen vom Menschen ferngehalten werden, die TKA erzeugen, vornehmlich weil ihre Wirkung irreversibler Natur ist und — wie wir sahen — sich die Einzelwirkungen dieser Noxen verlustlos und selbst in kleinsten Partialdosen addieren. Besonders hervorzuheben ist weiterhin, daß dieser Initialvorgang keinen oder einen sehr niedrigen Schwellenwert besitzt, zumindest bei der Maus, und daß er durch unspezifische, regenerationsanregende Reize zu einer gut- oder auch bösartigen Geschwulst realisiert werden kann. Es kann sich hierbei um auf dem Atmungs- und Verdauungsweg oder durch die Haut in den Körper eindringende Noxen handeln. Es sei daran erinnert, daß in der Atmosphäre von Industriegegenden Benzpyren, wenn auch in kleinsten Mengen, gefunden wurde und daß fast mit Sicherheit anzunehmen ist, daß beim herkömmlichen Räuchern von Fleisch- und Fischwaren cancerogene Substanzen, die bei der Holzverbrennung entstehen (s. Schornsteinfegerkrebs), sich in diesen meist sehr fettreichen Nahrungsmitteln ansammeln. Es sind, wie erwähnt, äußerst geringe Mengen, in unseren Mäuseversuchen waren jedoch noch Einzeldosen von 0,1 γ cancerogener KWSt pro Tag voll summationsfähig und bei dauernder Zufuhr äußerst wirksam. Es ist wahrscheinlich vor allem auch notwendig, unseren Arzneimittelschatz (Teerderivate usw.) nochmals gründlichst, speziell auf versteckte Cancerogene, zu überprüfen. Wie wir sahen, existieren Stoffe, wie z. B. Urethan und 1,2-Benzanthrazen, die für die Mäusehaut in Ermangelung einer gleichzeitigen Realisierungswirkung nur zusammen mit einem zusätzlichen Realisierungsreiz wirksam sind und für sich allein nur latente TKA hervorrufen. Dadurch kann ihre gefährliche Eigenschaft lange unerkannt bleiben. Die Prüfung solcher Substanzen müßte also unter besonderer Zufügung eines Realisierungsreizes, z. B. Crotonöl, erfolgen.

Über die Frage der endogenen Entstehung cancerogener Substanzen, speziell TKA-Bildner, kann noch kein abschließendes Urteil gefällt werden. Die Untersuchungen von BÜRGER (30), SHABAD (31), HIEGER (32) u. a. zeigten jedoch, daß unter den Derivaten der Steroide (Cholesterin, Gallensäuren usw.) derartige Substanzen möglicherweise entstehen können.

In therapeutischer Hinsicht wäre der Versuch zu unternehmen, gebildete TKA wieder auszulöschen oder die Wirkung der TKA-Bildner durch parallel verlaufende therapeutische Maßnahmen zu unterdrücken. Beim Vorliegen einer zellulären Mutation als Grundlage

Tabelle 5.

Versuche zur Beeinflussung der TKA-Bildung durch kurzfristige Applikation von 50 γ DMBA.

Zusätzliche Behandlung während der Cancerogen-tropfung	Applikationsweise	Wirkungsquotient (durchschnittl. Geschwulstzahl pro Tier)
Kontrolle	—	4.6
Antihistamin	lokal; subcutan	3.8
Cholin (Neurotropan)	lokal; subcutan	2.6
Cholesterin	lokal; Tropfung	3.0
Lezithin	lokal; Tropfung	4.8
Thyroxin	lokal; subcutan	2.5
Calciumthiosulfat	ip.	2.4
Mäusesarkomextrakt	lokal; subcutan	1.5
Vitamin A (freier Alkohol)	lokal; getropft	3.2[1])
Symprocain forte	lokal; subcutan	2.4 [2])
Symprocain	lokal; subcutan	4.0 [2])
Wärmebehandlung + 32° C	—	3.1
niedere Aufenthaltstemperatur + 10° C	—	2.6

[1]) Untersuchungen gemeinsam mit Prof. CRAMER u. Dr. WOHLGEMUTH.
[2]) Untersuchungen gemeinsam mit Dr. MATTHES.

Nach der Cancerogentropfung (5×0,02% DMBA in 5 Tagen) in allen Serien laufende Nachbehandlung mit 5% Crotonöllösung 1mal wöchentlich.

Tabelle 5. Versuche zur Beeinflussung der TKA-Bildung durch gleichzeitige Einwirkung verschiedener Noxen parallel mit der kurzfristigen Cancerogeneinwirkung.

der TKA-Bildung ist dieses Unterfangen allerdings nicht sehr erfolgversprechend. Wir haben derartige Versuche durchgeführt, indem wir Mäuse, die kurzdauernd, meist über 5 bis 10 Tage, mit dem cancerogenen KWSt DMBA bei relativ geringer Dosierung (ca. 50 γ) getropft wurden, gleichzeitig mit verschiedenen pharmakologisch wirksamen Stoffen und anderen therapeutischen Verfahren behandelten, die überwiegend lokal an derselben Hautstelle appliziert wurden. Anschließend wurde durch laufende Crotonöltropfung die Zahl der ausgelösten, noch realisierbaren TKA bestimmt. In der vorstehenden Tabelle 5 sind einige dieser Versuche kurz angeführt. Ein abschließendes

Urteil läßt sich noch nicht geben, da die Experimente noch weiterlaufen. Von den bisher geprüften Stoffen und Maßnahmen konnte in keinem Fall eine eindeutige Wirkung im Sinne einer Verminderung der Zahl der TKA gegenüber den Kontrollen nachgewiesen werden. Die Versuche bedürfen noch einer weiteren Nachprüfung.

Die zweite Möglichkeit einer Prophylaxe vom Standpunkt unserer Vorstellung über die Cancerogenese bestünde darin, diejenigen Reize auszuschalten, die TKA in manifeste Geschwülste zu realisieren vermögen. Wir sahen, daß es sich dabei um durchaus unspezifische Reize handeln kann. Wahrscheinlich sind alle Reizeinwirkungen physiologischer oder pathologischer Natur dazu befähigt, die abnorme, langdauernde Zellproliferationen im Gewebe auslösen. Allem Anschein nach ist nämlich eine Zellvermehrung beim unspezifischen Realisierungsvorgang einer TKA, durch die der mutierte Zellbestandteil in einzelnen Zellklonen bis zur Überschreitung eines kritischen Wertes angereichert wird, das Wesentliche des Realisierungsvorganges (5, 9). Es wäre demnach praktisch jeder Insult, gleichgültig welcher Natur (mechanische, thermische oder chemische Verletzungen, Infektionen usw.), durch den Zellneubildungen, vor allem chronischer Natur, hervorgerufen werden, im Sinne einer Tumorrealisierung wirksam, sofern nur TKA im betreffenden Gewebe vorhanden sind. Darüber hinaus sind aber auch alle diejenigen physiologischen Wirkstoffe, die Zellwachstum und Zellvermehrung anregen, als Realisierungsreize in Betracht zu ziehen, zumal wenn sie, wie bei hormonalen Disharmonien, im Übermaß einwirken. Es gehören hierzu die verschiedenen tropen Hormone der Hypophyse, die übermäßiges Wachstum in der Schilddrüse, den Nebennieren und in den Geschlechtsorganen auslösen können, und ebenso die sekundären Geschlechtshormone, die im gleichen Sinne einer gesteigerten Wachstumstätigkeit auf Prostata, Uterus und Brustdrüse wirksam sind, vor allem wenn diese Hormone in unphysiologischer Weise im Sinne einer hormonalen Disfunktion zur Wirkung gelangen.

Schließlich resultieren aus den angeführten Anschauungen über die Cancerogenese noch grundsätzliche Gesichtspunkte hinsichtlich der Therapie bösartiger Geschwülste, nämlich in dem Sinne, daß es sich bei der Geschwulstbildung primär um eine Erkrankung der Zelle handelt und jede Therapie die restlose Vernichtung sämtlicher entarteter Zellen anstreben muß, wenn eine völlige Heilung erzielt werden soll. Auf Grund der Erfahrungen mit den cancerogenen KWSt ist allenfalls die von einigen Autoren vertretene Ansicht abzulehnen, daß die Bildung einer bösartigen Geschwulst die herdförmige Manifestation einer Allgemeinerkrankung des Organismus sei. Für den im Beginn lokalen Charakter des Geschwulstgeschehens spricht ja am überzeugendsten die Tatsache, daß durch rein lokale chirurgische oder strahlentherapeutische Maßnahmen jede bösartige Geschwulst ohne Rezidivierung und auch ohne Bildung eines zweiten malignen Tumors restlos geheilt werden kann, sofern sämtliche bösartigen Zellen vernichtet wurden. Andererseits darf nicht übersehen werden, daß der gesunde Organismus in einer besonderen, noch nicht näher definierbaren Reaktionslage die Fähigkeit besitzt, mit einer sehr großen Zahl maligner Zellen fertig zu werden, entsprechend unserem Mäuseversuch, in welchem einzelne Individuen nach der intravenösen Injektion von mehreren Millionen sehr virulenter Krebszellen gesund blieben, während andere Individuen bei gleicher Behandlung und gleicher genetischer Konstitution, Alter und Geschlecht mit ausgedehnten Metastasen im gesamten Körper erlagen. Es gilt als eine der vordringlichsten Aufgaben der künftigen Krebsforschung, worauf besonders DOMAGK, HACKMANN und v. EULER bereits hingewiesen haben (s. auch A. FROMME), diese natürlichen Abwehrkräfte des Organismus gegenüber der fertigen malignen Zelle genauer zu erforschen und zu analysieren, um diese besondere Reaktionslage des Körpers künstlich hervorzurufen bzw. aufrechtzuerhalten und dieselbe prophylaktisch oder therapeutisch in den Dienst der Krebsabwehr zu stellen.

Literatur

1. Fischer-Wasels, B.: Handbuch der normalen und pathologischen Physiologie. Bd. 14/2 (1927).
2. Deelman: Z. Krebsforschg **21,** 220 (1924);
   Z. Krebsforschg **37,** 383 (1932).
3. McKenzie und Rous: J. exper. Med. **80,** 101 (1944).
4. Rondoni, P., und Corbellini: Tumori **10,** 106 (1936).
5. Graffi, A.: Z. Krebsforschg **54,** 254 (1944);
   Graffi, A.: Arch. Geschwulstforschg **1,** 61 (1949).
6. Berenblum, I.: Pontificiae Academiae Scientiarum Scripta varia **7,** 1 (1949);
   Berenblum, I., und Shubik, P.: Brit. J. Canc. **1,** 379 u. 383 (1947).
7. Mottram, I. C.: J. of Path. **56,** 181 u. 391 (1944).
8. Graffi, A.: Z. Krebsforschg **52,** 165 (1941).
9. Graffi, A.: Z. ges. inn. Med. **7,** 882 (1952);
   Urania **14,** 150 (1951);
   Wiss. Annalen **2,** 27 (1953).
10. Graffi, A.: Arch. Geschwulstforschg **3,** 217 (1951).
11. Graffi, A., und Schäfer, P.: Naturwissenschaften **40/7,** 228 (1953).
12. Graffi, A.: Dermat. Wschr. **125,** 9 (1952);
    Unveröffentlichte Untersuchungen gemeinsam mit U. Heine. (Diss. Berlin 1953.)
13. Graffi, A., Krüger, A., und Heine, U.: Z. ärztl. Forschg **7/8,** I/361 (1953).
    Krüger, A.: Dissertation 1953, Berlin.
14. Druckrey und Küpfmüller: Z. Naturforschg (1948);
    Med. Welt **49/51** (1950).
15. Hamperl, Graffi und Langer: Z. Krebsforschg **53,** 133 (1943).
16. Luers, H.: Dros. Inf. Serv. **26,** 108 (1952).
17. Demerec, M., Wallace, B., Witkin, E. M., und Bertram, G.: The Gene-Carnegie Inst. of Washington, Year Book **48,** 154 (1949).
18. Burdette, W. J.: Cancer Research **12,** 201 (1952).
19. Graffi, A.: Z. Krebsforschg **49,** 477 (1939);
    Z. Krebsforschg **50,** 196 (1940).
20. Graffi, A.: Z. Krebsforschg **50,** 501 (1940).
21. Graffi, A., und Junkmann, K.: Klin. Wschr. 78 (1946).
22. Dittmar, C.: Z. Krebsforschg **52,** 46 (1942).
23. Schneider, W. C., und Hogeboom, G. H.: Cancer Research **11,** 1 (1951).
24. Lettré, H.: Dtsch. med. J. **4,** 4 (1951).
25. Du Buy, H. G., und Woods, M. W.: AAAS Res. Conf. on Cancer 162 (1945).
26. Woods, M. W., Du Buy, H. B., Burk, D., und Hesselbach, M. L.: J. Nat. Cancer Inst. **9,** 311 u. 325 (1949).
27. Nothdurft, H.: Z. Krebsforschg (1948).
28. Domagk, G.: Medizin und Chemie II, 62 (1934);
    Verh. dtsch. path. Ges. Rostock 1934; Gießen 1935;
    Z. Krebsforschg **56,** (1948);
    Z. Krebsforschg **56,** 247 (1949);
    Domagk, G., und Hackmann, Chr.: Z. Krebsforschg **42,** 192 (1935).
29. Hackmann, Chr.: Z. Krebsforschg **50,** 352 (1940);
    Z. Krebsforschg **57,** 454 (1951);
    Z. Krebsforschg **57,** 164 (1950).
30. Bürger, M.: Path. Physiologie. Thieme, Leipzig 1953;
    Verh. dtsch. Ges. Inn. Med. 2. Internat. Kongreß Wiesbaden 1937.
31. Shabad: C. R. Soc. Paris **124,** 213 u. 616 (1937);
    Acta Medica **2,** 34 (UdSSR);
    Amer. J. Cancer **39,** 463 (1940).

32. HIEGER: Amer. J. Cancer **39,** 496 (1940);
Cancer Research **6,** 657 (1946).
33. DOMAGK, G.: Z. Krebsforschg **56** (1948);
Z. Krebsforschg **56,** 247 (1949).
34. v. EULER, B., und v. EULER, H.: Z. Krebsforschg **57,** 501 (1951).
35. FROMME, A.: Arch. Geschwulstforschg **4,** 329 (1952).
36. DOMAGK, G., und HACKMANN, C.: Z. Krebsforschg **59,** 2 (1953).
37. SIEGMUND, H.: Z. Krebsforschg **59,** 156 (1953).
38. SCHNEIDER, W. C., HOGEBOOM, G. H., SHELTON, E., und STRIEBICH, M. J.: Canc. Res. **13,** 285 (1953).
39. SEEGER, P. G.: Z. Krebsforschg **57,** 387 (1951).
40. TEUTSCHLAENDER, O.: Wiss. Woche. Frankfurt a. M. 1934: Carcinom S 5. Thieme, Leipzig 1935.

Diskussionsbeitrag

von Prof. Dr. W. FELIX
Direktor der Chirurgischen Universitätsklinik der Charité

Ich möchte zu einem der eindrucksvollen experimentellen Ergebnisse von Herrn GRAFFI etwas bemerken. Er hat uns über einen Tierversuch berichtet, der den Beweis erbringen sollte, daß die Tumorkeimanlage in ihrem Angehen und in ihrer Entwicklung vom zentralen Nervensystem unabhängig sei. Der Beweis wurde folgendermaßen geführt: Erzeugen der Tumorkeimanlage mit einem Cancerogen (Benzpyren) und Crotonöl auf die Haut des Versuchstiers. Breites Umschneiden der so behandelten Haut und Drehung des so gewonnenen Hautstückes um 180 Grad. Herr GRAFFI hat also gleichsam eine Autotransplantation an der Entnahmestelle des Transplantats vorgenommen. Ich möchte es bezweifeln, daß eine solche Versuchsanordnung wirklich den Einfluß des zentralen Nervensystems gänzlich ausschließt. Denn bereits bevor Nerven in das Transplantat einwachsen, besitzen ja die Nervenendigungen einen chemischen Einfluß auf das benachbarte Gewebe.

Das Versuchsergebnis, nämlich die Unabhängigkeit des Angehens der Tumorkeimanlage vom zentralen Nervensystem, überrascht an sich nicht. Wir wissen auch von anderen Vorgängen, wie z. B. der Entzündung, wie ferner der Wundheilung, daß sie auch im denervierten Gewebe (anästhesierten Gewebe) vor sich gehen, aber sie verlaufen langsamer. Die Pathologen haben im Jahre 1923 das Entzündungsthema zum Kongreßthema in Göttingen gewählt. Dort wurde auch von dem Verlauf des Entzündungsprozesses im anästhetischen Gewebe gesprochen. In den Grundlagen verläuft der Prozeß genau so wie im gesunden Gewebe, aber er ist zeitlich verzögert.

Zahlreiche klinische Befunde (bei Tabikern, bei peripheren Nervenschäden mit motorischem und sensiblem Ausfall) zeigen auch die Verzögerung der Wundheilung, ja sogar den Übergang von einfachen Wunden in Geschwüre.

So besteht durchaus die Möglichkeit, daß auch das Tumorwachstum im entnervten Gebiet (spinalen Nervensystem) langsam verläuft. Ich möchte daher fragen, ob diese für die Klinik so wichtige Tatsache nicht experimentell untersucht werden könnte. Der Versuch würde sich von dem von Herrn GRAFFI demonstrierten nur dadurch unterscheiden, daß erst eine gewisse Zeit n a c h Erzeugung der Tumorkeimanlage die Excision und Umdrehung des entsprechenden Hautabschnittes unternommen wird. Nun könnte an dem zeitlichen Ablauf des Tumorwachstums ein Urteil über Einfluß oder Nichteinfluß des zentralen Nervensystems gewonnen werden.

Schlußwort

von Prof. Graffi

Zu den Ausführungen von Herrn Prof. Felix möchte ich folgendes bemerken: Auf Grund unserer bereits erwähnten Tropfungsversuche an transplantierter Haut sehen wir uns zur Annahme berechtigt, daß der Vorgang, welcher der Tumorkeimanlagenbildung zugrunde liegt, auch ohne wesentliche Mitbeteiligung der zentralnervösen, vom Gehirn und Rückenmark ausgehenden Regulation zustande kommt. Wir schließen dieses aus der Tatsache, daß Tumorkeimanlagen in der Haut entstehen, wenn die Cancerogenapplikation zu einem Zeitpunkt nach der Transplantation vorgenommen wurde, zu welchem morphologisch und auf Grund der bisherigen Untersuchungen auch funktionell das Transplantat keinerlei nervöse Verbindung mit dem Zentralnervensystem besaß. Zur Frage, ob erstens lokale, autonome Nervenelemente in der Haut an der Bildung einer Tumorkeimanlage beteiligt sind und zweitens die zentralnervöse Regulation für die Realisierung einer Tumorkeimanlage von Bedeutung ist, können wir auf Grund unserer Untersuchungen noch keine Stellung nehmen. Diese Frage ist deshalb sehr schwierig experimentell zu klären, weil der Realisierungsvorgang sehr lange dauert (Latenzzeit) und über die Zeit, während der die nervöse Versorgung des Transplantats unterbrochen ist, weit hinausgeht.

Histogenese des Krebses

von Prof. Dr. W. Fischer
Direktor des Pathologischen Instituts der Friedrich-Schiller-Universität Jena

In den Ausführungen soll lediglich über das etwas ausgesagt werden, was morphologisch faßbar ist.

Beim Krebs handelt es sich um eine besondere Art des Wachstums, die sich von dem normalen Wachstum und anderen Formen krankhaften Wachstums (z. B. Regeneration) unterscheidet. Es ist charakteristisch, daß beim Krebswachstum nicht eine Hemmung, ein Stop, entsteht, wenn das dem Wachstumsbestreben vorgesetzte Ziel erreicht ist. Es kann sich bei dem krebsigen Wachstum nicht um eine Erhöhung der Wachstumspotenz der betreffenden Zelle handeln, sondern nur darum, daß dieser Wachstumstendenz der Zellen von der Umgebung her eine gewisse Hemmung fehlt. Morphologische Kriterien der Krebszelle sind zahlreich in Atypien des Kernes, des Chromatingehaltes, der Nucleolen, der Mitosen usf. vorhanden. Sicher bestehen auch morphologische Änderungen im Protoplasma, über die noch nicht viel Sicheres bekannt ist. Ferner Veränderungen der Architektur, also der Zellverbände. Aber alle diese morphologischen Abweichungen von der Norm sind keine absoluten spezifischen Kriterien für Krebs, denn alle diese Abweichungen können auch, wenn auch meist nicht so hochgradig, bei nichtkrebsigen Wachstumsprozessen beobachtet werden. Das invasive Wachstum ist ebenfalls kein sicheres Kriterium der Krebszelle: denn genau dasselbe kann morphologisch bei völlig normalen Wachstums- und Entwicklungsprozessen beobachtet werden. Schon wesentlich spezifischer ist sein destruktives Wachstum, das also zum Untergang von schon vorhandenem Gewebe führt und nicht, wie bei normalen Wachstumsvorgängen, zu einer organischen Verbindung der wachsenden Zellen mit dem Gewebe, in das sie vordringen. Als absolutes Kriterium für bösartiges Wachstum kann auch die Metastasierung bezeichnet werden. Wenn man so morphologisch zwar für die meisten Fälle von krebsigem Wachstum sichere Kriterien aufstellen kann, so bleibt doch ein gewisses Grenzgebiet, wo die morphologischen Abweichungen nicht mit positiver Sicherheit als krebsig bezeichnet werden können. Sie können zwar tatsächlich schon Krebs bedeuten, aber den Beweis dafür kann man histologisch-morphologisch nicht liefern. Es ist daher völlig unmöglich, das, was von den Gynäkologen als Carcinom in situ (also innerhalb eines Epithelverbandes) bezeichnet wird, als Krebs zu erkennen, und gleiches gilt auch für die sogenannten Oberflächencarcinome. Carcinome sind diese beiden Dinge nur dann mit Sicherheit, wenn nachzuweisen ist, daß an anderen Stellen die atypische Wucherung die Basalzellschicht durchbricht und destruktiv in die Tiefe wuchert. Es spricht auch nicht für die Richtigkeit der von manchen Gynäkologen vertretenen Ansicht, daß die sogenannten Oberflächencarcinome wirklich schon echte Krebse sind. Denn gerade bei diesen Fällen wird immer die lange Latenz dieser Krebse hervorgehoben, ja sogar zugegeben, daß diese Veränderung lange stationär bleibt, ja sogar sich zurückbilden kann. Somit ist es völlig unmöglich, von denjenigen Prozessen, die, wie die Erfahrung ergibt, auch häufig schließlich in echtes Krebswachstum übergehen, jemals zu erkennen, ob diese Praecancerose mehr oder weniger stationär bleiben wird oder ob zu irgendeiner Zeit einmal ein Krebs daraus wird.

Die Erfahrungen der experimentellen Tumorpathologie lehren, daß es mit Sicherheit gelingt, normale Körperzellen zu „cancerisieren“. Das liefert eine Bestätigung der Ansicht, daß der Krebs nur aus körpereigenen Zellen entsteht; bisher ist noch kein Beweis dafür erbracht, daß Krebs auch durch Übertragung körperfremder, wenn auch arteigener Zellen, entstünde. Wirkt ein cancerogenes Agens erfolgreich auf normale Zellen ein, so wird dadurch das geschaffen, was früher von Fischer-Wasels als „Bildung des Krebskeimes" bezeichnet wurde. Diese erste Phase entspräche der Initialphase nach Butenandt. Aus einem solchen Krebskeim kann nun — und zwar zu ganz verschiedenen Zeiten nach seiner Entstehung — durch krebsauslösende Stoffe, Realisationsfaktoren, nun tatsächlich ein Krebs werden. Wir kennen vorerst keine morphologischen Kriterien dafür, daß irgendein Zellverband einen Krebskeim darstellt. Die Erfahrung lehrt, daß auch von der Entstehung des Krebskeimes fast nie stetig die Entwicklung zum Krebs folgt, vielmehr daß hier ein mehr oder weniger langes Zwischenstadium, eine Latenz, besteht, die ja bei vielen Berufskrebsen bis zu 20 Jahre betragen kann. Es machen die carcinogenen Agentien — ob ohne oder unter Mitwirkung von Realisationsfaktoren — allmählich morphologische Veränderungen, wie wir sie in manchen Leukoplakien, bei Röntgendermatitis u. ä. vor uns haben. Aber genau dieselben morphologischen Befunde können auch durch alle möglichen anderen, uns nicht als carcinogen bekannten Reize hervorgerufen werden. Es ist übrigens wahrscheinlich, daß es „spezifisch" cancerogene Reize überhaupt nicht gibt, sondern daß nur quantitative und zeitliche Unterschiede bestehen. Dies würde bedeuten, daß virtuell aus allen Körperzellen Krebszellen werden können und daß die Wahrscheinlichkeit, daß dieses Ereignis eintritt, mit der Länge der Lebensdauer immer größer wird. Für die histologische Diagnose des Carcinoms ist natürlich die Sicherheit der Diagnose um so größer, je mehr von den verschiedenen Atypien von Kern, Protoplasma usw. vorhanden sind und je stärker diese einzelnen Kriterien ausgebildet sind. Die Diagnostik eines Krebses nur aus einzelnen Zellen muß daher grundsätzlich viel unsicherer sein als die von Zellverbänden. Es wird ebenso eine histologische Untersuchung einer Excision sehr viel sicherere Ergebnisse haben als die einer einfachen Ausschabung oder Abschabung. Und bei Untersuchungen von Zellen in Exsudaten oder Zellen, die von einem Oberflächenbelag abgestoßen sind, ist komplizierend immer die Möglichkeit von sekundären, gewissermaßen kadaverösen Veränderungen. Die Frage, ob ein normales Epithel, das durch einen Krebsreiz cancerisiert ist, ohne Intermediärstadium sofort zum fortschreitenden Carcinom werden k a n n , ist vermutlich zu bejahen. Tatsächlich trifft das aber wohl äußerst selten zu. Ebenso wie eine rein morphologische Diagnostik des Krebses in manchen Grenzfällen kein sicheres Ergebnis haben muß, so ist genauso die klinische Diagnostik allein nicht ausreichend. Die Kombination beider Betrachtungsweisen und Methoden wird sicher im großen ganzen ein richtigeres Urteil abgeben als eine der Methoden allein für sich.

Diskussionsbeitrag

von Prof. Dr. H. Lax
Universitäts-Frauenklinik Berlin

Es ist verständlich, daß der Pathologe vorsichtig und kritisch in der Carcinomdiagnose ist, besonders wenn wir uns vor Augen halten, daß der Vorgang des infiltrativen und destruierenden Wachstums auch bei gutartigen Neubildungen beobachtet wird. Dem Gynäkologen besonders naheliegend wird an die Plazentation und die Adenomyosis uteri erinnert. Die Diagnose der bösartigen Neubildungen stützt sich also auf die Erfahrung, daß ein so und so geartetes Epithel bei einem bestimmten, aber durchaus wechselnden Verhalten des Bindegewebes zu schrankenloser Ausbreitung, Metastasierung und schließlich zum Tode des Patienten führt. Jede Diagnose des Carcinoms v o r dieser durch den Tod angetretenen Beweisführung ist also ein Analogieschluß, und es ist lediglich die Frage, wieviel von dem Substrat zur Diagnose vorliegen muß — der ganze Körper, das befallene Organ, ein Stück davon oder schließlich nur Teile des Epithels. Es ist also die grundsätzliche Frage an den Pathologen zu richten, wann er sich zu diesem Analogieschluß und damit zu der Diagnose Carcinom berechtigt glaubt.

An der Portio gibt es bestimmte und genau zu charakterisierende Epithelveränderungen, die die Diagnose Carcinom erlauben, da sie sich im allgemeinen von denen bei entzündlichen Veränderungen oder Regeneration unterscheiden lassen. Es ist zu betonen, daß diese morphologischen Veränderungen an der Portio insofern eine Sonderstellung einnehmen, als ganz ähnliche, z. B. in einem Blasenpapillom, als gutartig zu bewerten sind. Ferner gibt es daneben Veränderungen, über deren gut- oder bösartigen Charakter keine sichere Entscheidung möglich ist. Daß die Diagnose auf Carcinom aus Oberflächenepithel bei diesen bestimmt zu charakterisierenden Veränderungen mit Sicherheit möglich ist, haben die Arbeiten von ROBERT MEYER, TREITE und LIMBURG bewiesen, um nur drei der bekanntesten Autoren aus dem deutschen Schrifttum zu nennen. Schließlich ist aber auch hinsichtlich der Histogenese wenigstens die Hypothese zulässig, daß die Carcinome so beginnen. Denn es ist kaum eine andere Vorstellung möglich als die, daß sich zunächst der Verband des Oberflächenepithels in dieser Weise verändert, um sich dann in die Tiefe des Grundgewebes auszubreiten. Wie tief sich alsdann die Zapfen in das Grundgewebe ausgebreitet haben müssen, um als Carcinom angesprochen zu werden, ist bei Vorliegen der gleichen Struktur nur noch eine Quantitätsfrage. Die feinere und genauere Untersuchung der Oberflächencarcinome haben jedenfalls gezeigt, daß sich sehr oft auch schon an diesem Epithel Invasion und Destruktion gegenüber seiner Umgebung, insbesondere dem normalen Oberflächenepithel, nachweisen läßt.

Wie schon Prof. FISCHER betonte, kennen wir bislang keine Epithelveränderungen, die noch nicht Carcinom sind, aber obligatorisch zum Carcinom führen müssen. Es ist deswegen streng genommen auch falsch, von einer Prophylaxe des Carcinoms zu sprechen. Es mag dies aus propagandistischen Gründen der Bevölkerung gegenüber nützlich sein. Wir müssen uns aber darüber klar sein, daß unsere Bemühungen vorläufig nur dahin gehen können, das Carcinom in seinem allerersten Beginn zu entdecken, zu einem Zeitpunkt also, an dem noch sichere Heilung möglich ist. Dazu verhilft u. a. die histologische Diagnostik, die das Carcinom aus kleinstem Epithelverband zu erkennen in der Lage ist.

Diskussionsbeitrag

von Prof. Dr. H. GÜTHERT

Direktor des Pathologischen Institutes der Städtischen Krankenanstalten Erfurt

Ich habe den Eindruck, daß Herr Prof. FISCHER — das geht auch aus den Diskussionsbemerkungen von Herrn LAX hervor — gestern von einem Teil des Auditoriums nicht ganz verstanden worden ist. Wir, die wir uns täglich mit der Diagnose der Bösartigkeit und Gutartigkeit von Geschwülsten histologisch zu beschäftigen haben, sollten immer daran denken, daß die Begriffe der Bösartigkeit und Gutartigkeit rein klinische Begriffe sind und von der pathologischen Anatomie aus praktischen Bedürfnissen heraus übernommen werden mußten. Wir sollten nicht vergessen, daß die pathologischen Anatomen in mühevoller jahrzehntelanger Kleinarbeit Baustein auf Baustein setzen mußten, um morphologisch das zu erfassen, was bei klinisch letal ausgegangenen Geschwulstkrankheiten festzustellen ist. Wir müssen demzufolge zugeben, daß dem histologischen Malignitätsbegriff jedes erkenntnistheoretische Fundament fehlt, daß es eine naturwissenschaftliche, exakte Beweisführung für die histologische Bösartigkeit nicht gibt, sondern daß wir ausschließlich auf Indizien angewiesen sind.

Wir arbeiten jedoch praktisch mit den Begriffen der Gutartigkeit und Bösartigkeit in der Histologie und unsere Erfolge bei der Beratung der Kliniker sind ja auch durchaus zufriedenstellend. Wir wollen jedoch nicht vergessen, daß die Veränderungen, die wir histologisch oder cytologisch bei einer bösartigen Geschwulst finden, zwar regelmäßig vorkommen, daß sie jedoch keine Gesetzmäßigkeit darstellen. Wenn spezifische Befunde gesetzmäßig bei bösartigen Geschwülsten zu erheben wären, dann würde die geringe Zahl nicht sicher zu bestimmender Geschwülste uns keinerlei Schwierigkeiten mehr bereiten. So aber kennt der erfahrene Histologe Befunde, bei denen er auf Grund der morphologischen Veränderungen Bösartigkeit annehmen muß, bei denen jedoch klinisch der Verlauf die Gutartigkeit erweist und umgekehrt gibt es klinisch letal ausgehende Geschwulstkrankheiten, bei denen morphologisch an Bösartigkeit primär nicht gedacht worden ist. Zudem können wir auch in normalen Gewebsstrukturen, besonders in der Entwicklungsgeschichte, Befunde erheben, die den Veränderungen beim Wachstum bösartiger Geschwülste gleich oder zumindest sehr ähnlich sind. Auf diese Schwierigkeiten wollte, wenn ich ihn recht verstanden habe, Herr Prof. FISCHER mit Nachdruck hinweisen. Ich glaube, daß es von großem Wert war, dem Kliniker den nur bedingten Wert des morphologischen Malignitätsbegriffes in einem Vortrag über die Histogenese des Carcinoms aufgezeigt zu haben.

Diskussionsbeitrag

von Prof. Dr. A. Fromme
Leitender Arzt der Chirurgischen Klinik des Stadtkrankenhauses Dresden-Friedrichstadt

In der bisherigen Darstellung und in der Diskussion ist die Epithelzelle sehr in den Vordergrund gestellt worden. Sie ist wichtig, da — wie wir heute annehmen — eine durch mutative Veränderung entartete Epithelzelle zur Entstehung eines Carcinoms notwendig ist. Aber eine Mutation allein bedingt noch kein Carcinom. Ich bin überzeugt, daß in einem Organismus, in dem die Zahl der Epithelzellen nach Billionen zählt, während der ganzen Dauer des Lebens solche mutativen Veränderungen vorkommen, ohne daß aus ihnen ein Carcinom entsteht. Ja, man sollte annehmen, daß, je schneller eine Zelle sich teilt, und je größere Anforderungen an sie gestellt werden, wie es in der Jugend der Fall ist, solche Veränderungen besonders häufig vorkommen müßten. Aber das Carcinom ist eine Erkrankung des alten, ja man kann sagen, des alternden Menschen.

Zur Entstehung eines Carcinoms gehört ein zweites Gewebe, das Bindegewebe, oder besser gesagt: das Mesenchym. In der bisherigen Diskussion ist dieses Gewebe nicht erwähnt worden. Es muß aber immer wieder darauf hingewiesen werden, daß es ein Carcinom ohne mesenchymalen Anteil nicht gibt. Daher kann aus einem reinen ektodermal gebildeten Gewebe, z. B. der Cornea, kein Carcinom entstehen, auch nicht in dem rein ektodermal gebildeten Zentralnervensystem; denn auch die Glia ist eine ektodermale Bildung und die Gliazellen haben nur morphologisch Ähnlichkeit mit Bindegewebszellen. Mesenchym kommt nur durch die Gefäße in das Gehirn.

Zülch lehnt daher in seiner Monographie über Gehirngeschwülste das Entstehen eines Carcinoms im Gehirn überhaupt ab; denn den Ganglienzellen fehlt das mesenchymale Gewebe. Dementsprechend gibt es auch keine auf hämatogenem oder lymphogenem Wege entstehende Metastasen, sondern nur infolge Verschleppung innerhalb des Liquorsystems. Hinzu kommt, daß die Ganglienzellen selbst nicht mehr teilungsfähig und daher auch nicht mutationsfähig sind.

Wenn man die schwierigen Verhältnisse in einem so komplizierten Organismus, wie dem menschlichen, verstehen will, so muß man beim Versuch, zu einem Verständnis zu kommen, von der Entwicklungsgeschichte ausgehen. Sie wird vom Kliniker immer noch zu wenig betrachtet. Ihr Studium ist das beste Mittel, um uns von einer einseitigen Betrachtung der biologischen Verhältnisse im Organismus abzuhalten und alle Veränderungen im Körper von der Perspektive des Gesamtorganismus anzusehen.

Speransky schreibt in seinem Werk „Grundlagen der Theorie der Medizin“: Entweder müssen wir es aufgeben, die Entwicklungsgeschichte überhaupt kennenzulernen, oder wir müssen, wenn wir von ihr Kenntnis nehmen, die entsprechenden Schlußfolgerungen ziehen.

Die Entwicklungsgeschichte ist bisher nur einmal von Herrn Fischer erwähnt worden, der auf die Hemmungs- und Steuerungsverhältnisse durch die Nachbarschaft der Gewebe und Organe bei der Entwicklung hinwies. Der Anatom Peter drückt sich folgendermaßen aus: Für die ersten Entwicklungsstadien gilt der Satz „Induktion und Reaktion sorgen für die Anlage eines Organes, die Selbstentwicklung für ihren Ausbau. In jedem Falle, an jedem Ort und zu jeder Zeit ihres Auftretens ist ihr Vorhandensein notwendig für eine normale Entfaltung“.

Blechschmidt nimmt in seiner Wachstumsmechanik an, daß Wachstum und Differenzierung der einzelnen Körperteile durch Beeinflussung von benachbarten Gebilden vor sich gehen; er spricht von Nachbarschaftswirkungen induktorischer Art. Peter glaubt, daß der Berührungsreiz, dessen Natur wir nicht kennen, von bedeutungsvoller Wirksamkeit ist.

Ein solcher Reiz ist nun überall im Körper während des ganzen Lebens möglich durch das Mesenchym, das, außer in Linse und vorderem Teil des Auges — mit gewissen Einschränkungen —, ins Gehirn überall eindringt und überall mit dem epithelialen Gewebe Kontakt hat.

Auf die Bedeutung des Mesenchyms bei der Carcinomentstehung ist in neuester Zeit auch von pathologisch-anatomischer Seite von dem leider kürzlich verstorbenen Anders, Berlin, und von Ratzenhofer, Graz, hingewiesen worden.

Auch bei der Deutung von Tierversuchen wird es in neuester Zeit beachtet. Ich weise auf die kürzlich erschienene Arbeit von Schober hin, der bei Erzeugung von Hautcarcinomen bei der Maus durch Benzpyren-Aufträufelung die Veränderungen nicht nur im Epithel, sondern auch im Mesenchym studiert hat. Er konnte nachweisen, daß sowohl im Epithel wie im Gefäßmesenchym zunächst entzündliche Prozesse und dann Neubildungsprozesse in beiden Geweben zustande kommen. Nur allmählich bei Fortsetzung der Beträufelung kommt es zu regenerativen Überschußbildungen, die aber in beiden Gewebsteilen zunächst koordiniert verlaufen. Erst als letzte Stufe erfolgt die rein epitheliale Neubildung, die das Mesenchym zertrümmert. Erst dann ist eine „Störung des Gewebsgleichgewichts“ eingetreten.

Der Bedeutung des Mesenchyms wird man nur gerecht, wenn man sich vergegenwärtigt, daß es den ganzen Körper durchzieht, daß es quantitativ einen erheblichen Prozentsatz des gesamten Körpers ausmacht, und daß es ein hochpotentes Gewebe mit fast embryonalen Eigenschaften ist, und daß es nicht nur wandlungsfähig, sondern auch in dauerndem Wandel begriffen ist. Es kommt unter normalen Verhältnissen niemals an die Körperoberfläche, weshalb es von russischen Autoren als das Gewebe des inneren Mediums bezeichnet wird.

Wenn man die sehr schönen Versuche von Herrn Graffi von der Schau der Entwicklungsgeschichte und damit des Mesenchyms betrachtet, so kann man viele Versuche auch auf andere Weise deuten: Schädigung des Mesenchyms nicht nur an Ort und Stelle, sondern auch Schädigung des Gesamtorganismus infolge Verbreitung im Körper, die besonderen Resultate bei älteren Tieren durch die Annahme schon bestehender Altersschwäche des Mesenchyms, Verringerung der Abwehr des Mesenchyms infolge Giftschädigung usw.

Daß dem Mesenchym auch bei der Carcinomentwicklung eine Abwehr zukommt, ist in letzter Zeit von Domagk betont worden. Ich weise auf seinen Vortrag auf der letzten bayrischen Chirurgentagung (Münch. med. Wschr. **1952,** 1842) hin. Auch Domagk ist überzeugt, daß oft Mutationen vorkommen, daß die Abwehr sie aber wieder beseitigt. Wie sollte auch sonst ein Körper normal aufgebaut und entwickelt werden können, wenn er keine Möglichkeiten hätte, Störungen, die sicher vielfach eintreten, in der Regel wieder auszugleichen.

Das Mesenchym reagiert auf jeden, auch lokal einen Körper treffenden Reiz traumatischer, infektiöser, chemischer Art mit einer Gesamtreaktion, dementsprechend auch auf die Entstehung von Mutationen, die fremde Zellen darstellen, in gleicher Weise.

Ich hoffe, daß die kurzen Hinweise genügen, um erneut die Aufmerksamkeit auf das Mesenchym zu lenken.

Diskussionsbeitrag

von Prof. Dr. A. Graffi

Leiter der Abteilung für biologische Krebsforschung des Instituts für Medizin und Biologie, Berlin-Buch

Ich teile in vielen Punkten die Ansicht von Herrn Prof. Fromme, daß auch das Bindegewebe, speziell das aktive Mesenchym, an der Tumorbildung einen wichtigen Anteil hat. Wir kamen zu dieser Schlußfolgerung auf Grund unserer experimentellen Untersuchungen über die Morpho- und Histogenese des Hautkrebses nach Einwirkung cancerogener Kohlenwasserstoffe [gemeinsame Untersuchungen mit Hamperl und Langer, Z. Krebsforschg **53,** 133 (1943), und mit L. Puhr, Arch. Geschwulstforschg **2,** 1 (1950) und Graffi, Z. Krebsforschg **54,** 360 (1944)], aus denen sich eine Mitbeteiligung des Bindegewebes an der Cancerogenese deutlich ergab. Auch von Kreyberg und Friedrich-Freksa wurde schon früher auf die Bedeutung, speziell der Gefäße für die Geschwulstbildung, nachdrücklich hingewiesen. Auf Grund gemeinsamer Untersuchungen mit Puhr kamen wir zur Schlußfolgerung, daß vor allem bestimmte Veränderungen an den elastischen Fasern als Indikatoren einer besonderen präcancerösen Milieuänderung im Bindegewebe zu betrachten sind (s. auch Untersuchungen von Bierich an röntgenbestrahlter Mäusehaut). Auf Grund der Untersuchungen der letzten Jahre vermute ich jedoch, daß diese Veränderungen am Bindegewebe weniger mit dem spezifischen Initialvorgang der Cancerogenese, nämlich mit der Bildung einer Tumorkeimanlage, zu tun haben als vielmehr mit dem Realisierungsvorgang einer Tumorkeimanlage zur manifesten Geschwulst und mit dem destruktiven Weiterwachsen der gebildeten Geschwulstzelle.

Schlußwort

von Prof. Dr. W. Fischer

Direktor des Pathologischen Instituts der Friedrich-Schiller-Universität Jena

Zu Herrn Fromme sei gesagt, daß bewußt von der Besprechung des Einflusses des Mesenchyms auf die Krebsbildung Abstand genommen werden mußte, weil die primären, am Mesenchym sich abspielenden Vorgänge dabei morphologisch nicht faßbar sind und andererseits, wie z. B. auch deutlich von Herrn Graffi gezeigt wurde, die Einwirkung carcinogener Substanz auf das Epithel und die Konzentrierung des carcinogenen Agens eben gerade im Epithel deutlich gemacht werden kann. Gegenüber Herrn Lax sei betont, daß seine Ansichten sehr wohl in manchen Fällen zutreffen können, aber einen Beweis dafür kann er mit der histologischen Methode allein nicht führen. Man soll sich immer dessen bewußt sein, was mit einer Methode und einer Betrachtungsweise eines Problems geleistet werden kann und nicht die Feststellung von irgendwelchen Befunden und Tatsachen mit deren Deutung verwechseln.

Endokrinologie des Krebses

von Prof. Dr. W. Hohlweg
Direktor des Instituts für experimentelle Endokrinologie der Humboldt-Universität (Charité) Berlin

1. Der Einfluß der Hormone auf die Tumoren

Ein Zusammenhang zwischen Krebs- und endokrinem System ergibt sich schon aus der Tatsache, daß die Krebshäufigkeit mit dem Nachlassen der endokrinen Funktionen im Alter zunimmt. Nach Domagk sterben zwischen 60 und 70 Jahren 5mal mehr Menschen an Krebs als zwischen 45 und 60, 13mal mehr als zwischen 30 und 45 und 184mal mehr als zwischen 15 und 30 Jahren. Mit der Alterung des Gewebes tritt ein rapides Anwachsen der Carcinomerkrankungen auf.

Nach Untersuchungen von Sauerbruch und Knaake soll bei Ratten Kastration zu einem gehäuften Auftreten von Krebs führen. Dieses Ergebnis wurde aber an einem verhältnismäßig kleinen Tiermaterial gewonnen, und es liegen außerdem keine Beobachtungen vor, daß kastrierte Haustiere, auch wenn sie z. B. wie Wallache ein höheres Alter erreichen, stärker vom Krebs befallen werden.

Es ist im Gegenteil festgestellt worden, daß die Kastration die Entstehung von Carcinomen, die Organe betreffen, deren Entwicklung von den Keimdrüsen abhängig ist, verhindern kann.

Das klassische Beispiel dafür ist das Mammacarcinom bestimmter Mäusestämme. Man hat Tumorstämme herausgezüchtet, bei denen die Weibchen bis zu 80% im höheren Lebensalter ein Mammacarcinom entwickeln. Die Männchen dieser Stämme werden normalerweise nicht von einem Mammacarcinom befallen. Da die Milchdrüse ein hormonal gesteuertes Organ ist, so läßt sich ihre Entwicklung und damit die Möglichkeit der Carcinombildung hormonal in eindrucksvoller Weise beeinflussen. Die Kastration der Weibchen der Tumorstämme im infantilen Zustand kann die Tumorrate bis auf 0% herabdrücken. Selbst die Kastration nach der Geschlechtsreife im Alter von 8 Monaten drückt die Tumorrate von 60–70% des betreffenden Stammes auf knapp 10% herunter, wie die Kurven (Abb. 1) zeigen.

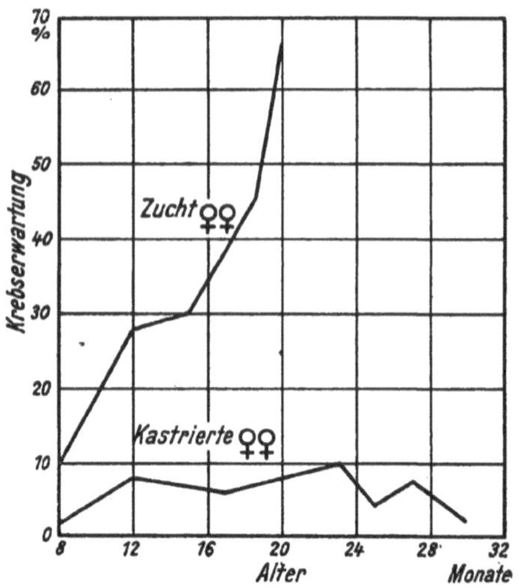

Abb. 1. Krebserwartung bei Zuchtweibchen und kastrierten Weibchen eines Mäusestammes mit Mammatumor.

Führt man den Männchen der Tumorstämme Follikelhormon zu — es ist dabei gleichgültig, ob man natürliches Follikelhormon oder ein synthetisches Oestrogen verwendet —, dann entwickelt sich bei diesen bei Erreichung eines bestimmten Alters, im gleichen Prozentsatz wie bei den Weibchen ein Mammacarcinom.

Es ist also bei diesen Stämmen die erbliche Anlage eines Carcinoms vorhanden, welches an ein bestimmtes Organ und ein bestimmtes Alter gebunden ist. Bringt man bei den Männchen die Mamma durch Hormonzufuhr zur Entwicklung, dann bildet sich auch das Carcinom, wenn die Altersgrenze erreicht ist.

Diese Zusammenhänge sind besonders von LACASSAGNE studiert worden, und nach seinen Veröffentlichungen ist unter Verkennung der Tatsachen von verschiedenen Seiten vor der carcinogenen Wirkung des Follikelhormons und besonders der synthetischen Oestrogene gewarnt worden. Umfangreiche Untersuchungen haben aber ergeben, daß weder Follikelhormon noch synthetische Oestrogene — auch wenn sie in hohen Dosen über lange Zeit verabreicht werden — Carcinome erzeugen oder die Tumorrate belasteter Mäuseweibchen erhöhen. Das Follikelhormon bringt nur das Organ zur Entwicklung, welches, auf Grund der erblichen Anlage, in einem bestimmten Alter von einem Carcinom befallen wird.

Die tierexperimentellen Ergebnisse lassen sich, wie klinische Untersuchungen ergaben, weitgehend auf den Menschen übertragen. Durch Oestrogenbehandlung — wie sie z. B. beim Prostatacarcinom über lange Zeit und mit erheblichen Dosen angewandt wird — kann die rudimentäre Milchdrüsenanlage des Mannes zur Entwicklung gebracht werden und als Folge davon sind in einer Anzahl von Fällen auch Mammacarcinome beobachtet worden.

Auf Grund der bisherigen Erfahrungen steht fest:

1. Die Kastration kann das Auftreten eines Mammacarcinoms bei erblich stark belasteten Weibchen verhindern.
2. Die Zufuhr von Follikelhormon kann bei erblich belasteten weiblichen und männlichen Kastraten und auch bei normalen männlichen Individuen zum Auftreten eines Mammacarcinoms führen.

Außer durch Kastration kann auch durch Zufuhr von männlichem Sexualhormon die Entstehung eines Mammacarcinoms bei Tumorweibchen verhindert werden. Hat das männliche Sexualhormon eine antagonistische Wirkung gegenüber dem Follikelhormon bezüglich dessen Wirkung auf die Milchdrüse? Das ist nicht der Fall, wie sich aus experimentellen und klinischen Erfahrungen ergeben hat. Bei Magen- und Darmgeschwüren, die in etwa 80% der Fälle Männer betreffen, hat man mit Erfolg Follikelhormon angewandt und dabei als Nebenerscheinung schmerzhafte Schwellung der Brustdrüsen und sogar Gynäkomastie beobachtet. Durch gleichzeitige Zufuhr des männlichen Sexualhormons (Testosteron-Propionat) versuchte man, diese Wirkung des Follikelhormons zu hemmen, was aber nicht gelang. Auch Versuche an Meerschweinchen und Affen und klinische Untersuchungen mit lokaler Darreichung der Hormone haben gezeigt, daß die Follikelhormonwirkung auf die Mamma durch gleichzeitige Zufuhr von Testosterongaben nicht gehemmt werden kann.

Man kennt jedoch eine antimaskuline Wirkung des Follikelhormons und eine antifeminine Wirkung des männlichen Hormons. Diese Wirkungen kommen jedoch nicht durch einen direkten Antagonismus der Geschlechtshormone, sondern gerade durch ihre gleichsinnige antigonadotrope Wirkung zustande, was als erster MOORE durch sehr überzeugende Versuche beweisen konnte.

Normalerweise besteht ein Gleichgewicht zwischen der gonadotropen Funktion des Hypophysenvorderlappens und der Hormonproduktion der Keimdrüsen. Das gonadotrope Hormon wirkt fördernd auf die Keimdrüsenfunktion und führt zur Produktion der Keimdrüsenhormone. Diese Hormone, das Follikelhormon beim Weibchen und das Hodenhormon beim Männchen, wirken hemmend auf die Hypophysenfunktion zurück, so daß ein dem Alter entsprechender Hormonspiegel eingehalten wird. Die antigonadotrope Wirkung der Sexualhormone ist geschlechtsunspezifisch, d. h. weibliches Hormon hemmt auch die gonadotrope Funktion der männlichen, männliches Hormon auch die der weiblichen Hypophyse.

Führt man daher Männchen Follikelhormon zu, dann kommt es durch Hemmung der Hypophysenfunktion zur Atrophie der Hoden, was weiter zur Atrophie der Geschlechtsorgane führt, wie aus dem Schema (Abb. 2) hervorgeht:

Auf die gleiche Weise läßt sich beim Weibchen durch männliches Hormon die Funktion der Ovarien und damit die Entwicklung der Mamma hemmen.

Die Zufuhr des konträren Sexualhormons bewirkt eine „hormonale Kastration“.

Bei Tumorstämmen kann — wenn die Weibchen im infantilen Zustand mit Testosteron behandelt werden — die Entwicklung der Mamma gehemmt und die Entstehung eines Mammacarcinoms weitgehend verhindert werden.

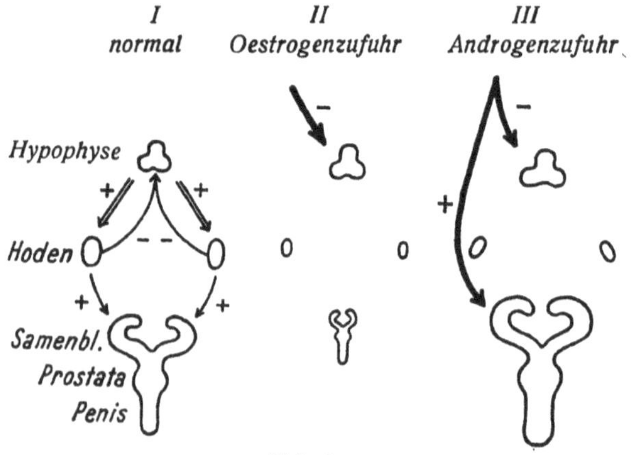

Abb. 2.

I

Physiologisches hormonales Gleichgewicht zwischen gonadotroper Hypophysensekretion und Hodenfunktion: Das gonadotrope Hormon des Hypophysenvorderlappens löst im Hoden die Sekretion des androgenen Hormons aus. Dieses wirkt fördernd auf die männlichen Anhangsorgane (Penis, Prostata, Samenblasen) und hemmend auf die gonadotrope HVL-Funktion, so daß eine physiologische Höhe der Hormonproduktion gewährleistet ist.

II

Antimaskuline Wirkung des Follikelhormons: Durch Oestrogenzufuhr von außen wird die gonadotrope Funktion des HVL unterdrückt. Es kommt dadurch zur Atrophie der Hoden und durch Ausfall der Androgenproduktion zur Atrophie der Anhangsorgane.

III

Hemmung der Hodenfunktion durch Androgenzufuhr: Durch Androgenzufuhr wird ebenfalls die gonadotrope Funktion des HVL stillgelegt. Da jedoch das zugeführte Androgen eine direkte fördernde Wirkung auf die Anhangsorgane hat, verfallen diese nicht der Atrophie. Bei sehr hohen Androgenmengen tritt der „Hohlweg-Zahler-Effekt“ auf den Hoden in Erscheinung.

Die Anwendung des Follikelhormons beim Prostatacarcinom des Mannes beruht wahrscheinlich auch auf diesem „Kastrationseffekt“. Durch die antigonadotrope Wirkung des Follikelhormons kommt es zur Hemmung der Hodenfunktion und damit zur Atrophie der Prostata, wodurch die weitere Entwicklung des Prostatacarcinoms aufgehalten wird.

Man hat beobachtet, daß die Wirksamkeit der Follikelhormonzufuhr nach einiger Zeit nachläßt. Ich habe Versuchsergebnisse erhalten, welche dieses Nachlassen der Hormonwirkung als „Desensibilisierung“ des Hypophysenzwischenhirnsystems erkennen lassen.

In die Beziehungen zwischen Hypophysenvorderlappen und Keimdrüsen ist ein nervöses Zentrum, das sogenannte Sexualzentrum, eingeschaltet (Aschner, Hohlweg u. Junkmann, A. Westmann).

Dieses Sexualzentrum im Zwischenhirn regelt auf Grund des Keimdrüsenhormonspiegels die gonadotrope Funktion des Hypophysenvorderlappens. Die Empfindlichkeit dieses Zentrums ist für die Höhe der Hormonproduktion maßgebend (Abb. 3).

Es ließ sich experimentell beweisen, daß beim infantilen Tier schon sehr kleine Hormonmengen genügen, um die Hypophysenfunktion zu hemmen. Beim erwachsenen Tier wird die gonadotrope Funktion erst dann gehemmt, wenn der Keimdrüsenhormongehalt des Blutes die für die normale Entwicklung und Funktion des Sexualapparates erforderliche Höhe übersteigt.

Ich habe schon 1934 Versuche veröffentlicht, die auf eine Desensibilisierung des Sexualzentrums bzw. des Hypophysenvorderlappens — man spricht am besten vom Hypophysenzwischenhirnsystem — bei langdauernder Follikelhormonzufuhr hinweisen: Bei normalen geschlechtsreifen Rattenweibchen kommt es bei längerer Follikelhormonzufuhr zu einer Hemmung des Ovarialzyklus, jedoch bald nach Abbruch der Hormonbehandlung treten vermehrte und verstärkte Zyklen auf.

Auf Grund von Beobachtungen, die SCHMAUSS bei der Anwendung des Follikelhormons beim Mammacarcinom machte, führte ich neue Versuche in dieser Richtung durch und habe dabei Resultate erhalten, welche eine Gewöhnung des Hypophysenzwischenhirnsystems an eine dauernde Follikelhormonzufuhr sehr überzeugend beweisen.

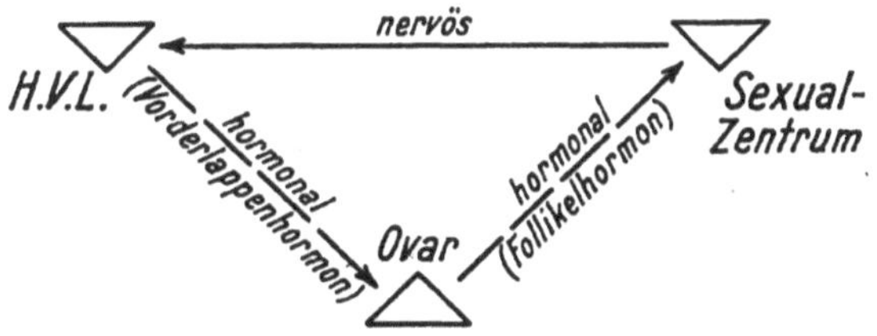

Abb. 3.

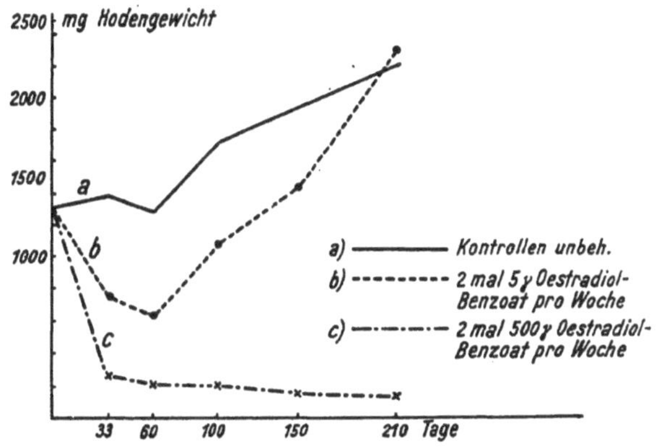

Abb. 4. Hodengewicht von Rattenmännchen im Verlauf einer Dauerzufuhr von Östradiolbenzoat.

Größere Gruppen von normalen geschlechtsreifen Rattenmännchen erhielten verschiedene Dosen von Oestradiolbenzoat laufend injiziert. In bestimmten Zeitabständen wurde von den einzelnen Gruppen eine Anzahl der Tiere getötet und Hoden, Samenblasen und Hypophysen gewogen und histologisch untersucht. Ein Teil der Hypophysen wurde in infantile Rattenweibchen implantiert und dadurch ihre gonadotrope Funktion bestimmt.

Das Verhalten der Hodengewichte von 3 Versuchsgruppen ist aus den Kurven (Abb. 4) zu ersehen:

Bei den unbehandelten Rattenmännchen nimmt das Gewicht der Hoden im Verlaufe des Versuches noch zu. Bei den Männchen, die wöchentlich 2mal 5 Gamma Oestradiolbenzoat in Öl gelöst s. c. erhalten haben, kann man nach 33 und noch stärker nach 60 Tagen eine Abnahme des Hodengewichts feststellen. Histologisch zeigen die Hodenschnitte eine weitgehende Atrophie.

Die Hoden erholen sich aber trotz dauernder Zufuhr des Follikelhormons und sind nach 7 Monaten, sowohl dem Gewicht als auch ihrem Funktionszustand nach, nicht von denen unbehandelter Kontrollen zu unterscheiden! Die Zufuhr der 100fachen Menge, nämlich 2mal 500 Gamma Oestradiolbenzoat, führt zur völligen Atrophie der Hoden, die auch noch nach 7 Monaten unverändert besteht (s. Abb. 5, 6 u. 7).

Besonders beweisend für eine Desensibilisierung des Hypophysenzwischenhirnsystems sind die Resultate der im folgenden beschriebenen Versuche.

Gruppen von erwachsenen Rattenmännchen erhielten 6 bzw. 12 Wochen zum Teil gleiche Oestradiolbenzoatdosen, zum Teil wurde nach 6 Wochen die Dosierung auf ein Zehntel ermäßigt bzw. eingestellt.

Aus der folgenden Tabelle ist sowohl die Anlage des Versuches als auch die Dosierung zu ersehen, und die Größe der Rechtecke entspricht dem Durchschnittsgewicht und Funktionszustand der Hoden der einzelnen Gruppen. Die oberste (a) und die unterste Gruppe (o) sind unbehandelte Kontrollen, die ein normales Hodengewicht und eine normale Hodenfunktion aufweisen (s. Abb. 8).

Die Gruppen f und l erhielten 2mal 10 Gamma Oestradiolbenzoat wöchentlich injiziert. Die Tiere der Gruppe f wurden nach 6 Wochen getötet und es konnte eine deutliche Atrophie

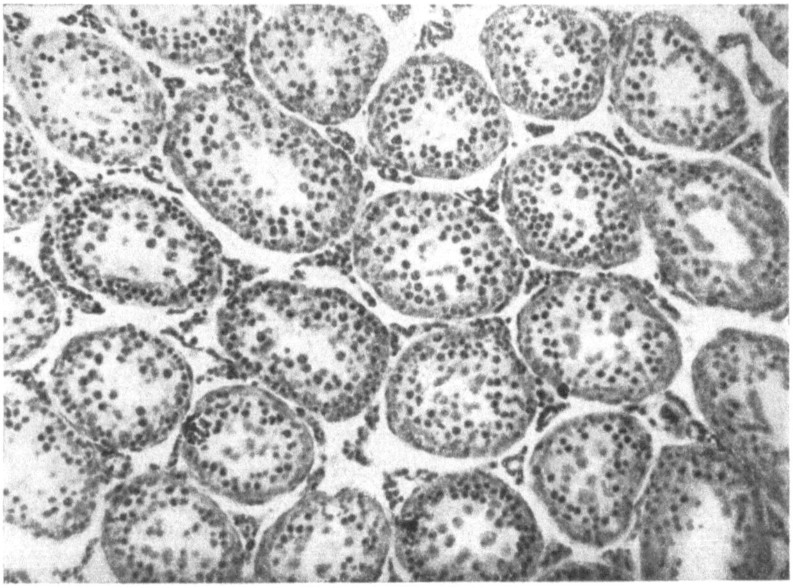

Abb. 5. Schnitt durch den Hoden eines geschlechtsreifen Rattenmännchens 60 Tage nach wöchentlich zweimaliger subkutaner Injektion von 5 Gamma Oestradiolbenzoat. Deutliche Hodenatrophie.

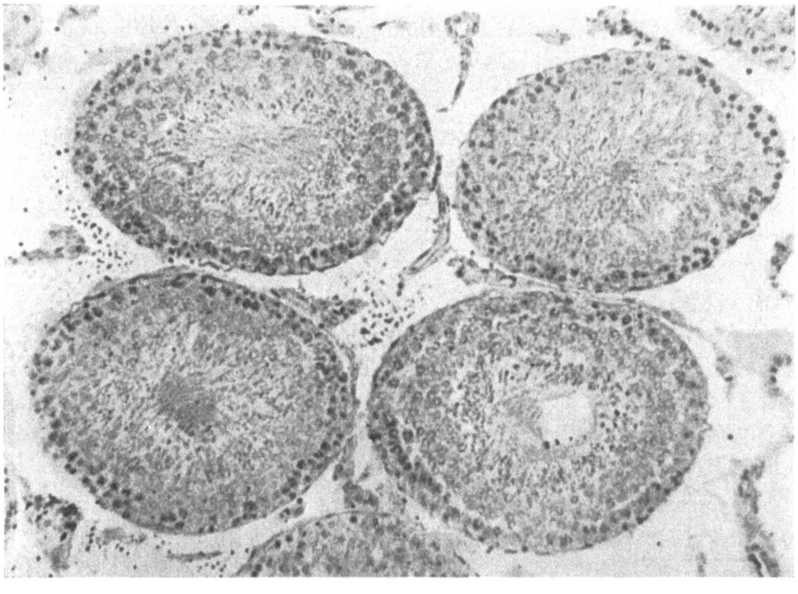

Abb. 6. Schnitt durch den Hoden eines geschlechtsreifen Rattenmännchens 7 Monate nach wöchentlich zweimaliger subkutaner Injektion von 5 Gamma Oestradiolbenzoat. Normale Hodenstruktur!

der Hoden festgestellt werden, während bei der Gruppe l nach 12 Wochen eine weit geringere Atrophie der Hoden beobachtet wurde, was auf Grund der Resultate des vorherigen Versuches zu erwarten war.

Die Gruppe c hat 1000 Gamma wöchentlich über 6 Wochen erhalten und man kann aus der Tabelle und der Abb. 11 entnehmen, daß eine starke Atrophie der Hoden eingetreten ist. Die Gruppe i jedoch, welche die gleiche Dosis von 1000 Gamma über 6 Wochen erhalten hatte und anschließend noch 6 Wochen lang 100 Gamma, weist eine weit geringere

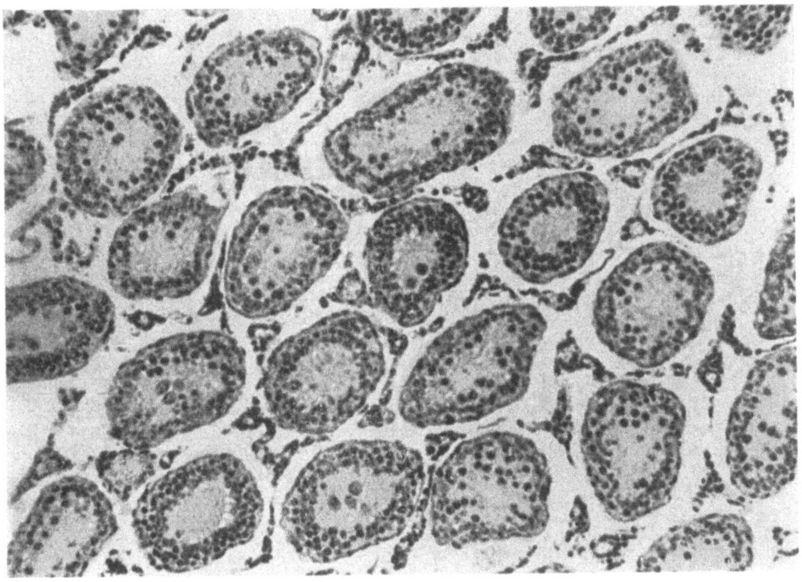

Abb. 7. Schnitt durch den Hoden eines geschlechtsreifen Rattenmännchens 12 Wochen nach wöchentlich zweimaliger subkutaner Injektion von 500 Gamma Östradiolbenzoat. Hoden völlig atrophisch!

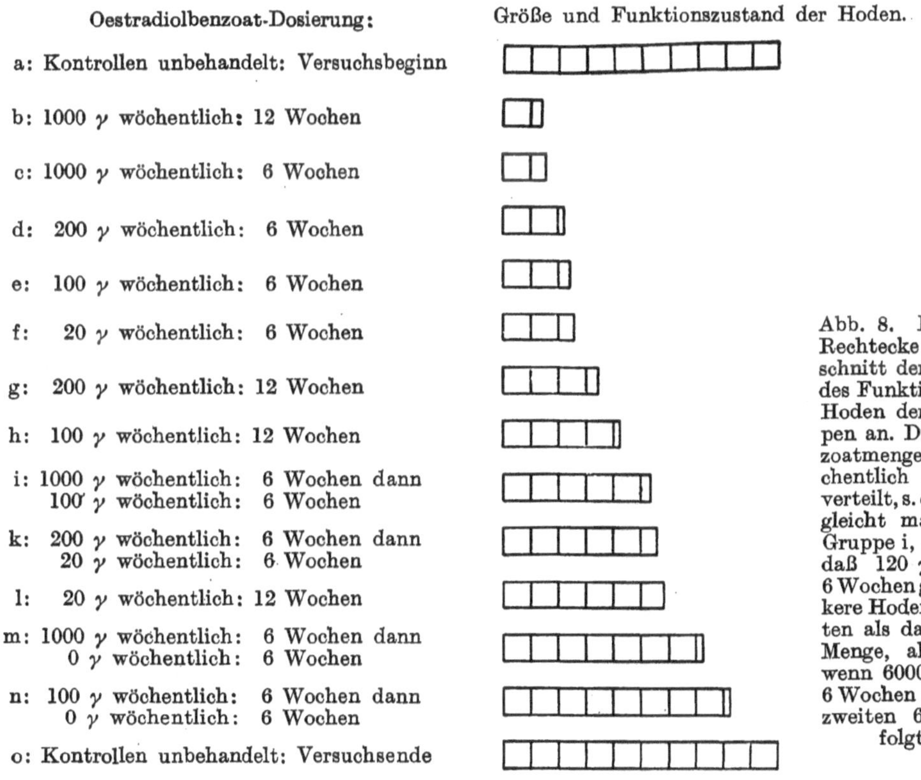

Abb. 8. Die Größe der Rechtecke gibt den Durchschnitt der Ausbildung und des Funktionszustandes der Hoden der einzelnen Gruppen an. Die Oestradiolbenzoatmengen wurden wöchentlich auf 2 Portionen verteilt, s. c. verabfolgt. Vergleicht man Gruppe f mit Gruppe i, dann ergibt sich, daß 120 γ innerhalb von 6 Wochen gegeben eine stärkere Hodenatrophie erzeugten als das 55 fache dieser Menge, also von 6600 γ, wenn 6000 γ in den ersten 6 Wochen und 600 γ in den zweiten 6 Wochen verabfolgt wurden.

Atrophie der Hoden auf (Vergleich Abb. 12 mit 9 u. 11), sogar eine geringere als die Gruppe f, die nur 6 Wochen lang 20 Gamma Hormon erhalten hat! Die Gruppe i hat dabei insgesamt das 55fache der Hormonmenge von Gruppe f erhalten!

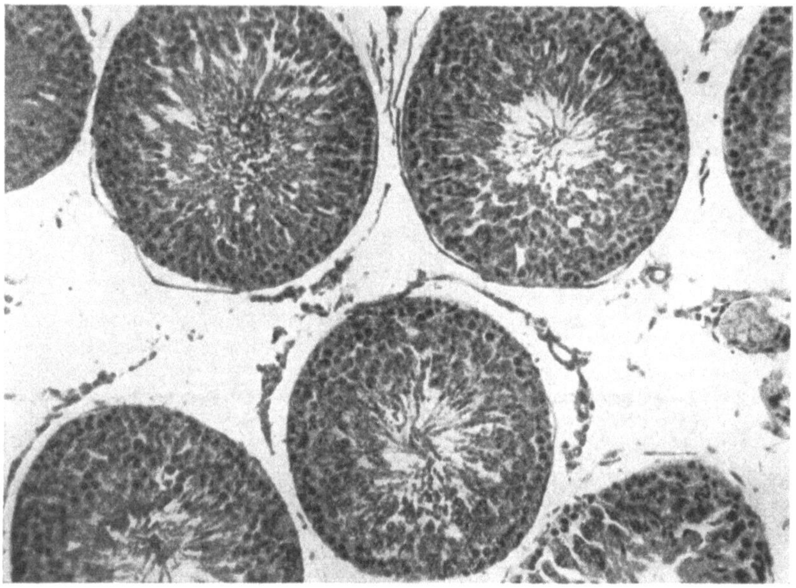

Abb. 9. Schnitt durch den Hoden eines geschlechtsreifen Rattenmännchens (200fach).

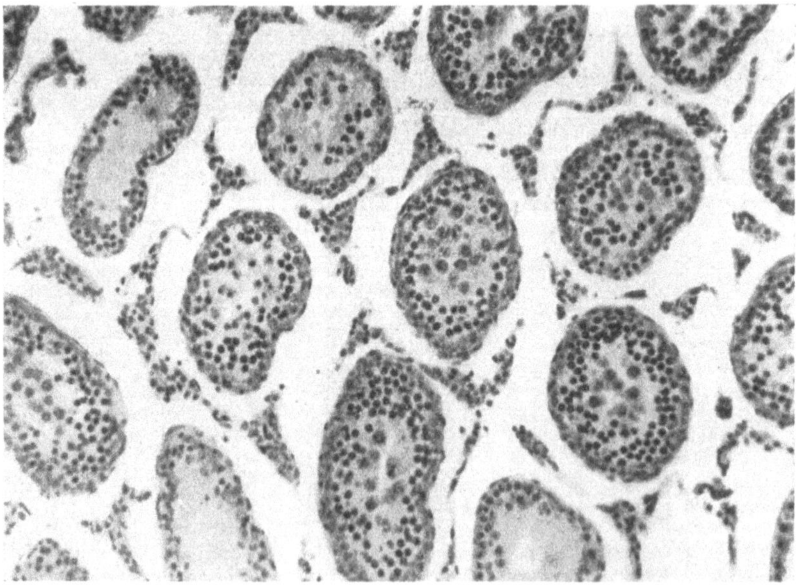

Abb. 10. Schnitt durch den Hoden eines geschlechtsreifen Rattenmännchens 6 Wochen nach zweimal wöchentlicher subkutaner Injektion von 10 Gamma Oestradiolbenzoat (200fach).

Wir müssen annehmen, daß die Behandlung mit 1000 Gamma wöchentlich eine so starke Desensibilisierung des Hypophysenzwischenhirnsystems bewirkt, daß das Heruntergehen auf ein Zehntel dieser Dosis, nämlich 100 Gamma wöchentlich, schon ein In-Gang-kommen der Hypophysenfunktion zur Folge hat. Gibt man die Dosis von 100 Gamma 6 Wochen lang nicht vorbehandelten Männchen, so kann man eine starke Atrophie der Hoden erzeugen, wie Gruppe e der Tabelle zeigt.

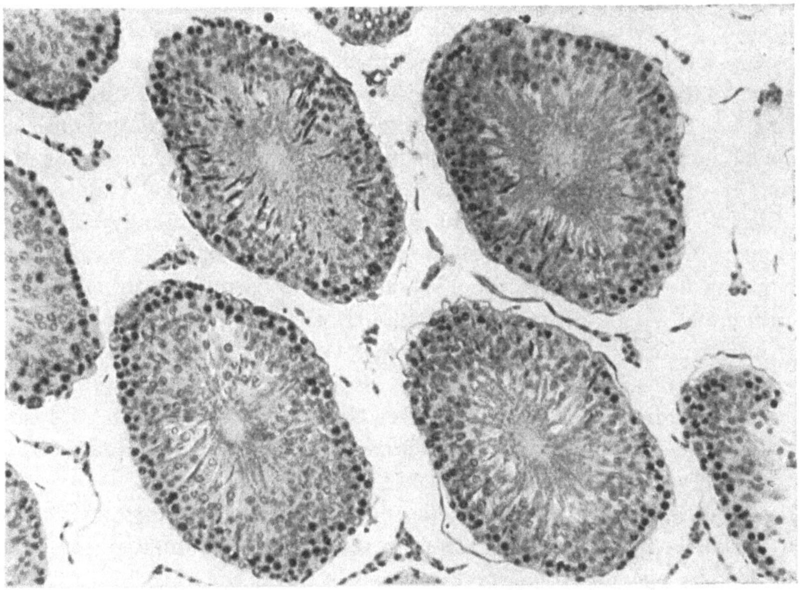

Abb. 11. Schnitt durch den Hoden eines geschlechtsreifen Rattenmännchens 12 Wochen nach zweimal wöchentlicher subkutaner Injektion von 10 Gamma Oestradiolbenzoat (200fach).

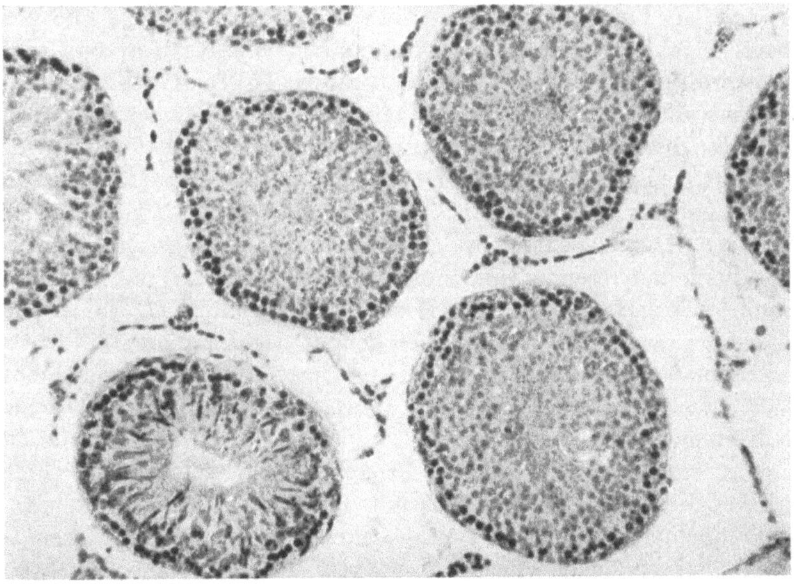

Abb. 12. Schnitt durch den Hoden eines geschlechtsreifen Rattenmännchens nach zweimal wöchentlicher subkutaner Injektion von 500 Gamma Oestradiolbenzoat über 6 Wochen anschließend zweimal wöchentlicher Injektion von 50 Gamma über 6 Wochen (200fach).

Aus der Tabelle ist auch zu ersehen, daß das völlige Absetzen der Hormonzufuhr (Gruppe m und n) zu einer raschen Erholung der Hoden führt. Wie wird sich die Hypophysenfunktion verhalten, wenn die Zufuhr nach Eintritt der Gewöhnung abgesetzt wird?

Schöller, Dohrn und Hohlweg haben festgestellt, daß die Hypophyse des erwachsenen Rattenmännchens mit etwa 2 Gamma Oestradiolbenzoat pro Woche im Gleichgewicht steht, denn man muß nach der Kastration diese Dosis zuführen, um Kastrationsveränderungen zu verhindern, gibt man mehr, kommt es zu Überdosierungserscheinungen am Vorderlappen und einer Hemmung der gonadotropen Funktion. Ich konnte feststellen, daß bei dauernder Zufuhr von Oestradiolbenzoat die Hypophyse nach 7 Monaten an ein Gleichgewicht mit 10 Gamma Oestradiolbenzoat pro Woche plus der Androgenmenge, die der Hoden selbst erzeugt, gewöhnt ist. Hört dann die Zufuhr des Oestrogens auf, dann muß es temporär zu einer übernormalen gonadotropen Vorderlappenfunktion kommen, da das Hypophysenzwischenhirnsystem auf einen unphysiologisch hohen Hormonspiegel eingestellt ist.

Auf Grund dieser Überlegungen versteht man, warum die Follikelhormontherapie beim Prostatacarcinom nach einiger Zeit in seiner Wirkung nachläßt und warum das Absetzen der Follikelhormonzufuhr zu einem rapiden Wachstum des Carcinoms führt. Für die Therapie des Prostatacarcinoms wird anfangs eine hohe Dosierung empfohlen, die dann auf eine sogenannte „Erhaltungsdosis" gesenkt wird. Auf Grund unserer tierexperimentellen Erfahrungen ist diese Art der Behandlung falsch. Man müßte mit der geringsten Hemmdosis anfangen und diese ständig steigern, um die Gewöhnung zu verhindern. Es sind Versuche im Gange, bei denen die Hormonzufuhr in steigender arythmetischer Reihe erfolgt, um eine Dauerhemmung der Hypophysenfunktion zu erreichen.

Während die Behandlung des Prostatacarcinoms mit Follikelhormon verständlich ist, kann man sich vorläufig noch nicht erklären, warum beim Mammacarcinom je nach dem Alter der Frau, sowohl mit männlichem Hormon als auch mit Follikelhormon Erfolge erzielt werden können.

Die Anwendung des männlichen Hormons beim Mammacarcinom geht auf die tierexperimentellen Ergebnisse von Lacassagne zurück und entspricht der allerdings erst später erfolgten Anwendung des Follikelhormons beim Prostatacarcinom. 1939 sind von A. Loeser erstmals günstige Erfahrungen mit der Anwendung von Testosteron-Propionat beim Mammacarcinom veröffentlicht worden. Bei inoperablen Fällen führte die Anwendung des androgenen Hormons fast allgemein zu einer Besserung des Allgemeinbefindens. In einem gewissen Prozentsatz, der um 20% schwankt, lassen sich auch Rückbildungserscheinungen bei Knochen-, Haut-, Lymphdrüsen- und Lungenmetastasen feststellen. Die Besserung hält jedoch manchmal nur Wochen, meistens mehrere Monate, und in einer Anzahl von Fällen 1—2 Jahre an. Unangenehm sind die starken Vermännlichungserscheinungen, die bei dieser Behandlung auftreten. Den Klinikern ist aufgefallen, daß es nach Absetzen der Hormonzufuhr oder Reduktion der Dosis zu einem raschen Wachstum des Carcinoms und zu einem rapiden Verfall des Kranken kommt. Tierexperimentelle Untersuchungen mit Testosteron-Propionat bei Rattenweibchen sind im Gange und lassen schon jetzt den Schluß zu, daß auch in diesem Fall eine Gewöhnung des Hypophysenzwischenhirnsystems an die Hormonwirkung eintritt.

Überraschend ist es, daß man bei alten Frauen über 60 Jahre mit Follikelhormon ebenso gute oder noch bessere Resultate als mit männlichem Hormon erzielen kann. Wir wissen, daß das Follikelhormon bzw. die synthetischen Oestrogene eine stärkere antigonadotrope Wirkung als die männlichen Hormone ausüben. Es ist aber noch nicht völlig zu erklären, warum das Mammacarcinom bei jüngeren Frauen durch das Follikelhormon in seinem Wachstum angeregt wird, während es bei älteren Frauen scheinbar einen direkten oder indirekten hemmenden Einfluß auf das Carcinom ausübt.

Die Zufuhr des weiblichen Hormons führt ebenfalls zu unangenehmen Nebenerscheinungen, wie z. B. zu Genitalblutungen und zu Störungen des Kalkstoffwechsels und des Wasserhaushaltes. Die Wirkung der Oestrogenbehandlung ist in ihrer Zeitdauer ebenfalls beschränkt, und ein Absetzen der Behandlung oder Heruntergehen mit der Dosis muß vermieden werden, was ja nach meinen vorhergehenden Ausführungen selbstverständlich ist. Vielleicht könnte durch eine steigende Hormondosierung eine längere Wirkungsdauer erreicht werden.

Das Follikelhormon hemmt in hohen Dosen nicht nur die gonadotrope Funktion, sondern auch die anderen glandotropen Funktionen, besonders die thyreotrope Funktion des Hypophysenvorderlappens. Wie wirkt sich das bei der klinischen Anwendung aus? Ich möchte zuerst auf die Beobachtung hinweisen, daß eine Hyperthyreose, wie sie z. B. beim Basedow vorliegt, äußerst selten mit Krebs zusammenfällt. Manche Kliniker behaupten, sie hätten solche Fälle überhaupt noch nicht beobachtet. Andererseits kommt es bei Unterfunktion der Schilddrüse, wie sie in Gegenden mit Jodmangel auftritt und zur Kropfbildung führt, zur malignen Entartung des Kropfes, also zu Schilddrüsenkrebs.

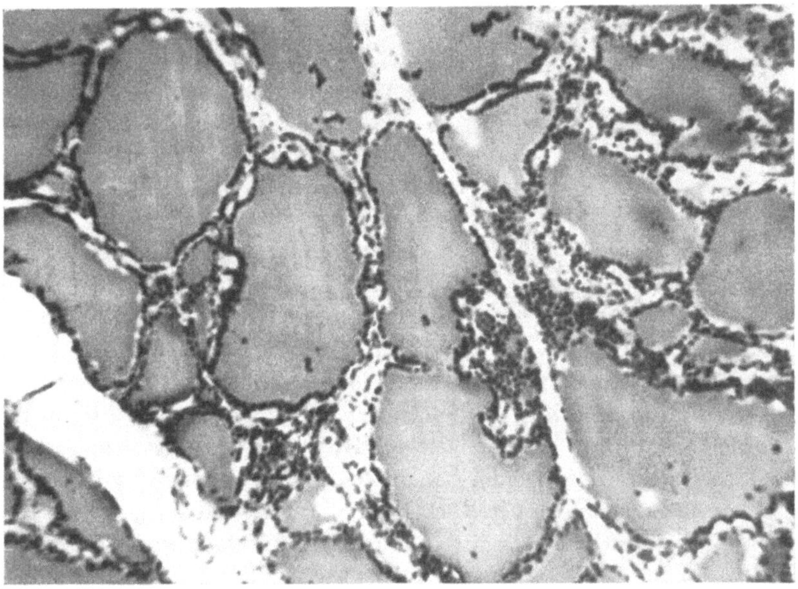

Abb. 13. Die Schilddrüse einer Patientin mit ausgedehnten Chorionepitheliom-Metastasen zeigt nach Behandlung mit sehr hohen Oestrogendosen das Bild der Inaktivität.

Loeser, den ich als Initiator der Behandlung des Mammacarcinoms mit Hodenhormon bereits nannte, hat sich über diese Zusammenhänge Gedanken gemacht und klinische Versuche durchgeführt, die 1950 veröffentlicht worden sind. Die für die Therapie des Mammacarcinoms erforderlichen hohen Androgendosen müssen nach Loeser zu einer Hemmung der thyreotropen Funktion des Vorderlappens und damit der Schilddrüse führen. Der Thyroxinmangel aber bedingt eine Störung des Zellstoffwechsels auch der gesunden Zellen, so daß dieselben möglicherweise in ihrer Widerstandskraft gegenüber den Krebszellen gehemmt werden. Loeser hat bei Patienten mit inoperablem Mamma-Carcinom neben dem androgenen Hormon auch Thyroxin angewandt und dasselbe zum Teil direkt in die Tumoren injiziert. Er glaubt bei der kombinierten Hormonanwendung bessere Resultate gesehen zu haben, und es ist ihm aufgefallen, daß Vermännlichungserscheinungen in geringerem Maße auftraten. Er regt weitere Nachprüfungen an.

Daß die Oestrogene in hohen Dosen stark antigonadotrop wirken, geht aus zahlreichen tierexperimentellen und klinischen Beobachtungen hervor. Wir selbst haben in einem Fall von Chorionepitheliom bei der Anwendung sehr hoher Oestrogendosen eine Hemmung der Schilddrüse beobachtet (s. Abb. 12).

Es wäre also auch bei der Oestrogenbehandlung des Mammacarcinoms zu untersuchen, ob durch gleichzeitige Zufuhr von Thyroxin ein besserer Erfolg zu erzielen ist.

2. Hormonerzeugende Tumoren

Das maligne Chorionepitheliom — eine Geschwulstart aus embryonalen Zellen — ist zwar kein Carcinom, doch diesem sehr nahe verwandt. Es erzeugt in großen Mengen Choriongonadotropin (auch Prolan genannt), und die Ausscheidung des Prolans im Harn weist auf Metastasen hin, wenn der Haupttumor operativ entfernt wurde. Prolan wird normalerweise in der Schwangerschaft von der Plazenta gebildet. Bald nach der Implantation des Eies beginnt die Ausscheidung im Harn, worauf die Aschheim-Zondecksche Schwangerschaftsdiagnose beruht. Einen Gipfelpunkt der Prolanausscheidung beobachtet man in der normalen Gravidität am 60. bis 70. Tage, dann geht die Ausscheidung zurück, aber bis zur Geburt sind immerhin noch einige tausend Ratteneinheiten im Harn nachweisbar, während normalerweise bei geschlechtsreifen Frauen weniger als 100 Ratteneinheiten gonadotropes Hormon gefunden werden (s. Abb. 14).

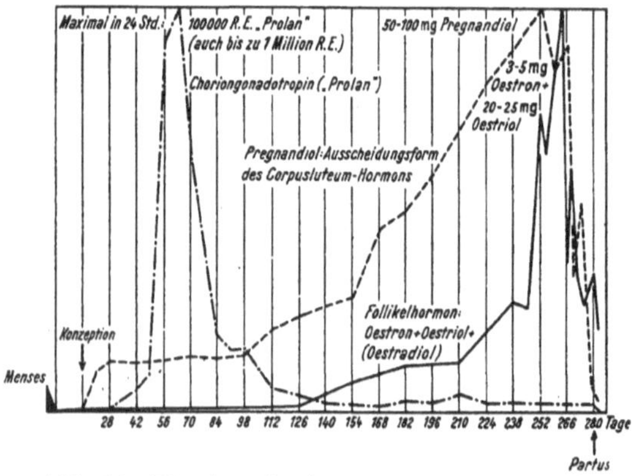

Abb. 14. Die Ausscheidung von Choriongonadotropin („Prolan"), Pregnendiol (Ausscheidungsform des Corpus-luteum-Hormons) und von Follikelhormon (Oestron, Oestriol, Oestradiol) im Harn der schwangeren Frau.

Was der Ausscheidungsgipfel im Beginn der Schwangerschaft bedeutet, wissen wir noch nicht. Merkwürdig ist es, daß das Follikelhormon und das Corpus luteum-Hormon dann zu steigen beginnen, wenn das Prolan fällt. Sind hier antagonistische Beziehungen vorhanden, wie sie normalerweise zwischen den Keimdrüsenhormonen und dem gonadotropen Hormon des Hypophysenvorderlappens bestehen? Auf Grund dieser Überlegungen haben wir in einem Fall von Chorionepitheliom-Metastasen Follikelhormon in Form von Dienoestroldiacetat in sehr hohen Dosen angewandt. Tatsächlich sank die Prolanausscheidung von über 100 000 Ratteneinheiten auf knapp 10 000. Die Patientin starb jedoch, und wir glaubten, daß die Hormonbehandlung ohne Erfolg gewesen sei. Der Pathologe, der die Sektion durchführte, forderte einige Zeit später genauere Auskünfte bei uns an. Er wollte auf Grund seiner Befunde den Fall als selbstheilendes Chorionepitheliom publizieren, da er von der Hormonbehandlung nichts wußte. Die Patientin war nach seinen Untersuchungen an einer Sepsis gestorben, während die Chorionepitheliom-Metastasen weitgehend, zum Teil völlig, zurückgebildet waren. Wir fanden, daß unabhängig von uns in Frankreich Hinglais, in England Collander von den gleichen Überlegungen ausgehend, Follikelhormon beim Chorionepitheliom angewandt haben. Auch diese Autoren beobachteten ein Zurückgehen der Prolanausscheidung, Collander auch eine Verkleinerung der Lungenmetastasen, die nach Absetzen der Hormonzufuhr wieder wuchsen. Über einen dauernden Heilungserfolg hat mir Hinglais brieflich berichtet. In anderen Fällen wird die Hormontherapie nach einiger Zeit wirkungslos, vielleicht ist auch das eine Dosierungsfrage, und es muß außerdem die Hemmung der Schilddrüsenfunktion berücksichtigt werden.

Die Carcinome endokriner Drüsen führen in vielen Fällen zur vermehrten Produktion des betreffenden Hormons. Es gibt auch Schilddrüsencarcinome, die vermehrt Thyroxin bilden. Bei diesen kann man mit radioaktivem Jod ausgezeichnete Erfolge erzielen. Jod wird hauptsächlich im Schilddrüsengewebe gespeichert und radioaktives Jod trifft daher die Metastasen, gleichgültig, wo sie sitzen.

Leider ist bei den anderen endokrinen Drüsen eine derartige Behandlung noch nicht möglich. Ob man mit radioaktivem Zink bei Pankreascarcinom Erfolge erzielen könnte, wäre zu überlegen.

Ich habe schon darauf hingewiesen, daß Jodmangel zur Kropfbildung führt und daß über diese Kropfbildung die Struma maligna, also ein Schilddrüsenkrebs, entsteht.

Durch den Jodmangel kommt es zu einer Unterfunktion der Schilddrüse und dadurch zu einer gesteigerten thyreotropen Funktion des Vorderlappens. Diese thyreotrope Überfunktion führt zur Kropfbildung und könnte daher auch für die Carcinomentstehung von Bedeutung sein.

Ich möchte abschließend noch auf folgendes Problem hinweisen: Granulosazelltumoren sowie auch Thekazellgeschwülste des Ovars erzeugen große Mengen von Follikelhormon und führen daher zu sexueller Frühreife. Ich habe vorher ausgeführt, daß die Produktion des Follikelhormons im Ovar mit der gonadotropen Funktion des Vorderlappens gekoppelt ist. Man könnte daher annehmen, daß die Ovarialtumoren auf einer Überfunktion des Vorderlappens beruhen. Werden jedoch die Tumoren entfernt, dann gehen die Frühreife-Erscheinungen zurück, obwohl Ovarien vorhanden sind.

Wir müssen daher annehmen, daß die Zellen des Ovarialtumors ohne Einwirkung der Hypophyse Follikelhormon erzeugen. Wahrscheinlich sind auch die Carcinomzellen der anderen endokrinen Drüsen, die eine vermehrte Hormonproduktion hervorrufen, nicht an den normalen Regulationsmechanismus gebunden.

Samuels (Amsterdam) stellt in seinem Werk über die „endokrine Ursache des Krebses und seine kausale Behandlung" die Hypophyse in den Mittelpunkt der Carcinomentstehung. Er nimmt nur zwei hormonale Systeme in der Hypophyse an, das thyreotrope und das gonadotrope System. Verschiebungen und Störungen ihres Gleichgewichtes sollen die Ursache der Carcinomentstehung sein. Überfunktion des thyreotropen Systems soll zu Krebs, Überfunktion des gonadotropen Systems zu gutartigen Proliferationserkrankungen führen.

Luft (Stockholm) hat in klinisch aussichtslosen Fällen mit Erfolg die Hypophyse exstirpiert, was auch auf die Bedeutung dieser Hormonzentrale für die Geschwulstentwicklung hinweist.

Im allgemeinen erzeugen die Hormone keinen Krebs, sie können jedoch die Carcinome hormonal gesteuerter Organe fördernd oder hemmend beeinflussen.

Carcinome endokriner Drüsen können unabhängig vom physiologischen Regulationsmechanismus Hormone erzeugen.

Literatur: W. Hohlweg.

Krebsreaktionen

von Doz. Dr. F. H. Schulz
Oberarzt an der Medizinischen Klinik (Direktor: Prof. Dr. M. Bürger) der Karl-Marx-Universität Leipzig

Herr Professor Dr. Bürger hat mich beauftragt, in seiner Vertretung zu Ihnen über das Thema „Biologische Krebsreaktionen" zu sprechen. Wir betreten damit eines der umstrittensten Gebiete der Krebsdiagnostik überhaupt, und zwar deswegen, weil mit ihm nicht mehr ein theoretisch-wissenschaftliches, sondern ein rein praktisches Ziel verfolgt wird. Dieses Ziel, eine 100proz. biochemische Krebsreaktion zu besitzen, ist bis jetzt leider noch nicht erreicht worden.

Die allgemeine klinische Tumordiagnostik, die zusammen mit der Endoskopie, mit der Röntgendiagnostik, den operativ-diagnostischen Methoden und mit ihren entsprechenden histologischen Untersuchungen sehr oft zur endgültigen Diagnosestellung ausreicht, hat trotz ihrer großen Erfolge niemals den Wunsch nach einer einfachen biochemischen Krebsfrühdiagnose verdrängen können. Mit einer solchen Frühdiagnose soll festgestellt werden, ob ein vermuteter Krebs vorhanden ist, der mit anderen Methoden noch nicht genau nachgewiesen werden kann. Der Wunsch nach einer solchen Krebsfrühdiagnose, der ja die eigentliche Quelle der unzähligen Arbeiten und Überlegungen ist, die es zu besprechen gilt, ist wohl durch die grandiosen Erfolge der immunbiologischen Diagnostik der Infektionskrankheiten postuliert worden.

Wir besitzen bisher 86 Leberfunktionsproben und Hunderte von biochemischen Krebsreaktionen — und diese Tatsache beleuchtet wohl am besten das bisher erreichte Ergebnis auf beiden Forschungsgebieten: Wir haben noch keine sichere Krebsdiagnose zur Verfügung, die den oben angeführten Erfordernissen entspricht. Diese Formulierung würde aber die Ergebnisse der vielen mitgeteilten Carcinomreaktionen bagatellisieren, denn von fast allen auf diesem Forschungsgebiet betretenen Wegen haben sich innige und fruchtbare Beziehungen zum allgemeinen Krebsproblem ergeben, die zum Teil bedeutsame neue theoretische Erkenntnisse in sich bargen.

Der Herr Vorsitzende hat gewünscht, daß das Thema kritisch und problematisch behandelt werden soll. Es muß deshalb zu folgenden Punkten Stellung genommen werden:

a) Welche Krebsreaktionen gibt es überhaupt und nach welchen biochemischen Prinzipien arbeiten sie?

b) Welche Ergebnisse sind mit den bekannten Methoden erzielt worden und welche Krebsreaktionen sind am zuverlässigsten?

c) Kann man überhaupt von einer biochemischen Krebsreaktion eine 100proz. Diagnosestellung und, was uns am wichtigsten erscheint, eine Frühdiagnose erwarten?

d) Welche Arbeitsrichtungen gilt es weiter zu entwickeln, um eventuell die Idealform einer biochemischen Krebsreaktion zu erhalten?

Ich möchte betonen, daß ich als Kliniker zu allen diesen Fragen Stellung nehmen will und die angeschnittenen biochemischen Probleme nur im Hinblick auf ihre klinische Brauchbarkeit besprechen werde.

a) Zur ersten Frage „Welche Krebsreaktionen gibt es überhaupt und nach welchen Prinzipien arbeiten sie?“ ergeben sich bei der Besprechung zwei Schwierigkeiten. Die erste besteht in einer zweckmäßigen Einteilung dieses ungeheuer großen Stoffgebietes und die zweite in einer zweckmäßigen Auswahl der vielen angegebenen Methoden. Ich habe die große Zahl von Krebsreaktionen in 5 Gruppen aufgeteilt, und zwar in

1. Immunbiologische Reaktionen,
2. Fermentreaktionen,
3. Hormonreaktionen,
4. Eiweißreaktionen,
5. sonstige Reaktionen.

1. Immunbiologische Reaktionen

Die Frage, ob es überhaupt krebsspezifische Antigene und Antikörper gibt, ist bisher keineswegs eindeutig beantwortet worden, und die Voraussetzungen für eine immunbiologische Diagnostik sind zumindest noch nicht sichergestellt. Mit diesen theoretischen Schwierigkeiten stimmt auch die Tatsache überein, daß von den zahlreichen angegebenen immunbiologischen Reaktionen keine einzige sich als diagnostische Methode durchgesetzt hat.

Die folgende Aufstellung zeigt die wichtigsten Verfahren, mit denen bisher auf diesem Wege eine Krebsdiagnostik erstrebt wurde.

Tabelle 1. Immunbiologische Reaktionen

Verfahren	Name	Trefferzahl in %: a) beim Carcinom b) beim Gesunden
Komplementablenkung .	v. Dungern	a) 75—90% b) 7—30%
	Hirszfeld	a) 50—60%
Präzipitation	Freund und Kaminer	a) 70—90%
	Stammler	a) 83% b) 14%
Hämolysine	Ascoli und Bard	a) 85%
	Kahn und Potthof	a) 70—85%
Cutanreaktionen	Freund und Kaminer	a) 96,5% b) 84,8%
	Elsberg	a) 100% b) 3%

Das Problem der Komplementablenkung hat v. Dungern so zu lösen versucht, daß er einen alkoholischen Extrakt aus Tumoren oder einen solchen aus Erythrocyten als Antigen benutzt. Hirszfeld hat mit seinen Mitarbeitern aus Tumoren ein lipoidhaltiges Antigen hergestellt und dabei 50—60% positive Resultate erzielt.

Von der Komplementablenkung ist es nur ein Schritt zu den Präzipitatsreaktionen, die ja nichts anderes sein sollen als eine sichtbar gewordene Bindung von Antigenen und Antikörpern. Freund und Kaminer fanden z. B. beim Zusammenbringen von wäßrigen Krebsextrakten und Carcinomseren spezifische Trübungen. Stammler hat Tumorseren und eine Emulsion von Tumorantigen zusammengebracht und dabei eine Klärung der Emulsion und einen feinen Niederschlag beobachten können.

Das Gebiet der Hämolysine haben ASCOLI und BARD erstmals zur Tumordiagnostik nutzbar gemacht. Das Serum von Krebskranken soll die Fähigkeit haben, die Erythrocyten normaler Individuen aufzulösen. KAHN und POTTHOFF konnten nachweisen, daß das Vermögen des Serums von Gesunden, die Natriumoleathämolyse zu hemmen, bei Tumorkranken sehr oft erniedrigt ist.

Bei Cutanreaktionen, die auf Anregung ABDERHALDENS in die Diagnose eingeführt wurden, wird das Serum von mit Tumormaterial immunisierten Pferden oder das Serum von röntgenbestrahlten Krebskranken benutzt. ELSBERG verwendet Erythrocytenemulsionen gesunder Menschen, die bei Tumorträgern in 100% charakteristische Hautreaktionen ergeben sollen.

2. Fermentreaktionen

Auf diesem Gebiet sind wohl die bisher am meisten angewandten Carcinomreaktionen entwickelt worden. Tabelle 2 zeigt eine Zusammenstellung der wichtigsten Methoden.

Tabelle 2. Fermentreaktionen

Verfahren	Name	Trefferzahl in %: a) beim Carcinom b) beim Gesunden
Carcinolyse	ABDERHALDEN	a) 78%
		b) 30%
	FREUND und KAMINER	a) 80%
		b) 40%
Fibrinolyse	FUCHS	a) 95–100%
		b) 31%
Glykolyse	ASCOLI	a) 70—75%
Oxydationsfermente . .	SEHRT	a) 90%
		b) 12%
Phosphatase	ALBERS	a) 65%
		b) 45%
Lipase	BERNHARD und KÖHLER	a) 67,7%
		b) 10%
Antifermente	BRIEGER und TREBING	a) 80—95%
	SHAW-MACKENZIE	a) 80—90%
		b) 30%

Es erübrigt sich in diesem Kreis, über die Technik der ABDERHALDENschen Reaktion zu sprechen, da sie wohl allgemein bekannt ist.

Die Carcinolytische Reaktion geht auf das von FREUND und KAMINER entdeckte Phänomen der Krebszellenauflösung durch Normalserum zurück. Die Autoren hatten gefunden, daß das Serum eines Gesunden Krebszellen so auflöst, daß sie mikroskopisch ganz oder bis auf kleine Bruchstücke verschwinden. Carcinomserum hat diese Fähigkeit nicht, sondern es besitzt sogar die Eigenschaft, Krebszellen vor der Auflösung durch Normalserum zu schützen.

Eine interessante Modifikation der Reaktion von FREUND und KAMINER wurde 1935 von K. BAUER beschrieben, der an Stelle der schwer zu gewinnenden Tumorzellen Leberzellen aus metastasenfreien Lebern von Krebskranken verwendete und mit diesen bei analoger Versuchsanordnung in ca. 400 Fällen recht gute Resultate erzielte.

Die breiteste Anwendung der carcinolytischen Reaktion wurde im Laboratorium der IG-Farben 1934 und 1935 in Oppau durch KLEIN durchgeführt. Es wurden damals über 30 000 Fälle geprüft, bei denen angeblich in 95% ein positiver Ausfall gefunden wurde. Diese Reaktion, die von der ausländischen Literatur übernommen wurde, wurde in ihrer Brauchbarkeit von BARTHELS 1935 und 1936 widerlegt. Auf die vielen weiteren Versuche, auf diesem Gebiet zu einer Krebsreaktion zu kommen, soll hier nicht näher eingegangen werden.

Die fibrinolytische Reaktion von FUCHS hat wohl neben der ABDERHALDENschen am meisten Eingang in die Klinik gefunden. FUCHS konnte 1926 bei Studien über den Proteasengehalt verschiedener Tier- und Menschensera feststellen, daß die einzelnen gesunden Seren wohl artfremdes, aber nie arteigenes Fibrin abbauen können. Sie spalten aber artgleiches Fibrin, das von einem Menschen gewonnen wird, der mit einem Carcinom oder mit einer Infektionskrankheit behaftet ist. Er konnte bei 3500 Fällen nahezu in 100% seiner Reaktion eine richtige Diagnose stellen. In späteren Versuchen verwendete er nicht mehr Fibrin, sondern Eiweißausfällungen mit Trichloressigsäure aus verschiedenen Seren, deren Vorteil in einer unbegrenzten Haltbarkeit besteht. Nach BERNHARDT und KÖHLER hat sich diese FUCHSsche Reaktion von allen Carcinomreaktionen am besten bewährt. Sie konnten in 129 sichergestellten Fällen zu 92,6% ein positives Resultat erzielen, während bei 164 carcinomfreien Kranken das Resultat in 89,2% carcinomnegativ war.

In der Tabelle 3 sind die Ergebnisse der Nachprüfungen der FUCHSschen Reaktion zusammengestellt (nach ALBERS, MERTEN und MUCKE), die zu ähnlich guten Ergebnissen wie FUCHS gekommen sind.

Tabelle 3

Untersucher	Gesamtzahl der untersuchten Fälle	Carcinome	Nichtcarcinome	Ergebnis in %		
				richtig	falsch	fraglich
Wright und Wolf	88	36	52	86,0	14,0	—
Cadness und Wolf	34	18	16	85,3	14,7	—
Falkenhausen	80	—	—	92,0	8,0	—
Kowarczyk	225	—	—	—	1,4	—
Chrometzka und Gottlebe	59	26	33	92,0	8,0	—
Jedliczka und Weichherz	125	50	75	93,0	4,3	—
Kafka	282	222	60	91,0	9,0	—
Bing	—	—	—	94,0	6,0	—
Junker	—	—	—	91,0	9,0	—
Brandt	112	—	—	92,0	7,0	(18,7)
Lotthammer und Pistofidis	66	31	35	93,7	3,2	3,1
Woodhouse	120	—	—	85,9	10,8	3,3
Snellmann und Ebenius	85	68	17	90,6	9,4	(19,7)
Bernhard und Köhler	411	247	164	90,3	9,7	(4,9)

Vereinzelt sind von den Nachprüfern fragliche Ergebnisse in der Gesamtbewertung nicht mit berücksichtigt worden, so daß relativ gute Erfolge mit dieser Reaktion erzielt worden sind. ALBERS, MERTEN u. MUCKE, YOKATA, FRIEDL und KULKA u. PANTÓN kamen zu bedeutend ungünstigeren Resultaten (nur 40—60%) und sprechen deshalb der FUCHSschen Reaktion einen praktischen Wert für die Carcinomdiagnose ab.

Das Problem der Blutglykolyse bei Tumorkranken wurde anfangs so zur Diagnosestellung benutzt, daß man die durch Carotin deutlich gesteigerte Glykolyse im Blut von Krebskranken nicht fand. An der BÜRGERschen Klinik sind durch RIESS ausgedehnte Untersuchungen über die Hämoglykolyse bei Carcinomkranken durchgeführt worden. Es konnte gezeigt werden, daß bei sehr vielen Tumoren die Hämoglykolyse deutlich gesteigert ist.

Eine Krebsdiagnostik durch den Nachweis von Oxydationsfermenten im Blute von Krebskranken, die auf den Arbeiten WARBURGS beruhen, hat niemals in der Klinik Eingang gefunden.

Die Lipasereaktionen von BERNHARD und KÖHLER beruhen auf der auffallenden Tatsache, daß die atoxylresistente Lipase nicht nur im Tumorgewebe selbst, sondern auch im Serum der Tumorträger bedeutend vermehrt ist. Daß es sich hierbei um eine Ausschwemmung von Lipasen aus dem Tumor selbst handeln muß, wird dadurch wahrscheinlich, daß es nach vorgenommenen Radikaloperationen zu einem raschen Absinken der Serumlipase kommt.

Die Phosphatasereaktion nach ALBERS hat vor allen Dingen in der Diagnostik des Prostatacarcinoms mit Knochenmetastasen Eingang gefunden. Besondere Hoffnungen werden auf die zu den Phosphatasen gehörenden Nucleasen gesetzt, da zu erwarten ist, daß auf dem Wege über den enzymatischen Abbau der in Tumoren reichlich vorkommenden Nucleinsäuren noch fermentdiagnostische Reaktionen gefunden werden.

Die Gruppe der Antifermente ist vor allem durch den Nachweis des antitryptischen Serumtiters, der bei Carcinomkranken erhöht ist, durch BRIEGER u. TREBING und BÜRGER in die Tumordiagnostik eingeführt worden. SHAW und MACKENZIE glauben, in Krebsseren einen Stoff gefunden zu haben, der die Lipaseaktivierung hemmt. Wir möchten in diesem Zusammenhang auf eigene Untersuchungen hinweisen, die zeigen, daß das fibrinolytische Vermögen vor allen Dingen beim Bronchialcarcinom weitgehendst gehemmt ist. SOULIER konnte in letzter Zeit über viele Fälle berichten, bei denen es nach einer Lobektomie beim Bronchialcarcinom zu ausgedehnten Blutungen kam, die auf eine reaktive überschießende Fibrinolyse zurückgeführt werden konnten.

3. Hormonreaktionen

In dieser Gruppe sind Hormonreaktionen zusammengefaßt worden, die bis auf die in der Gynäkologie gebräuchlichen Proben keinen Eingang in die Klinik gefunden haben. Die RODEWALDschen Untersuchungen sind wohl wegen ihrer Unspezifität vollkommen als diagnostische Probe abzulehnen.

Tabelle 4. Hormonreaktionen

Verfahren	Name	Trefferzahl in % a) beim Carcinom b) beim Gesunden
Antimelanophorenhormon	RODEWALD	a) 22% b) 72%
Antithyreotrope Stoffe .	EITEL	a) 75%
Aschheim-Zondek . . .	STÖCKL, BLÜMEL	a) 98%
Antigonadotrope Stoffe	RODEWALD, DEHN	a) 79% b) 65%

4. Eiweißreaktionen

In dieser Gruppe gilt es erstens den Nachweis von spezifischem Carcinomeiweiß zu besprechen, der aber praktisch nur beim Myelom als BENCE-JONESscher Eiweißkörper Bedeutung erlangt hat. Über die diagnostischen Möglichkeiten, die das Serumeiweißbild und besondere Labilitätsreaktionen in der Krebsdiagnostik erlangt haben, ist von WUHRMANN und

WUNDERLY und neuerdings von LÜHRS und Mitarbeitern wohl ausführlich berichtet worden. Wir möchten an dieser Stelle auch auf das Verhalten des Fibrinspiegels beim Bronchialcarcinom hinweisen, den wir bei 96 Fällen in 80% erhöht fanden. Zu dieser Reaktionsgruppe muß gesagt werden, daß alle Eiweißverschiebungen wohl keinen spezifischen Charakter tragen, bis auf das Paraprotein beim Myelomkranken, sondern nur als unspezifische Reaktionen gedeutet werden müssen.

Auf dem Gebiete des Eiweißstoffwechsels der Tumorzellen haben die Arbeiten von KÖGL und ERXLEBEN überraschende neue Anregungen gebracht. Sie geben an, daß im Carcinom vor allem rechtsdrehende Aminosäuren gebildet werden. Es handelt sich nach KÖGL also darum, daß die Krebszellen die Fähigkeit verloren haben, in ihr Struktureiweiß ausschließlich natürliche Aminosäuren einzubauen. Diese Befunde sind natürlich nicht unwidersprochen geblieben, müßten aber unbedingt nachgeprüft werden.

5. Sonstige Reaktionen

In Tabelle 5 sind Krebsreaktionen zusammengefaßt worden, die mit den verschiedensten Methoden einen Krebsnachweis erbringen sollen.

Tabelle 5. Sonstige Reaktionen

Verfahren	Name	Trefferzahl in % a) beim Carcinom b) beim Gesunden
Polarographie	WALDSCHMIDT-LEITZ	a) 96% b) 22,5%
Mitogenetische Strahlung	GURWITSCH	
Kristallographische Blutuntersuchung	PFEIFFER, JUNG	a) 80,1%
Bluteintrocknungsfiguren	BOLEN	a) 96,5% b) 0—5%
Speicherung	CRAMER	
Isotopen	WERNER, MOORE	

Die **polarographische Krebsdiagnose** von WALDSCHMIDT und LEITZ benutzt die verminderte Sulfhydrylaktivität des Carcinomblutes zur Krebsdiagnostik. Die großen Nachteile dieser Methode bestehen in der schwierigen Herstellung eines reproduzierbaren Enzympräparates und in dem großen technischen Arbeitsaufwand.

Auch die angeblich im **Carcinomblut fehlende mitogenetische Strahlung ist zur Krebsdiagnostik** benutzt worden, wenn auch ihre diagnostische Verwertbarkeit eingeschränkt wird durch die Tatsache, daß auch schwere Anämien ein gleiches Verhalten zeigen. Eine weitere Fehlerquelle ist in der Tatsache zu suchen, daß auch das Blut von menstruierenden Frauen keine GURWITSCH-Strahlung aussendet.

Die **kristallographischen Blutuntersuchungen** von PFEIFFER, die neuerdings JUNG mit guten Ergebnissen überprüft hat, können von unserer Klinik aus nicht beurteilt werden, da wir keinerlei Erfahrung auf diesem Gebiet besitzen.

Die von BOLEN angegebenen Bluteintrocknungsfiguren, die beim Carcinom eine ganz bestimmte Figur ergeben sollen, konnten in ihrem Wert nach eigenen Nachprüfungen nicht bestätigt werden. Auch andere Untersucher (GRÜBER, HUPPERTZ u. a.) sind zu ähnlichen Ergebnissen gekommen.

Besonderes Interesse beanspruchen die in letzter Zeit von CRAMER angegebenen Methoden, die die **Speicherungsfähigkeit** von Carcinomgewebe, z. B. für Atebrin, diagnostisch verwerten. Hier gilt es nach unserer Ansicht, in großen Nachprüfungen die Brauchbarkeit dieser Methode zu überprüfen. Die Isotopen-Anwendung in der Krebsdiagnostik hat wohl nur Eingang bei Schilddrüsencarcinomen, bei Bronchialcarcinomen und bei der Lokalisation von Hirntumoren gefunden.

b) Welche Ergebnisse sind mit den bekannten Methoden erzielt worden, und welche Krebsreaktionen sind am zuverlässigsten?

Bei einer Überprüfung der gebräuchlichsten Krebsreaktionen, die 1938—1940 unter der Leitung von HINSBERG durchgeführt wurde, fanden sich folgende Ergebnisse:

Tabelle 6. Nachprüfung von Krebsreaktionen der Deutschen Forschungsgemeinschaft (HINSBERG) 1938—1940

Verfahren	Name	Carcinomfälle			Carcinomfreie Fälle		
		Anzahl	+	—	Anzahl	+	—
Fibrinolyse .	FUCHS (mod. Minibeck)	47	85%	4%	46	33%	67%
Polarographie	WALDSCHMIDT-LEITZ	77	83%	17%	147	42%	37%
Serumtrübung	BOTELHO	77	75%	20%	56	60%	40%
Glykolyse . .	ASCOLI	34	77%	23%	37	8%	92%

Man erkennt aus diesen Überprüfungen, daß die Methode von FUCHS in der Modifikation von MINIBECK wohl die brauchbarsten Ergebnisse zeitigt. Auch die ABDERHALDENsche Reaktion, deren Ergebnisse in Tabelle 7 wiedergegeben werden, hat eine ausgesprochen hohe Trefferzahl.

Tabelle 7. Abderhaldensche Krebsreaktion (nach ABDERHALDEN und FABIAN 1944)

Sitz des Carcinoms	Zahl der Fälle	Richtige Diagnose in %	Korrigierte Diagnose in %
Magen	85	78,8	87,0
Darm	20	85	—
Leber und Gallenblase	31	100	—
Pankreas	11	81,8	—
Lunge	34	70,6	77,4
Sonstige	15	86,7	92,8

Es muß aber bei der Beurteilung aller dieser Methoden eine wichtige Tatsache hervorgehoben werden: Es wurden entweder ganz sicher Krebskranke oder sicher Gesunde zur Austestung herangezogen. Man erhält auf diese Weise relativ günstige Prozentzahlen. Wurde aber ein beliebiges Krankengut zur Kontrolle verwandt, zeigte es sich sehr oft, daß die einzelnen Krebsreaktionen auch bei anderen Krankheitszuständen positiv sein konnten. Wenn man nach diesen Gesichtspunkten die Brauchbarkeit der mitgeteilten Krebsreaktionen beurteilt, so bleiben eigentlich nur die ABDERHALDENsche und die FUCHSsche Reaktion als klinisch brauchbar übrig.

Auch in der Kombination mehrerer Methoden hat man keine weitere Verbesserung der mitgeteilten Prozentzahlen erreichen können, wie Tabelle 8 einwandfrei zeigt:

Tabelle 8. Kombination von 5 Krebsreaktionen (nach BERNHARD 1938)

Verfahren	Name	Carcinomfälle			Carcinomfreie Fälle	
		Anzahl	+	—	Anzahl	+
Fibrinolyse	FUCHS	406	89,1%	10,9%	481	25,9%
Polarographie	WALDSCHMIDT-LEITZ	169	87,0%	13,0%	553	22,5%
Komplementablenkung	LEHMANN-FACIUS	38	71,0%	29,0%	124	37,9%
Carcinolyse	FREUND u. KAMINER	42	71,2%	28,8%	63	38,1%
Serumlipase	BERNHARD	466	84,8%	15,2%	713	30,5%

c) Kann man überhaupt von einer biochemischen Krebsreaktion eine 100proz. Diagnosestellung und, was uns am wichtigsten erscheint, eine Frühdiagnose erwarten?

Es ist bekannt, daß die Krebsdiagnostik noch ganz von der allgemeinen klinischen Diagnostik und von der speziellen röntgenologischen Organdiagnostik beherrscht wird. In einem immer noch beträchtlichen Teil der Fälle muß zu operativ-diagnostischen Methoden gegriffen werden, um dann den histologischen und zytologischen Methoden die letzte Entscheidung zu überlassen. Es ist unbestreitbar, daß die Trefferzahl der so gestellten Diagnosen in ständigem Steigen begriffen ist und daß auch die röntgenologische Frühdiagnose, z. B. des Magenkrebses, der Krebse des Darmkanals und erfreulicherweise auch die der Lungencarcinome Fortschritte aufzuweisen hat. Immer aber wird der Rest unbefriedigend bleiben, denn der Wunsch nach einem allgemeinen Test, der sagt: krebskrank oder krebsfrei, ist groß und verständlich. Ein solcher Test setzt aber voraus, daß die Krebszellen in ihrem chemischen Aufbau signifikant von dem Aufbau der normalen Zellen abweichen und daher auch abweichende Zerfallsprodukte produzieren. Dies konnte bisher nur für Lipoide nachgewiesen werden. Da die Krebszellen aber sehr viele Funktionen des Körpers mitmachen, so werden sie erst dann zu fassen sein, wenn sie eine gewisse Größe erreicht haben. Dies beweisen sehr klar die beiden bisher besten biochemischen Krebsproben, die wir haben, nämlich das Elektrophoresediagramm bei Plasmocytomen und die Phosphatasereaktion beim Prostatakrebs. Aber auch wenn wir einen ausgezeichneten biochemischen Test besitzen würden, der uns die Diagnose Krebs schon im frühesten Stadium stellen läßt, so bleibt immer noch das schwierige Problem der Lokalisation dieses noch stummen Krebses. Jeder erfahrene Kliniker wird bestätigen müssen, wie schwierig es ist, bei bestätigten Metastasen den Primärtumor aufzufinden.

Wenn wir eine biochemische Frühdiagnose erreichen wollen, dann kann das nur geschehen, wenn es uns gelingt, den Punkt zu bestimmen, der das präcanceröse Stadium in das canceröse Stadium umwandelt.

Ich möchte Ihnen in diesem Zusammenhang eine Konzeption über die Krebsentstehung mitteilen, die BÜRGER auf Grund vieler experimenteller Untersuchungen entwickelt hat. Er hält eine Krebsentstehung aus inneren Stoffwechselgründen für durchaus gegeben und mißt diesem Entstehungsmodus eine sehr große Bedeutung bei. Wir wissen, daß sich Carcinome beim Menschen mit Vorliebe an Orten mit gesteigerter Exkretion entwickeln. Nach den Untersuchungen von SPERRY und von BÜRGER und WINTERSEEL ist z. B. der Dickdarm als Ausscheidungsort für Sterine anzusehen. Für die Leber und Gallenwege, für die Haut und speziell für die Mamma ist diese Tatsache ohnehin bekannt. Es ist verständlich, daß diese Exkretionsorte für alle sich im Stoffwechsel bildenden körperfeindlichen Stoffe in Anspruch genommen werden. Wenn nun mit zunehmendem Alter im intermediären Stoffwechsel eventuell carcinogene Substanzen entstehen, werden sie vielleicht durch diese Exkretionsorgane aus dem Körper entfernt. Bei den Exkretionen werden sie aber gleichzeitig an den Orten erhöhter Ausscheidung konzentriert. Auf diese Weise würde es verständlich, daß Carcinome sich besonders gern an solchen Exkretionsstellen entwickeln. Abb. 1 zeigt die Krebsstatistik von DORMANNS, die an einem sehr großen Sektionsmaterial die Krebshäufigkeit in ihrer Abhängigkeit vom Alter darstellt.

Man erkennt, daß zwischen der Physiologie und der Pathologie der Sexualhormone, der Geschwulstentwicklung und den Altersprozessen vielseitige Beziehungen bestehen müssen. Diese Tatsache muß wohl heute als gesicherter Bestand der Forschung angesehen werden.

Ich möchte zu dieser Fragestellung die neuesten Arbeiten von COOK und KENNAWAY und von INHOFFEN erwähnen, die durchaus die Möglichkeit einer Entstehung des krebserzeugenden

Kohlenwasserstoffes, Methylcholanthren, infolge eines gestörten Cholesterinstoffwechsels in vivo diskutieren. Diese Untersuchungen sind wohl als chemische Brücke für die BÜRGERsche Konzeption anzusehen.

d) Welche Arbeitsrichtungen gilt es weiter zu entwickeln, um eventuell die Idealform einer biochemischen Krebsreaktion zu erhalten?

Wenn ich abschließend dazu Stellung nehmen soll, welche Arbeitsrichtungen es weiter zu entwickeln gilt, um eventuell die Idealform einer biochemischen Krebsreaktion zu erhalten, so möchte ich auf diese BÜRGERschen Untersuchungen besonders hinweisen. Ich kann Ihnen natürlich als Kliniker keine genauen Vorschläge unterbreiten, in welcher biochemischen Forschungsrichtung sich die Weiterentwicklung zu gestalten hat. Unser Vorschlag geht dahin, die BÜRGERsche Konzeption als eine Hauptrichtung in der weiteren Carcinomforschung und besonders in der diagnostischen Forschung anzunehmen.

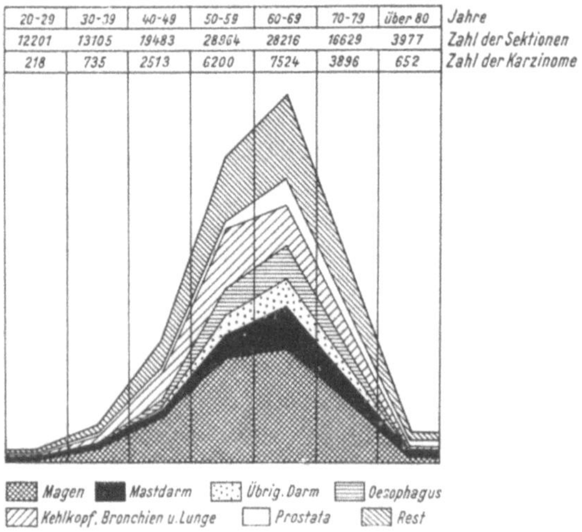

Abb. 1. Absolute Verteilung aller Karzinome auf die einzelnen Jahrzehnte nach Organen bzw. Organsystemen. (Prozente bezogen auf 21 738 Gesamtcarcinome bekannten Alters.)

Wir möchten weiter diesem Forum vorschlagen, die bereits 1938—1940 von HINSBERG durchgeführten Überprüfungen der wichtigsten bisher mitgeteilten biochemischen Krebsreaktionen noch einmal aufzugreifen. Es erscheint uns durchaus erfolgversprechend, wenn in wissenschaftlichen Arbeitsteams, die von der Akademie der Wissenschaften aufgestellt werden müssen, vor allem die ABDERHALDENsche und die FUCHSsche Krebsreaktion auf breitester Basis überprüft werden. Wir möchten dazu vorschlagen, daß nicht nur die Akademie mit der Geschwulstklinik zu dieser Aufgabe herangezogen wird, sondern auch andere große Kliniken mit dieser Aufgabe betraut werden. Aus diesen Untersuchungen würde sich wahrscheinlich für bestimmte Carcinomarten eine ganz bestimmte Gruppe von Krebsreaktionen ergeben, die es im Verdachtsmoment anzuwenden gilt. Die Beschaffung der z. B. für die ABDERHALDENsche und FUCHSsche Reaktion notwendigen Carcinomsubstrate muß zentral geregelt werden, um Fehlermöglichkeiten weitgehendst auszuschalten.

Wir sind uns vollkommen im klaren, daß wir bei der Besprechung des Themas „Biochemische Krebsreaktionen" keine grundlegenden neuen Vorschläge gemacht haben. Ich habe versucht, Ihnen in kürzester Form einen Überblick über die zur Verfügung stehenden Methoden zu geben, ihre klinische Brauchbarkeit kurz zu skizzieren und eine Arbeitsrichtung aufzuzeigen, die uns wertvoll erscheint. Es ist dabei wohl klar zur Darstellung gekommen, daß wir Proben besitzen, die an 90% Treffsicherheit herankommen. Es soll abschließend aber betont werden, daß nach wie vor die klinische Diagnostik den Hauptteil der Carcinomdiagnose zur Zeit ausmacht und z. B. eine positive Krebsreaktion noch lange keine Indikation zu einem operativen Eingriff ergibt. Trotzdem wird es möglich sein, bei einer intensiven Überprüfung und Weiterentwicklung der aufgezeigten Arbeitsrichtungen die Treffsicherheit verschiedener Krebsproben zu erhöhen, denn trotz aller uns heute zur Verfügung stehenden diagnostischen Mittel bleibt weiterhin die Schaffung einer sicheren serologischen oder biochemischen Krebsprobe als die größte Aufgabe für Biochemiker und Mediziner bestehen.

Literatur

ABDERHALDEN: Lehrbuch der physiologischen Chemie. 1931.
ALBERS: Z. ges. exper. Med. **104**, 146 (1938).
ALBERS, MERTEN und MUCKE: Z. Krebsforschg **47**, 512 (1938).
ASCOLI: Münch. med. Wschr. **48**, 1293 (1910).
Klin. Wschr. **14**, 1593 (1935).
BARD: Semaine méd. **35**, 263 (1901).
BARTHELS: Bruns' Beitr. **163**, 624 (1936).
BAUER, K.: Wien. klin. Wschr. **48**, 1409 (1935).
BERNHARD: Z. Krebsforschg **38**, 450 (1932).
Arch. klin. Chir. **193**, 543 (1938).
BERNHARD und KÖHLER: Dtsch. Z. Chir. **248**, 72 (1936).
BING: Schweiz. med. Wschr. **63**, 794 (1933).
BLÜMEL: Zbl. Chir. **62**, 3019 (1935).
BOLEN: Amer. J. Surg. **80**, 506 (1950).
BRANDT: Z. Krebsforschg **43**, 371 (1936).
BRIEGER und TREBING: Berlin. klin. Wschr. **45**, 1349 (1908).
BÜRGER: Altern und Krankheit. Leipzig 1948.
BÜRGER und WINTERSEEL: Altern und Krankheit. Leipzig 1948.
CADNESS und WOLF: Biochem. Z. **238**, 287.
COOK und KENNAWAY: Amer. J. Cancer **39**, 381 (1940); **39**, 521 (1940).
CHROMETZKA und GOTTLEBE: Z. exper. Med. **86**, 436 (1933).
CRAMER: Verh. Dtsch. Ges. inn. Med. **58**, 448 (1952).
v. DEHN: Z. Krebsforschg **54**, 39 (1944).
DORMANNS: Int. Kongr. „Krebsforschung und Krebsbekämpfung". Brüssel 1936.
v. DUNGERN: Münch. med. Wschr. **59**, 238 (1912); **59**, 1093 (1912).
EITEL: Klin. Wschr. **42**, 1465 (1938).
ELSBERG: J. amer. med. Assoc. **52**, 1036 (1909).
v. FALKENHAUSEN: zit. nach ALBERS, MERTEN und MUCKE: Z. Krebsforschg **47**, 512 (1938).
Mschr. Krebsbekämpfg **1**, 394 (1933).
FREUND und KAMINER: Biochem. Z. **46**, 470 (1912).
Wien. klin. Wschr. **46**, 1576 (1933).
Biochem. Z. **26**, 312 (1910).
FRIEDL und KULKA: Zbl. Gynäk. **1931**, 2896.
FUCHS: Biochem. Z. **170**, 76 (1926).
GRÜBER und HUPPERTZ: Ärztl. Wschr. **7**, 48, 1130 (1952).
GURWITSCH: Biochem. **211**, 362 (1929).
HINSBERG: nach EULER und SKARZYNSKI: Biochemie der Tumoren. Stuttgart 1942.
HIRSZFELD: Klin. Wschr. **9**, 342 (1930).
JEDLICZKA und WEICHHERZ: Z. Krebsforschg **41**, 148 (1934).
INHOFFEN: Angew. Chemie **63**, 297 (1951).
JUNG: Pharm. **7**, 628 (1952).
JUNKER: Diss. Gießen 1935.
KAFKA jr.: Z. Krebsforschg **41**, 369 (1934); Čas. lék. česk. **1934**, 750.
KAHN und POTTHOF: Z. exper. Med. **31**, 423 (1923).
KLEIN: Arch. klin. Chir. **183**, 194 (1935).
KÖGL und ERXLEBEN: Hoppe-Seylers Z. **258**, 57 (1939).
KÖHLER: Z. Krebsforschg **43**, 87 (1936).
KOWARCZYK: Ref. Z. Krebsforschg **41**, 164; Bull. Acad. Polon. **67** (1933).
LOTTHAMMER und PISTOFIDIS: Z. Krebsforschg **45**, 28 (1936).
LÜHRS: Gesdh.wes. **7**, 745 (1952).
MOORE: J. clin. Invest. **21**, 471 (1942).
PANTON: Lancet **1937**, 793.
PFEIFFER: Empfindliche Kristallisation usw. Dresden 1936.
RIESS: Unveröffentlichte Untersuchungen.

RODEWALD: Z. Krebsforschg **47**, 540 (1938).
Z. Krebsforschg **48**, 161 (1939).
SEHRT: Klin. Wschr. **14**, 19 (1935).
SHAW-MACKENZIE: J. trop. Med. **33**, 117 (1930).
SNELLMANN und EBENIUS: zit. nach ALBERS, MERTEN und MUCKE: Z. Krebsforschg **47**, 512 (1938).
SPERRY: J. of biol. Chem. **68**, 357 (1926).
STAMMLER: Münch. med. Wschr. **58**, 1957 (1911).
STOECKL: Mschr. Geburtsh. **100**, 33 (1935).
WALDSCHMIDT und LEITZ: Angew. Chem. **51**, 224 (1938).
WERNER: Radiology **51**, 364 (1938).
WOODHOUSE: Lancet **138** (1937).
WRIGHT und WOLF: J. Cancer Res. **14**, 370 (1930).
WUHRMANN und WUNDERLY: Die Eiweißkörper des Menschen. Basel 1952.
YOKOTA: Biochem. Z. **232**, 58 (1931).

Diskussionsbeitrag

von Prof. Dr. H. GUMMEL
Leitender Chirurg an der Geschwulstklinik
der Deutschen Akademie der Wissenschaften zu Berlin, Berlin-Buch

Der Vortrag von Herrn Dr. SCHULZ brachte eine sehr übersichtliche Zusammenstellung von Versuchen und vom Suchen nach einer brauchbaren diagnostischen Krebsreaktion. Wie vielfältig diese Versuche sind, wurde aus den tabellarischen Übersichten klar. Wieweit die einzelnen Autoren sich zu Schlußfolgerungen berechtigt glaubten, ist ebenso evident und eindrucksvoll, wenn man die sehr kleinen Ausgangszahlen der meisten Versuche betrachtet. Alles wertvolle und zum Teil leidenschaftliche Bemühen um eine Krebsfrühreaktion hat bisher praktisch zu keinem Erfolg geführt. Wenn wir es immer wieder erleben, daß kranke Menschen zu uns kommen und unter einem furchtbaren seelischen Druck leben, weil eine sogenannte Krebsreaktion bei ihnen positiv wäre und nun ihr künftiges Leben unter der beständigen Sorge eines sich an irgendeiner Körperstelle manifestierenden Carcinoms steht, so müssen wir ausdrücklich darauf hinweisen, daß es bis jetzt eine spezifische Krebsreaktion nicht gibt und daß eine solche Sammelreaktion auch theoretisch zur Zeit nicht wahrscheinlich erscheint. Aber selbst wenn über kurz oder lang eine solche Frühreaktion gefunden werden sollte, wird selbst uns als Klinikern — und damit stimmen wir mit DOMAGK überein — diese Reaktion nicht weiter helfen, wenn wir die frühe Organmanifestation nicht finden. Wir dürfen uns also bei den Allgemeinbemühungen um eine Krebsfrühreaktion nicht verleiten lassen, die Sorge um die frühzeitige Entdeckung eines Organkrebses zu vernachlässigen.

Diskussionsbeitrag

von Prof. Dr. A. GRAFFI
Leiter der Abteilung für biologische Krebsforschung des Instituts für Medizin und Biologie, Berlin-Buch

Zur Frage der endogenen Entstehung cancerogener Reize sei vermerkt, daß zwar eine eindeutige Klärung der Situation noch nicht erzielt wurde, die Untersuchungen von BÜRGER, SHABAD und HIEGER es doch sehr wahrscheinlich gemacht haben, daß derartige Stoffe im Organismus, speziell aus Steroiden, sei es in der Nebenniere oder in der Leber, entstehen können. Die Schwierigkeit, endogene Cancerogene experimentell nachzuweisen, ist möglicherweise darauf zurückzuführen, daß sie in sehr geringen Mengen im Gewebe oder in den Ausscheidungen des Organismus vorkommen, so daß eine sehr lange Applikation erforderlich ist, bis die zur Krebsbildung notwendige Summation der Einzelwirkungen zustande kommt. Eine Verkürzung der Latenzzeit und damit vielleicht eine bessere Nachweisbarkeit auch endogener, körpereigener Cancerogene im Tierversuch an der Maus ist vielleicht dadurch zu erzielen, daß man diese Extrakte aus Geweben und Exkreten in der Kombination mit Crotonöl prüft, durch die die Geschwulstrealisierung wesentlich beschleunigt wird.

Zur Möglichkeit einer serologischen Carcinomreaktion resultierten aus unseren experimentellen Untersuchungen über die Antigeneigenschaften der verschiedenen präformierten Zellbestandteile an normalen und malignen Zellen folgende Schlußfolgerungen: In Übereinstimmung mit amerikanischen Untersuchungen (FURTH und KABAD, HENLE und Mitarbeiter) fanden wir — wie von uns bereits 1940 vermutet wurde (Z. Krebsforschg **50**, 501) —, daß die immunochemische Spezies- und Organspezifität der Zelle hauptsächlich an die cytoplasmatischen Granula (Mitochondrien und Mikrosomen) gebunden sind

(s. Arch. Geschwulstforschg 1949). Von WEILER konnte vor kurzem nachgewiesen werden, daß Mitochondrien und Mikrosomen aus Tumorzellen sich serologisch von den homologen Elementen normaler Zellen differenzieren lassen, woraus sich ergibt, daß diesen Bestandteilen der Geschwulstzelle eine geschwulstspezifische Antigenstruktur zukommt. Wie wir bereits auf der Onkologentagung in Berlin 1948 ausführten, ist eine Erhöhung der Spezifität der serologischen Krebsreaktionen eventuell durch Anwendung der einzelnen Zellfraktionen, speziell der Mitochondrien und Mikrosomen, als Antigene zu erzielen. Das gleiche gilt für die Abderhaldensche Abwehrreaktion. Außerdem glaube ich, daß sich — wenn überhaupt — die Geschwulstzelle nur von der homologen Normalzelle immunochemisch unterscheidet und damit serologisch differenzieren läßt, woraus sich ergibt, daß die Möglichkeit zu einer allgemeinen, alle Geschwülste gleichzeitig erfassenden immunochemisch-serologischen Geschwulstreaktion kaum existieren dürfte. Vielmehr wird es vielleicht notwendig sein, mehrere Geschwulstsubstrate aus Tumoren unterschiedlicher Lokalisation und Histogenese gleichzeitig nebeneinander als Antigene zu benutzen.

Diskussionsbeitrag

von Prof. Dr. A. FROMME
Leitender Chirurg der Chirurgischen Abteilung des Stadtkrankenhauses Dresden-Friedrichstadt

Bei der Deutung der Carcinomreaktionen muß man auch in Erwägung ziehen, ob sie vielleicht eine mesenchymale Reaktion anzeigen. Wenn man bedenkt, daß das Mesenchym den Stoffwechsel des Körpers sicher zum erheblichen Teil beherrscht — es ist nicht nur der Haupteiweißträger, sondern der Eiweißtransporteur, der Umwandler von Eiweiß, der Bildner von Fermenten usw. (vgl. Hyaluronsäure), es bildet auch die Antitoxine usw. —, so muß man überlegen, ob die Carcinomreaktionen nur Reaktionen des Mesenchyms darstellen. Daß die verschiedensten Carcinome, z. B. ein Carcinom des Magen-Darm-Traktus, des Uterus und der Leber, die gleichen Reaktionen geben sollen, erscheint primär unwahrscheinlich. Die Reaktionen können aber die gleichen sein, wenn sie einen Ausdruck der Reaktion des Mesenchyms auf das an irgendeiner Stelle des Körpers bestehende Carcinom darstellen, da das Reaktionssystem des Körpers in gleicher Weise reagieren kann. Es erscheint daher nicht richtig, auf die Wertigkeit einer Carcinomreaktion beim Vergleich mit der Reaktion bei Gesunden zu schließen. Statthaft wäre nur ein Vergleich mit einer Reaktion eines Körpers, der aus anderen Gründen ebenfalls eine Mesenchymreaktion zeigen kann.

Diskussionsbeitrag

von Dr. W. GARN
Wissenschaftlicher Assistent in der Abteilung Biochemie des Institutes für Medizin und Biologie der Deutschen Akademie der Wissenschaften zu Berlin, Berlin-Buch

Es wurde eine umfassende Übersicht über die bis jetzt bekannten Krebsreaktionen gegeben. In diesem Zusammenhang soll auf die Möglichkeit hingewiesen werden, gewisse stoffwechselbedingte Veränderungen in der Blutzusammensetzung aus dem Kristallisationsbild von Kupferchlorid ($CuCl_2$) zu erkennen. Ob diese Tatsache für eine Frühdiagnostik des Carcinoms brauchbar ist, kann erst nach eingehender experimenteller Erprobung gesagt werden. In der Literatur finden sich bereits zahlreiche Hinweise hierfür.

Diskussionsbeitrag

von Doz. Dr. med. habil. K. LÜHR
Chefarzt der Staatlichen Rheumaklinik und Rheumaforschungsanstalt des Staatsbades Bad Elster

Die Diskrepanz zwischen der klinischen Diagnose „Pankreascarcinom, geringfügige Spitzen- und Oberfeldtuberkulose“, für die eine auffallend stark erhöhte Blut- und Urindiastase richtungweisend gewesen war, und dem pathologisch-anatomischen Befund (Prof. LOESCHCKE) „Bronchialcarcinom in einem Ast 2. Ordnung des rechten Oberlappenbronchus“ veranlaßte mich, mein Augenmerk auf eventuell bestehende Zusammenhänge zwischen carcinomatösen Prozessen und einer Erhöhung des diastatischen Ferments im Blut und Urin zu richten.

Von 32 bis jetzt zu übersehenden Bronchialcarcinomen, von denen 14 autoptisch bestätigt sind, wiesen 30 das Symptom der Diastasevermehrung im Blut auf. Nach der OTTENSTEIN-BRINCKschen Methode schwankten die Werte zwischen 380 und 640 gegenüber 250—300 der Norm, nach WOHLGEMUTH-BAUMANN zwischen 128 und 2048 E.

Röntgenbestrahlung der Bronchialcarcinome führte zu rapiden Stürzen der erhöhten Diastasewerte, zum Teil ins Subnormale (bis 90), ohne daß allerdings ein Dauereffekt zustande kam, denn im Verlauf von längstens 24 Stunden war der erhöhte anfängliche Wert wieder erreicht.

Zur Kontrolle, ob dieses Symptom auch anderen Lungenkrankheiten zufiel, wurden 80 Pneumonien und Lungentuberkulosen in der gleichen Weise untersucht. 11 Fälle = 13,75% ergaben durchschnittlich einen nur mäßig erhöhten Diastasegehalt des Blutes.

Andere als Bronchialcarcinome — wobei in dieser Vergleichsreihe von 55 Fällen aus verständlichen Gründen Oberbauchkrebse außer Betracht gelassen worden waren — zeigten dieses auffallende Symptom nur in 1,82% (= ein Fall)[1].

Den Zusammenhang zwischen carcinomatösem Prozeß der Bronchien und Erhöhung der Blutdiastase schien uns ein über Monate beobachteter F a l l z u b e w e i s e n.

Ein 50 jähriger Mann steht wegen eines Lungengumma in laufender Beobachtung und Behandlung der Klinik. Die Blutdiastase blieb stets niedrig. In der dritten mehrwöchigen Behandlungsperiode stieg die Blutdiastase unerwartet an, der Patient geriet im Verlauf weniger Wochen zusehends in Verfall und kam ad exitum. Die Autopsie, deren Ergebnis ich Prof. Terbrüggen verdanke, ergab ein karzinomatös entartetes Gumma im rechten Lungenunterlappen.

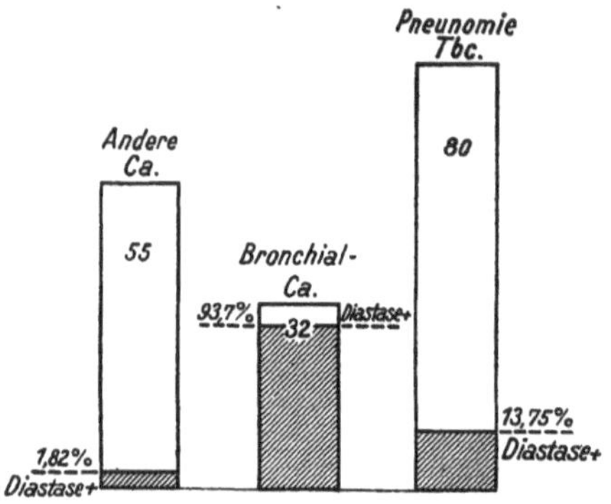

Abb. 2

Die U r s a c h e dieses eigenartigen, erstmals hier beschriebenen Symptoms und die ihm zugrunde liegenden Stoffwechselvorgänge dürften außerordentlich schwierig zu klären sein. Aus den Untersuchungen von Ascoli, die von Weiss bestätigt sind, ist bekannt, daß eine gesteigerte anaerobe Glykolyse zu einer der charakteristischen Eigenschaften eines Tumors gehört. Aus diesem Grunde ist im Serum tumorkranker Menschen mit einem vermehrten Gehalt an einem glykolytischen Ferment zu rechnen. Bisher sind von Warburg und Christian fünf glykolytische Enzyme im Serum von Carcinomtieren nachgewiesen, von denen die Aldolase, die die Hexosediphosphorsäure in Glycerinaldehydphosphorsäure und Dioxyacetonphosphorsäure spaltet, am präzisesten erfaßt ist.

Weiteren Untersuchungen muß eine differenzierte Klärung dieses eigenartigen Befundes vorbehalten bleiben, insbesondere auch, warum der Nachweis dieses Symptoms zunächst nur bei den Bronchialcarcinomen gelingt. Für die Klinik bleibt diese relativ einfach nachweisbare Entgleisung des diastatischen Ferments ein dankbares Frühsymptom in der oft schwierigen Diagnose des Bronchialkrebses.

D i s k u s s i o n s b e i t r a g

von Dr. H. Przemeck
Chefarzt der Chirurgischen Abteilung des Städtischen Salvator-Krankenhauses Halberstadt

Solange der Satz von K. H. Bauer zu Recht besteht, daß „die Diagnose des Krebses" eigentlich die Diagnose seiner Komplikationen ist, wird die Frage und der Wunsch nach einer zuverlässigen Reaktion zur Frühdiagnose des Krebses weiterbestehen. Eine solche Reaktion muß möglichst lange vor dem klinischen Manifestwerden eines Neoplasmas schon Resultate zeigen, technisch einfach und zuverlässig sein.

Ich möchte zu der Rubrik Speicherungsmethoden einige kritische Bemerkungen betreffs der Fluoreszenzprobe des menschlichen Serums unter Anwendung von Fluorescein-Na machen. Näheres über die Technik und die ersten Ergebnisse wurden in einer Arbeit im Zentralblatt für Chirurgie 1952, Heft 12, veröffentlicht.

Cramer und Brilmayer in München haben ähnliche Messungen des Fluoresceins bzw. Atebrins bei der Harnausscheidung angestellt. Wir konnten in unserem Krankenhaus an einer großen Serie von Serumuntersuchungen mittels Fluoreszenzprobe feststellen, daß bei allgemeiner Carcinose und bei einer Reihe alter Patienten in schlechtem Allgemeinzustand die Carcinomprobe Ca-negativ ausfiel. Es wurde bereits wissenschaftlich nachgewiesen, daß bei der Vitalfluorchromierung der jeweilige Farbstoff, in unserem Falle das Fluorescein-Na, nicht von der Krebszelle selbst, also vornehmlich dem Zellkern, sondern von dem umgebenden Stroma und Stützgewebe gespeichert wird. Wir sind daher zu der Schlußfolgerung gekommen, daß bei der allgemeinen Carcinose infolge Darniederliegens des RES keine Farbstoffspeicherung mehr auftritt und die Fluoreszenzprobe in diesem Falle krebsnegativ ausgefallen ist.

[1]) Die Daten stammen zum größten Teil aus der Zeit meiner Tätigkeit als Assistenz- und Oberarzt an der Med. Univ.-Klinik Greifswald (Direktor: Prof. Dr. Katsch) und der Med. Klinik des Stadtkrankenhauses Dresden-Friedrichstadt (damaliger Chefarzt: Prof. Dr. F. Lange).

Unsere Versuche laufen trotzdem weiter, und zwar werden jetzt objektive Messungen mit dem Fluoreszenz-Photometer an 4 Krebsarten systematisch durchgeführt, und zwar bei dem Mammacarcinom, Prostatacarcinom, Portio- und Magen-Darmcarcinom. In diesen Fällen werden die Ergebnisse der Serumreaktion durch die histologischen Untersuchungen gesichert, wobei besonders bei dem klinisch schwer zu beurteilenden Prostatacarcinom die Zuverlässigkeit der Methode unter Beweis gestellt werden kann. Außerdem wird die Speicherungsfähigkeit bei gutartigen Tumoren noch weiterhin überprüft werden. Die Methode hat noch den Vorzug, daß die Vitalfluoreszenzchromierung neben der Serumreaktion auch ein fluoresceingefärbtes Präparat zur Verfügung stellt.

Ich darf abschließend im Hinblick auf den weiteren Ausbau der Krebstherapie auf die Möglichkeit einer Verbindung des Fluorescein-Na mit radioaktiven Isotopen hinweisen, wodurch eine gezielte Krebstherapie in den Bereich der Möglichkeit zu rücken wäre.

Ferner ist auch an die Möglichkeit einer Röntgenkontrastdarstellung mittels Röntgenaufnahmen zu denken bei der gleichzeitigen Verabreichung der chemischen Verbindung Dijod–Fluorescein.

Diskussionsbeitrag

von Prof. Dr. Jung, Lauscha, Thüringen

Als Kristallograph und Mineraloge habe ich mich besonders darüber gefreut, daß man in Berlin-Buch die Möglichkeit geschaffen hat, Kristallstruktur-Untersuchungen am Eiweiß mit Hilfe von Röntgenstrahlen durchzuführen.

Ich selbst beschäftige mich seit mehreren Jahren mit der kristallographischen Blutuntersuchung (Die Pharmazie, Heft 10, S. 628, 1952). Hierbei handelt es sich darum, das Verhalten des Eiweißes gegenüber einer kristallinen Substanz zu bestimmen. Bisher wurden nur makroskopische und mikroskopische Untersuchungen durchgeführt, jetzt steht auch eine Röntgenapparatur zur Verfügung, so daß auch die Eigenschaften von Einzelkristallen näher untersucht werden können.

Nach den Äußerungen von Herrn Fischer ist anzunehmen, daß im präcancerogenen Zustande das Zellplasma gewisse strukturelle Veränderungen erleidet. Man müßte also versuchen, durch Strukturuntersuchungen diese Fragen zu entscheiden.

Noch etwas anderes ist für mich als Mineralogen wichtig. Im Mittelpunkt meiner Arbeit steht gegenwärtig die Staub- und Silikosebekämpfung. Bekanntlich ist der Quarz besonders gefährlich. Man hat bisher angenommen, daß der Quarz in der Lungenflüssigkeit teilweise in Lösung geht, daß also die gelöste Kieselsäure die Silikose verursacht. Nun hat sich aber gezeigt, daß amorphe Kieselsäure ohne schädliche Wirkung ist. Also müssen die Quarzteilchen gewisse Eigenschaften besitzen, die der amorphen Kieselsäure fehlen. Neben der besonders struierten Oberfläche hat natürlicher Quarz eine gewisse radioaktive Strahlung. Es wird daher von verschiedenen Medizinern angenommen, daß diese Strahlung die Silikose hervorruft oder sie zumindestens begünstigt. Man muß demnach unbedingt einmal untersuchen, ob Quarz mit radioaktiver Strahlung schädlicher ist als Quarz ohne Strahlung.

Da nun die Einatmung von radioaktivem Staub andererseits auch zum Lungenkrebs führen kann, bestehen offenbar gewisse Beziehungen zwischen Silikose und Krebs (besonders in der miliaren Form), die man ebenfalls aufklären müßte.

Stand der operativen Behandlung des Carcinoms

von Prof. Dr. W. Felix
Direktor der Chirurgischen Universitätsklinik der Humboldt-Universität (Charité) Berlin

Es handelt sich um ein sehr großes Thema und ich will versuchen, wenigstens eine gedrängte Übersicht in der kurzen, mir zur Verfügung gestellten Zeit zu bringen. Naheliegende Abschweifungen auf Grenzgebiete, auf von den verschiedensten Fachdisziplinen bearbeitete Probleme müssen vermieden werden.

Bei dem gegenwärtigen Stand der chirurgischen Carcinombehandlung kann nicht von etwas Feststehendem gesprochen werden, sondern nur von etwas Fließendem. Fließend sind z. B. 1. die Grenzen gegen die Behandlung mit Strahlen, mit chemotherapeutischen Mitteln oder mit Hormonen, 2. die Kombination von chirurgischer Behandlung und strahlentherapeutischer Behandlung, z. B. im Sinne der Kontaktbestrahlung und 3. die Beschränkung oder die Ausweitung der Radikaloperation des einzelnen Carcinoms. Ein Operateur, welcher sich nur mit dem betreffenden Gebiet befaßt, wird mehr wagen können auf Grund größerer persönlicher Erfahrung als ein Durchschnittschirurg. Er wird gern die Ausweitung der gewöhnlichen Radikaloperation pflegen.

Die Kritik unseres chirurgischen Handelns im Kampf gegen den Krebs wird durch die Operationsstatistik immer wach gehalten. Wertvoll und wegleitend kann eine Statistik nur sein, wenn sie mehrere Punkte berücksichtigt: 1. eine große Zahl von Operierten im Sinne der Sammelstatistik, 2. die Quote der Operierten und die Quote der Nichtoperierten, 3. Größe, Art, Sitz, Nachbarschafts- und Fernzeichen des Carcinoms.

Die drei Grundpfeiler der chirurgischen Carcinombehandlung sind Früherkennung, Radikaloperation und Fünfjahresheilung. Es kann nicht deutlich genug hervorgehoben werden, in wie tragisch hoher Zahl noch heute auf großen Krankenhausabteilungen das Spätcarcinom vorkommt. Hier wird für die nächste Zukunft wohl die Hauptarbeit in der Carcinombehandlung überhaupt zu leisten sein. Es muß gerade von uns akademischen Lehrern alles getan werden, um auf klinischem Weg die Früherkennung der bösartigen Geschwulst zu ermöglichen. Die Pflege der Verdachtsdiagnose im Unterricht wird so zu einem zwingend notwendigen Gebiet.

Der Begriff der Radikaloperation ist nichts Absolutes. Der Eingriff paßt sich in Größe und Ausdehnung dem Tumor und seiner Begrenzung an. In der Ausdehnung des Eingriffs liegt aber etwas Relatives. Es hängt nicht zuletzt vom Können des Operateurs ab.

Die Fünfjahresheilung enthält eine willkürlich festgesetzte zeitliche Bestimmung. Sie ist aber der wertvollste Bestandteil für die kritische Wür ligung unserer Arbeit. Sie muß aber einen entscheidenden Einfluß ausüben, um unser Vorgehen zu kritisieren und uns zu besserem Handeln zu zwingen.

Schon eingangs muß betont werden, wieviel wir der modernen Entwicklung der Narkose zu verdanken haben. Sie gewinnt heute erheblich größere Bedeutung als früher, weil die sogenannten großchirurgischen Eingriffe an Zahl beständig zunehmen, Eingriffe also, deren Erfolg ganz besonders von der Narkose abhängt.

Ein zweites Mittel, unsere Eingriffe beim Carcinom sicherer zu gestalten, ist die während der Operation ausgeübte ständige Schockbekämpfung mittels Zufuhr von Flüssigkeit (in erster Linie von Blut).

Viel haben wir drittens der Anwendung von Sulfonamiden und antibiotischen Mitteln zu verdanken. Sie bekämpfen die so häufig drohende Infektion des Operationsgebietes und steigern so die Zahl der primären Heilungen.

Das Wesentliche meines Referates sehe ich im besonderen Eingehen auf rein chirurgische Probleme, ferner auf die gegenwärtigen fachlichen Aussprachen und schließlich auf die Bemühungen, um unsere operativen Ergebnisse ständig zu bessern.

Beginnen wir mit den Carcinomen des Verdauungstraktus.

Zunge

Meist ist heute die Behandlung des Zungencarcinoms eine kombinierte, eine radiotherapeutische und chirurgische. In der operativen Technik ist, verglichen mit früher, ein bedeutender Fortschritt erzielt. Während vor zwei Jahrzehnten die radikale Entfernung der Zungengeschwulst mit einer Kieferspaltung verbunden war, können wir heute auf eine solche verzichten durch Zweiteilung des Eingriffs. In erster Sitzung werden die Zungenarterien unterbunden und gleichzeitig sämtliche Halsdrüsen ausgeräumt. Zwei bis drei Wochen später kann dann mühelos die anämisierte Zunge total exstirpiert werden. Während wir früher nach Kieferspaltungen des öfteres Schluckpneumonien erlebten, sind diese heute zur Ausnahme geworden.

Speiseröhre

Die Chirurgie der Speiseröhre ist ohne Zweifel einen erheblichen Schritt vorwärts gekommen. Noch bis vor zwei Jahrzehnten war der Palliativeingriff die Regel. Um die Ernährung zu gewährleisten, welche durch die Tumorstenose gefährdet war, wurde regelmäßig eine Gastrostomie angelegt. Häufig schloß sich dann die Bildung des sogenannten antethorakalen Oesophagus an. Man versteht darunter einen Hautschlauch neben dem Brustbein, welcher in Verbindung gebracht wird oben mit dem Halsteil der Speiseröhre und unten mit dem Magen, entweder direkt oder mittels Zwischenschaltung einer Dünndarmschlinge.

Die Idee der Kontinuitätsresektion des Oesophagus, also der völligen Entfernung des Tumors mit End-zu-End-Vereinigung der Oesophagusstümpfe, ist alt, wurde aber nur langsam zur Wirklichkeit.

Ein erster Grund zu dieser Verzögerung liegt darin, daß das Speiserohr in der Längsrichtung sich nur wenig dehnen läßt. Es fehlt also die für eine spannungslose End-zu-End-Vereinigung notwendige Elastizität. Zweitens blieb die Vernähung unzuverlässig, weil eine Deckung mit Serosa unmöglich war. Dem Oesophagus mangelt ja an seiner Hinterfläche die Serosabekleidung. Ein dritter Grund der langsamen Entwicklung der Kontinuitätsresektion lag in der schweren operativen Zugänglichkeit des Speiserohrs. Der tief im hinteren Mediastinum ziehende Oesophagus erschwerte übersichtliches Operieren.

Zwei Ideen sind es nun gewesen, die den entscheidenden Fortschritt brachten. Das ist erstens die von meinem Lehrer Sauerbruch entwickelte transdiaphragmale Laparotomie. Sie verschafft eine verblüffende Übersichtlichkeit über den unteren Oesophagus und über die Gebilde des linken Oberbauchs, insonderheit der Kardia und des Magenfundus. Der Eingriff wird thorakal begonnen und durch breite radiäre Aufspaltung des Zwerchfells ins Abdomen fortgesetzt. Die so gewonnene Übersichtlichkeit der Kardia und des unteren Oesophagus, die am häufigsten das Carcinom tragen, vereinfacht die Resektion technisch ungemein. Die zweite originelle Idee stammt von Martin Kirschner. Er wies nach, daß der Magen in den Thorax hochverlagert werden kann und sich zur Anastomosierung mit dem proximalen Speiseröhrenstumpf gut benutzen läßt. Wichtig war dabei die Tatsache, daß die rechtsseitigen Magenarterien nach Wegfall der linksseitigen völlig ausreichen, um die Ernährung des in den Brustkorb verlagerten Magens zu gewährleisten. Die Anastomose zwischen Oesophagus und Magen gelingt technisch zuverlässig, weil mit der serosabedeckten

Magenwand die zirkulare Naht geschützt werden kann. Dasselbe gilt für eine Anastomose zwischen Oesophagus und Jejunum. Sie kommt in Betracht, wenn der ganze carcinomtragende Magen entfernt werden muß. Auch diese Anastomose läßt eine zirkuläre Serosabekleidung durch besonderes technisches Vorgehen zu.

Der Oesophagusverlauf wird gerne in drei Teile geteilt, entsprechend dem wechselnden Sitz des Carcinoms und dem diesem Sitz angepaßten operativen Vorgehen. Der oberste Teil reicht vom Hals bis zum Aortenbogen. Der mittlere Teil liegt im Bereich von Aortenbogen und Bifurkation. Das unterste Drittel bezieht sich auf die Strecke von der Bifurkation bis zum Zwerchfell. Es ist klar, daß die Resektion im obersten thorakalen Abschnitt und jene im mittleren erheblich schwieriger sein muß als die im untersten Oesophagusdrittel. Manche erfahrenen Chirurgen konnten sich deswegen noch nicht entschließen, den gefährlichen Eingriff der Kontinuitätsresektion im mittleren und oberen Abschnitt des Speiserohrs durchzuführen. Sie ziehen in solchen Fällen die oft günstig wirkende Bestrahlung (Rotationsbestrahlung) vor und beschränken ihr radikales Vorgehen auf den unteren Speiseröhrenabschnitt und auf die Kardia.

Trotz dieses schönen technischen Fortschritts sind die Dauerergebnisse der Kontinuitätsresektion unbefriedigend. Mehr als 5% Fünfjahresheilungen, bezogen auf die Gesamtzahl der Oesophaguscarcinome, sind nicht erreicht.

Die Frage liegt nahe, ob für die Zukunft die Resektion der bevorzugte Eingriff bleiben wird. Vielleicht nimmt die künftige Operation denselben Weg ein, der heute für den Magen und für das Rectum ständig mehr benutzt wird. Mehr und mehr weicht die Magenresektion der Exstirpation. Das gleiche gilt auch für das Rectum, wo nach den neuesten statistischen Erfahrungen die Exstirpation der Resektion überlegen ist.

Wir erwähnen noch einen Eingriff, der bei dem nicht entfernbaren Oesophaguscarcinom in Betracht kommt und als palliativer zu gelten hat. Er besteht in einer Anastomose des Oesophagus oberhalb vom Tumor mit dem thorakal hochverlagerten Magenfundus. Er ermöglicht dem Kranken ein unbehindertes Schlucken und vermeidet so die objektiven und subjektiven Folgen der Tumorstenose.

Magen

Noch heute kommt die Hälfte dieser Kranken zu spät in chirurgische Behandlung. Bei den Operationen muß wiederum die Hälfte als inoperabel gelten, d. h. nur 25% aller behandelten Magencarcinome können radikal operiert werden. Die Radikaloperationen erreichen eine Fünfjahresheilung von 18%. Berechnet auf die Gesamtzahl behandelter Magencarcinome beschränkt sich also die Fünfjahresheilung auf rund 3%. Ein solches Ergebnis ist sehr unbefriedigend. Es bahnen sich aber zweifelsohne bessere Erfolge an. Namentlich die Operationsquote steigt in den letzten Jahren merklich, in erster Linie wohl deswegen, weil das Cardiacarcinom heute radikal beseitigt werden kann. Die Resektion ist also in proximaler Richtung erweitert worden.

Praktisch unterscheidet man gern mit Rücksicht auf operatives Vorgehen einen proximalen und einen distalen Tumorsitz im Magen. Wir müssen wissen, daß das Carcinom die beiden Magenenden überschreiten kann auf die Brustspeiseröhre und auf das Duodenum. Das Einwachsen des Magencarcinoms in den Zwölffingerdarm wurde früher angezweifelt. Vielfache zuverlässige histologische Untersuchungen haben es aber in 20% gesichert. Ein solcher Vorgang steht im schroffen Gegensatz zu der Auffassung, das Antrumcarcinom mache am Pylorus halt, entsprechend einer hier angenommenen Segmentgrenze.

Die gegenwärtige chirurgische Aussprache wird beherrscht von der Frage Resektion oder Ektomie des Magens. Die Frage hat an Bedeutung gewonnen, weil die Operationsmortalität nach der Gastrektomie in den letzten zwei Jahrzehnten ständig abnimmt und heute schon 10% und weniger erreicht. Die Fünfjahresheilung nach der Gastrektomie wird bestens mit 18% angegeben. Die Resektion ist zweifellos technisch leichter als die Exstirpation des Organs. Sie arbeitet auch, zum mindesten beim Durchschnittschirurgen, mit geringerer Mortalität. Die Zahl der Recidive darf nicht vernachlässigt werden. Um sie zu vermindern, muß namentlich der obere Resektionsschnitt weit entfernt vom oberen Tumorrand erfolgen. Das bedeutet also praktisch eine subtotale Resektion. Auch die Exstirpation der proximalen Magenhälfte ist eine Resektion. Sie gilt jedoch nur für Carcinome oberhalb der Magenmitte. Andernfalls kommt nur Gastrektomie in Betracht. Mit einem prägnanten und klaren Ausdruck haben die Franzosen an einem ihrer letzten Chirurgenkongresse (1950) die Situation gekennzeichnet: Gastrectomie par principe or par nécessité. Gegenwärtig ist es wohl noch so, daß die Mehrzahl der Chirurgen die Resektion vorzieht. Die Resultate halten jenen nach Gastrektomie die Waage und der Eingriff ist technisch leichter.

Vielfach wird auch in der heutigen Aussprache die Erweiterung der Gastrektomie auf Nachbarorgane behandelt. Vereinzelt wurden neben dem großen Netz der linke Leberlappen, das Pankreas, die Milz, das Quercolon und Teile des Jejunum mitentfernt. Das sind sehr große Eingriffe. Auch wir verfügen über mehrere solcher Kranker, die die Operation gut überstanden. Eine solche Ausweitung der Operation hat aber Grenzen in der herabgesetzten Belastungsfähigkeit des Kranken. Eine verwertbare hohe Zahl von Spätergebnissen liegt noch nicht vor.

Erwähnen möchte ich noch ein ungelöstes chirurgisches Problem: Soll das Antrumcarcinom, welches in den Pankreaskopf penetriert, radikal entfernt, d. h. soll zur Resektion des Magens noch die Entnahme von Pankreaskopf und Duodenum hinzugefügt werden. Auch hier handelt es sich um einen sehr großen Eingriff. Übereinstimmend mit der Literatur sind auch unsere Ergebnisse schlecht. Früh treten Recidive ein und die Lebensverlängerung ist eng begrenzt. Es kann also auch hier die Operation ausgeweitet werden, aber die Ergebnisse sind wenig erfolgreich, so daß man sie jedenfalls nicht als Regeloperation empfehlen darf.

Colon

Das Coloncarcinom ist wegen seiner geringeren Metastasierungstendenz erheblich günstiger, verglichen mit Magen- und Rectumcarcinom. Die Operationsmortalität hat heute 5% erreicht. Ihr steht eine Fünfjahresheilung von 60% gegenüber. Es ist wichtig zu wissen, daß das Coloncarcinom zwei- und mehrfach gleichzeitig auftreten kann, daß es ferner nachgewiesenermaßen aus einer Polyposis heraus sich zu entwickeln vermag. Man operiert radikaler als früher. Die Entfernung des halben Dickdarms beim rechtsseitigen wie beim linksseitigen Carcinom hat sich eingebürgert. Der Eingriff erfolgt in einer Sitzung mit primärer End-zu-End-Anastomose. Ein mehrzeitiges Operieren, wie es früher namentlich für das linksseitige Carcinom galt, weicht immer mehr dem einzeitigen Vorgehen. Früher ist drei- ja vierzeitig operiert worden (Coecalfistel, Tumorresektion, unter Umständen auf zwei Einzelsitzungen verteilt und Verschluß der Coecalfistel). Es können solche großen Radikaloperationen heute viel eher durchgeführt werden als früher, weil wir in der Lage sind, eine pathogene Darmflora zu vernichten mit Sulfonamiden und antibiotischen Mitteln. Die Förderung der Metastasierung durch die Operation läßt sich vermeiden, wenn erst das Gekröse durchtrennt, d. h. wenn von medial nach lateral vorgedrungen wird und nicht von lateral nach medial, was technisch leichter ist. Ein solches Vorgehen könnte immerhin den Befall abführender Lymphbahnen mit Krebszellmaterial bedeuten.

Aus USA ist in letzter Zeit eine völlige Ausweidung des kleinen Beckens empfohlen worden. Sie gilt in erster Linie dem penetrierenden Collumcarcinom. Außer dem Genitalapparat fallen noch Blase und Mastdarm weg und die Harnleiter müssen in das Rectum eingeleitet werden. Das sind außerordentlich große Eingriffe, deren Berechtigung noch keineswegs erwiesen ist. Es liegen bereits Erfahrungen vor, wo auch solche riesige Eingriffe das frühzeitige Recidiv nicht verhüten.

Die genannten Resektionsverfahren am Dickdarm gelten natürlich nur — und das sei hier hervorgehoben — wenn keine Zeichen von Darmverschluß vorliegen. Der Ileus ist ein Leiden für sich und verlangt seine eigene Therapie. Die Kotfistel zur Ableitung und Entfernung des gestauten Dickdarminhalts oberhalb vom Hindernis gilt hier als Verfahren der Wahl. Erst nach Beseitigung des Darmverschlusses kommen Resektionsverfahren in Betracht.

Rectum

Die Operationsmortalität, die noch vor 20 und 10 Jahren mit rund 30% angegeben wurde, ist heute auf 10% und weniger gesenkt. Die Fünfjahresheilungen betragen bis über 50%. Es handelt sich also zweifelsohne um einen Fortschritt. Man muß ihn der verbesserten Technik und der intra operationem geübten Schockbekämpfung in erster Linie zuschreiben.

Die verschiedenen Zugangswege zum Mastdarmkrebs sind bekannt (sacral oder perineal, abdominell oder kombiniert). Die heutige Aussprache bewegt sich weniger um den Zugangsweg als um die Frage, Erhaltung des Schließmuskels oder Opferung desselben, also Resektion oder Exstirpation. Der Tumorsitz ist dabei das entscheidende Kriterium. Befindet er sich unmittelbar oberhalb vom After, dann kommt nur das Exstirpationsverfahren in Betracht. Das Carcinom muß schon in gebührendem Abstand vom Schließmuskel liegen, wenn im Gesunden reseziert werden soll. Hier ist nun zweifelsohne eine Wandlung erfolgt. In den letzten 20 Jahren treten das Resektionsverfahren und die Erhaltung des Schließmuskels zunehmend in den Vordergrund. Man will dem Kranken nicht unnötig den Schließmuskel opfern. Das jüngst entwickelte Verfahren, die rein abdominelle Resektion, hat in ihrer Einfachheit etwas Bestechendes. Es zeigte sich aber, daß relativ früh dann Recidive auftraten, wenn der untere Tumorrand unter 12—14 cm vom Schließmuskel entfernt lag. Es gilt also, das abdominelle Resektionsverfahren nur für einen hohen Tumorsitz über 12 und 14 cm. Daraus geht hervor, daß das Exstirpationsverfahren (*abdomino-sacral*), das häufiger geübt wird, weniger zu Recidiven führt und daher vorzuziehen ist.

Gallenblase, Gallenwege, Pankreas

Die Operationsprognose von Krebsen der Gallenblase und der Gallenwege ist schlecht. Nur das Papillencarcinom steht günstiger da. Es soll in jedem Fall radikal angegangen werden. Das Pankreascarcinom, welches zu zwei Drittel im proximalen Abschnitt des Organs, vorwiegend im Pankreaskopf liegt, wurde zum ersten Male im Jahre 1912 von Kausch radikal operiert. Meist kommt es als Spätform in chirurgische Behandlung. Seine Radikaloperation ist bedeutend weiter entwickelt worden. Die rechtsseitige Pankreasexstirpation, die sogenannte Duodenopankreatektomie darf als standardisiertes Operationsverfahren angesehen werden. Es handelt sich dabei allerdings um einen sehr großen Eingriff. Mindestens drei Anastomosen beschließen ihn (zwischen Stümpfen des Magens, des Pankreas und des Choledochus einerseits und erster Dünndarmschlinge andererseits. Meist wird noch zwischen den beiden Schenkeln der benutzten Dünndarmschlinge eine sogenannte Enteroanastomose angelegt). Die Spätergebnisse sind noch nicht erfreulich. Selten wird das Leben über zwei Jahre verlängert.

Die gegenwärtige Aussprache wird durch die Frage charakterisiert: Radikaloperation oder Umgehungsoperation. Unter letzterer wird die Umleitung des Gallenstroms um das Tumorhindernis herum verstanden (Cholecysto-Duodenostomie oder Choledocho-Duodenostomie). Im allgemeinen darf behauptet werden, daß diese Umleitungsoperationen nicht nur aus technisch operativen Gründen, weil sie leichter sind, sondern auch aus Gründen der Lebensverlängerung noch das Feld behaupten.

Mamma

Daß auch bei dieser Krebfsorm ein Schritt vorwärts getan ist, beweist der Vergleich von Statistiken. Aus dem Jahre 1929 liegt eine solche über 3549 Operationen vor (v. REDWITZ). Von diesen Operierten waren 34% nach drei Jahren noch am Leben. Heutige Statistiken nennen schon eine Fünfjahresheilung von 55%. Rechnet man zu diesen 55% noch jene lebenden operierten Frauen mit Recidiv, so erhöht sich die Zahl auf 62%.

Es darf hier vielleicht noch die Bemerkung eingefügt werden, daß die besten operativen Ergebnisse nicht an den größten chirurgischen Abteilungen erzielt wurden, sondern auf kleineren Abteilungen, wo nur e i n guter Chirurg allein operiert (erwähnt von FRITZ KÖNIG). Das ist auch durchaus verständlich. Denn auf großen Abteilungen arbeiten viele Operateure, auch solche, die in Ausbildung stehen.

Beim Mammacarcinom zeigt sich, daß die Radikaloperation nur beschränkt ausgeweitet werden kann. Eine Metastasierung über die Achselhöhle hinaus in die obere und untere Schlüsselbeingrube, in die Haut oder in den retrosternalen Lymphstrang überschreitet schon die Sicherheit einer Radikaloperation. Sie beschränkt sich praktisch auf isolierte Tumoren und auf solche, welche nur in der Axilla Drüsenmetastasen gesetzt haben (STEINTHAL I und II). Eine zukünftige günstigere Gestaltung unserer Ergebnisse wird weniger in der Radikalisierung operativer Tätigkeit liegen, als in der Steigerung der Früherkennung.

Gewiß sind einzelne Verbesserungen der Technik durchaus möglich. Die operative Impfung, also die Übertragung lebender Krebszellen, die am Messer haften, auf gesundes Gewebe, läßt sich weitestgehend vermeiden. Daß solche am Messer haftenden, lebenden Krebszellen lange Zeit am Leben bleiben können, ist durch zuverlässige Untersuchung heute bewiesen. Wechseln des Messers oder Vermeiden von Schnitten in Tumornähe oder elektrisches Schneiden sind die notwendigen Mittel.

Man diskutiert viel über das Ausmaß der Hautexcision. Im allgemeinen wird die alte SCHLOFFERsche Regel (Hautschnitt 10 cm vom äußeren Tumorrand) nicht befolgt, weil der gesetzte große Hautdefekt nur durch große plastische Verfahren sich decken läßt. Aber oft ist eine zu enge Grenzziehung von frühzeitiger Hautmetastasierung gefolgt.

Die jüngst von amerikanischer Seite empfohlene sogenannte Langoperation (4—5 Std.) erscheint uns übertrieben. Sie erhöht zudem die Gefahr operativer Metastasensetzung.

Einer besonderen Ausweitung der Radikaloperation muß aber noch gedacht werden. Es ist die Brustwandresektion. Sie kommt in Betracht, wenn ein lokales Recidiv mit dem knöchernen Brustkrob verbacken ist. Mein Lehrer SAUERBRUCH hat den Eingriff empfohlen. Manchen Kranken — dies entspricht auch unseren eigenen Erfahrungen — kann so das Leben verlängert werden.

Im Vordergrund des Interesses steht heute die Kombination chirurgischer Behandlung mit Strahlenbehandlung. Auf unserem Chirurgenkongreß im Januar vergangenen Jahres hatte ich als Vorsitzender das Thema der kombinierten chirurgischen und Röntgenbestrahlung aufgestellt. Es handelt sich in erster Linie um die Vorbestrahlung. Die Hauptreferenten STEINGRÄBER und GIETZELT betonten den Wert der Vorbestrahlung, weil sie den chirurgischen Eingriff sicherer gestaltet und die Fünfjahresheilungsziffer etwas erhöht. Durchgesetzt aber hat sich das Verfahren noch nicht allgemein. Man hört kritische Bemerkungen darüber aus USA.

Auf die Behandlung des metastasierenden Mammacarcinoms mit Hormonen möchte ich nicht eingehen. Sie wird von anderer Seite dargestellt.

Lunge

Der bedeutendste Erfolg in der chirurgischen Carcinombehandlung ist an der Lunge erzielt worden. Die Lobektomie und die Pneumonektomie lassen sich heute sicher ausführen. Es entwickelten sich diese Eingriffe aus der ursprünglichen Abtragung von Lungenlappen oder Lungenflügeln mit Umschlingung und Umstechung des Lungenstiels. Heute ist die Versorgung des Lungenhilus dadurch, daß jedes einzelne Stranggebilde für sich isoliert, unterbunden und durchtrennt wird, eine viel zuverlässigere geworden. Im Jahre 1931 führte Nissen auf dem Boden der großen Erfahrungen der Sauerbruchschen Klinik stehend die erste Pneumonektomie aus. Sehr zu statten ist dieser Entwicklung die neue Narkosetechnik gekommen: die endotracheale Intubation und die Verwendung von Curare lassen ein sicheres Operieren bei größter Ruhe im Thorax zu.

Auch das Bronchuscarcinom muß noch heute als Spätcarcinom bezeichnet werden. 40% der Kranken kommen zu spät. Es ist eine Durchschnittszeit bis zu 6 Monaten berechnet worden, die verstreicht, bis zur Diagnose. 9 Monate werden geschätzt bis zur Überweisung auf eine fachchirurgische Abteilung.

Das Verhältnis von Mann zu Frau beträgt 6 : 1 (Zigarettenrauchen).

Bekannt ist eine englische Statistik über 1592 operierte Bronchuscarcinome. Sie enthält 1240 Pneumonektomien mit einer Durchschnittsmortalität von rund 20%. Beste Fünfjahresheilung 13,7%. Die Lobektomie ist weniger radikal und wird daher viel seltener ausgeführt als die Pneumonektomie. Die Bedeutung des Alters darf gering angesetzt werden. Zahlreiche Erfahrungen mit geglückter Pneumonektomie im Greisenalter liegen vor.

Hervorgehoben werden muß, daß diese ganze Entwicklung der Brustkorbchirurgie auf den Grundlagen der originellen Arbeit Sauerbruchs und der Mitarbeit seiner Schule beruht. Die pathologische Physiologie der krankhaften Vorgänge im Brustkorb ist wesentlich geklärt worden. Die wichtige Rolle des Mediastinums, seine Verziehung, seine abnorme Pendelbeweglichkeit (die schon von der Kollapstherapie her bekannt ist), konnte von neuem bestätigt werden. Einer starken, Beschwerden hervorrufenden, mediastinalen Verziehung nach Pneumonektomie wird entgegengearbeitet entweder mit primärer oder sekundärer Plastik oder mit Plombierung. Häufig benutzt man zur Verkleinerung des großen Hohlraums nach der Pneumonektomie den künstlichen Zwerchfellhochstand. Ein neuer Begriff, jener des Fibrothorax, wurde entwickelt. Man versteht darunter die Ausfüllung des nach der Pneumonektomie zurückbleibenden Hohlraums mit Blut, Fibrin und dann deren Organisation.

Schluß

Das Krebsproblem beweist wie alle anderen, die Gesamtmedizin packenden Aufgaben, daß sich alles in Bewegung befindet. Auch die Chirurgie hat solche Bewegungen erfahren. Dafür sprechen die mancherlei Wandlungen im Denken und Handeln. Wohl die entscheidendste Frage für uns Chirurgen ist die, ob wir mit der Ausweitung der Radikaloperation, also mit der Radikalisierung unseres Vorgehens in Zukunft viele Früchte ernten werden. Wir müssen heute ehrlich bekennen, daß solche Vergrößerung unserer Eingriffe das nicht leisten kann, was Frühdiagnose und daher einfache Frühoperation zu ernten vermögen. Gerade uns akademischen Lehrern obliegt die hohe Aufgabe, bei der Erziehung des Nachwuchses die Verdachtsdiagnose des Krebses besonders zu pflegen. Es gilt zum Beispiel, durch besonders sorgfältiges Erheben der Vorgeschichte Frühzeichen zu erkennen und deren Erfassung den Lernenden beizubringen. Wahrscheinlich tragen wir so mehr zur Lösung des Carcinomproblems bei als mit der Ausweitung unserer einzelnen Eingriffe.

Das Krebsproblem geht die Gesamtmedizin an. Es verbindet die Fächer untereinander, und alles Verbindende ist etwas Erhebendes, etwas Mitreißendes und etwas Schönes in einer Zeit, wo soviel Trennendes besteht.

Diskussionsbeitrag

von Prof. Dr. M. Biebl
Direktor der Chirurgischen Klinik des Städtischen Krankenhauses Magdeburg-Altstadt

Die Aufgabe dieser Arbeitstagung ist es, für das Geschwulstproblem Schwerpunkte der wissenschaftlichen Forschung nach dem heutigen Stand der Forschung und den gegebenen Möglichkeiten zu schaffen.

Die Aussicht, in dreifacher Hinsicht einen solchen wissenschaftlichen Schwerpunkt zu begründen, scheint mir zur Zeit gegeben zu sein für die chirurgische Behandlung des Magenkrebses.

Betrachten wir, wie es im Augenblick um die Chirurgie des Magencarcinoms steht. Es zeichnen sich da zwei Tendenzen deutlich ab. Die eine Tendenz geht dahin, unter Ausnutzung der verschiedenen chirurgischen Neuerungen der jüngsten Zeit diejenigen Magencarcinome, die kategorisch die totale Magenausrottung verlangen, häufiger wie früher auch tatsächlich total anzugehen. Und die andere Tendenz verfolgt unter dem Eindruck, daß die Erfolge der Resektionsbehandlung des Magencarcinoms so wenig befriedigen, das Ziel, auch das resezierbare Magencarcinom grundsätzlich durch die totale Gastrektomie zu behandeln. Beide Tendenzen in ihrer universellen Verwirklichung zusammengenommen würden also bedeuten, daß es für das überhaupt operable Magencarcinom nur noch eine Behandlungsrichtung geben sollte, nämlich die totale Magenexstirpation.

Vor der Realisierung eines solchen Zieles steht aber als heute noch unvollkommen gelöste Aufgabe die Frage, wie sich die für die totale Gastrektomie benötigte Oesophagus-Darmanastomose so ausgestalten läßt, daß sie — summa summarum gerechnet — nur noch mit einer erträglichen Operationsmortalität belastet bleibt und nicht, wie das heute ja wohl doch noch der Fall zu sein scheint, mit einer Operationsmortalität, die unbedingt abschreckend wirken muß. Und sollte sich diese Aufgabe zur allgemeinen Zufriedenheit lösen lassen, so stehen gleich dahinter als heute ebenfalls noch unvollkommen gelöste Aufgaben zwei weitere Fragen, nämlich:

1. die Frage: Wie wird der magenlose Zustand auf die Dauer vertragen oder welche besonderen Ernährungsmaßnahmen sind notwendig, um diesen Zustand überbrücken zu helfen? und

2. die Frage: Wird die totale Magenexstirpation auch tatsächlich imstande sein, so viel Plus an verlängerter und Dauerheilung beim Magencarcinom einzubringen, daß dafür ein vermehrter und konzentrierter Arbeitseinsatz berechtigt ist?

Ein Blick in das chirurgische Schrifttum läßt erkennen, wie überall auf der Welt sehr lebhaft daran gearbeitet wird, die drei genannten Fragen einer Lösung bzw. einer Klärung zuzuführen. Mit der Zeit werden die benötigten Lösungen und Klärungen gewiß auch gefunden werden. Aber würde es sich vielleicht nicht doch lohnen, bei diesem Suchen und Klären innerhalb eines abzusteckenden Arbeitskreises systematisch vorzugehen, um eher und sicherer zu den erstrebten Zielen zu gelangen?

Ich würde es nicht wagen, eine solche Frage auf einem so schwierigen Gebiet wie dem der totalen Magenexstirpation aufzurollen, wenn wir an unserer Klinik nicht selber seit Mitte des vorigen Jahres an der Lösung der gestellten Magenprobleme mitarbeiten würden und wenn wir dazu nicht etwas vermutlich positiv sich Auswirkendes auszusagen hätten. Dieses bezieht sich auf die Technik der Oesophagus-Darmanastomose. Ohne eine befriedigende Lösung dieser Frage hängen die beiden anderen Fragen ja im leeren Raum. In allmählicher Entwicklung habe ich für die speziell zur totalen Gastrektomie benötigte Oesophagus-Darmanastomose ein paar neue Gesichtspunkte ausfindig machen können, die nach unseren bisherigen Erfahrungen geeignet erscheinen, diese Anastomose in ihrer Durchführung zu vereinfachen und gleichzeitig in ihrer Heilungssicherheit zu erhöhen. Die neuen Gesichtspunkte lassen sich zusammenfassen in die Begriffe „Mesenteriale Suspension und einschichtige Naht“. Auf weitere Einzelheiten dafür einzugehen, ist hier nicht die Zeit gegeben.

Selbstverständlich ist gegenüber dem hier angedeuteten Forschungsproblem die Frage berechtigt, ob sich für ein Problem wie dieses ein besonderer Forschungseinsatz belohnt macht. Vom volkswirtschaftlichen Standpunkt aus betrachtet mögen sich dagegen ernste Bedenken erheben. Der Magenkrebs betrifft ja vorwiegend das Alter um 60 Jahre. Und ob der krebsfrei gewordene, aber magenlos gemachte Mensch viel über den Invaliditätsgrad hinauskommen wird, bleibt doch fraglich. Vom chirurgischen Standpunkt aus sieht sich die Sache allerdings etwas anders an. Denn der Magenkrebs ist bekanntlich der häufigste Krebs. Alle Strahlentherapie ist bei ihm anerkanntermaßen machtlos. Bei der Operation liegt vorerst noch die einzige Möglichkeit für eine Lebensverlängerung oder für eine Heilung. Dementsprechend ist auch der Magenkrebs von allen Krebsen, mit denen es der Chirurg operativ zu tun hat, derjenige, der sich ihm am häufigsten zur Operation darbietet. Gleichzeitig aber auch derjenige, der für ihn vorerst immer noch die meisten Enttäuschungen einbringt. Rein menschlich und ethisch gesehen wäre also die zur Zeit gegebene Problematik um die chirurgische Behandlung des Magenkrebses sehr wohl eines konzentrierten Forschungseinsatzes wert.

Diskussionsbeitrag

von Privatdozent Dr. A. LADWIG
Chefarzt der Chirurgischen Abteilung des Krankenhauses Freiberg/Sa.

Zur chirurgischen respektive strahlentherapeutischen Behandlung des Mammacarcinom sei bezüglich der Abstimmung der beiden Maßnahmen gegeneinander folgendes gesagt: Die Gruppe STEINTHAL III soll ganz in die Behandlung des Strahlentherapeuten gegeben werden. Diese Patienten sind durch chirurgische Maßnahmen nicht zu retten. In der kombiniert chirurgischen Röntgenbehandlung dürften große Eingriffe hier eher schaden als nützen (Ausräumung der Achselhöhle, Infra- und Supraklavikulargrube en bloc), insofern sie zu hohe Anforderungen an die allgemeine Widerstandskraft der Patienten stellen, auch eine eventuell zu hohe Beeinträchtigung einer speziellen Krebsabwehr darstellen. Eine Beseitigung eines nach der Bestrahlung zurückgebliebenen Resttumors in der Mamma kann aus psychischen Gründen zur Hebung der allgemeinen Stimmung und damit vielleicht auch der Krebsabwehr in Erwägung gezogen werden.

Die Mastektomie nach der Bestrahlung lediglich zum Zweck einer hist. Sicherung dürfte sich wohl erübrigen, da die Probeexzision respektive Probeexstirpation in jedem Stadium vor einem großen Eingriff chirurgischer oder strahlentherapeutischer Art unbedenklich ist, wenn sie unter Strahlenschutz erfolgt.

Beim STEINTHAL II von der Radikaloperation (Absetzung der Brustdrüse und Ausräumung der Achselhöhle) abzusehen, nur palliativ zu operieren, wie es von strahlentherapeutischer Seite vorgeschlagen wurde, weil so die Krebsabwehr am wenigsten geschwächt werde (LAHM auf der Chirurgentagung in Berlin Januar 1952), wird nicht für richtig gehalten, auch wenn es nur beim STEINTHAL II—III geschehen soll.

Eine Gruppe STEINTHAL II—III aufzustellen, hält LADWIG nicht für glücklich. Die Steinthal-Einteilung ist eine klinische Einteilung und damit ungenau.

Das zweite Stadium soll intensiv vorbestrahlt werden, danach aber vom Chirurgen noch einmal genau bezüglich der Operabilität begutachtet werden. Er muß sich jetzt auf Grund der Berichte vom Radiologen und eigener Untersuchungen entschließen, ob der Allgemeinzustand und der lokale Befund eine Radikaloperation zuläßt, ohne daß eine Krebsabwehr zu sehr beeinträchtigt wird oder ob nur eine einfache Mastektomie ausgeführt wird oder schließlich, ob es besser erscheint, gar nichts Chirurgisches zu unternehmen und diesen Patienten ganz dem Strahlentherapeuten zu überlassen. *Von vornherein bei STEINTHAL II auf die Radikaloperation zu verzichten, hält LADWIG nicht für richtig.*

Schlußwort

von Prof. Dr. W. FELIX

Herrn Ladwig möchte ich antworten:

Ich glaube nicht, daß es unberechtigt ist, den einen oder anderen Zustand von STEINTHAL II beim Mammacarcinom kombiniert zu behandeln, d. h. die Achseldrüsen nicht zu entfernen, sondern sie nur zu bestrahlen. Wenn ein Achseldrüsenbefall sehr stark ist, so ist die Radikalität der Operation an und für sich schon anzuzweifeln. Bei solchem Zustand scheint es mir berechtigt, der einfachen Ablatio mammae ohne Ausräumung der Achseldrüsenmetastasen die Bestrahlung der letzteren hinzuzufügen.

Herrn BIEBL, Magdeburg, darf ich erwidern, daß die Gastrektomie als grundsätzliche Operation sich noch nicht durchgesetzt hat. Mit der partiellen Magenresektion sind gute Ergebnisse erzielt worden und diese Art des Vorgehens ist technisch erheblich einfacher. Wir nehmen in unserer Klinik auch fleißig die Gastrektomie vor, aber nur bei Carcinomen in der proximalen Magenhälfte. Dies entspricht wohl heute dem allgemeinen Standpunkt. Ein viel wichtigeres Problem für den Entscheid Gastrektomie oder Resektion scheint mir die postoperative Ernährung zu sein. Nach unseren Erfahrungen nehmen die Kranken nicht an Gewicht zu nach der Operation. Hier könnte durch eine Aufbesserung der Kost für längere Zeit sicher günstig gewirkt werden. Wir sind in der Klinik mit Stoffwechseluntersuchungen beschäftigt, um dem ganzen Problem der gestörten Ernährungsfähigkeit nach Gastrektomie näher zu kommen (STEINGRÄBER).

Die Strahlentherapie der Krebskrankheiten

von Prof. Dr. F. Gietzelt
Direktor der Geschwulstklinik der Humboldt-Universität (Charité) Berlin

Anfang der zwanziger Jahre wurde unter Führung von Dessauer und später von Rajewsky die Treffertheorie der biologischen Wirkung kurzwelliger Strahlen entwickelt. Die Untersuchung der Frage nach dem Sitz des strahlenempfindlichen Zentrums in der Zelle führte zu dem Irrtum, daß der Angriffspunkt für die Strahlen ausschließlich im Zellkern und nicht im Zytoplasma lokalisiert sei. Diese Hypothese wuchs sich zu dem schwankenden Fundament der Strahlengenetik von Timoféeff-Ressovsky aus und diente zugleich der metaphysischen Genetik, die behauptet, daß sämtliche Eigenschaften, Merkmale und Qualitäten des Organismus bereits in den Genen im voraus angelegt und in fester Form in den Chromosomen enthalten seien. Viele Strahlenreaktionen, ja der ganze Strahleneffekt auf das Carcinom, wurden als Folge einer Gen- oder Chromosomenmutation aufgefaßt. Durch die einseitige Überschätzung der Chromosomen und der ihnen zudiktierten Gene kam die Theorie zu großer Blüte, und man sah sehr gern objektive Realitäten in eine Sache hinein, die eben nur eine Möglichkeit darstellt. Wir wissen heute recht gut, daß die meisten Wirkungsmechanismen an der Zelle nicht treffertheoretisch gedeutet werden können und vor allem das Zytoplasma in Betracht gezogen werden muß. Zahlreiche Untersuchungen haben inzwischen nachgewiesen, daß der primäre Strahlenschaden im Protoplasma vor sich geht und nicht im Zellkern. Ebenso wie bei der Bestrahlung von reinem Wasser kommt es auch im Zytoplasma radiochemisch zur Bildung von H- und OH-Radikalen, daneben zur Entwicklung von H_2O_2. Im biologischen Objekt werden außerdem Fermente inaktiviert. Die im Stadium der Mitose fermentativ gesteuerte Umwandlung der Ribosenucleinsäure des Zytoplasma zu Thymonucleinsäure wird nach den Untersuchungen von Eulers durch die ionisierende Strahlung gehemmt. Diese Hemmung des Nucleinsäurestoffwechsels und damit des Kernteilungsablaufs scheint auf die Wirkung von Bestrahlungsprodukten zurückzuführen sein, die während der Bestrahlung im Zytoplasma entstehen. Forssberg hat gezeigt, daß kurz vor Entwicklung der Mitose das Enzym, das die Thymonucleinsäurebildung reguliert, in relativ ungeschütztem Zustand in der Zelle liegt und dadurch stärker der Einwirkung von Bestrahlungsprodukten ausgesetzt ist. Beim Übergang von der Ribose- zur Thymonucleinsäure besteht für die Zelle die größte Strahlenempfindlichkeit. Die Störung des Nucleinsäurestoffwechsels ist reversibel, soweit der Strahleninsult nicht extrem hoch war.

Ohne die Treffertheorie in Grund und Boden zu verdammen, muß man sich aber der Ausgangsbasis bewußt sein, und so gesehen werden die Erkenntnisse von Lyssenko und Mitschurin auch Anregungen geben, damit der Wirkungsmechanismus von Strahlen im biologischen Objekt besser und damit in größerer Annäherung an die objektive Realität beschrieben werden kann.

Der Erfolg der Strahlenbehandlung hängt ab von dem Stadium, in dem sich das Carcinom befindet, weiterhin von der Lokalisation des Tumors, d. h. von seiner Zugänglichkeit, und außerdem von der Strahlenempfindlichkeit bzw. dem Reifegrad der Geschwulstart. Die Möglichkeit der strahlentherapeutischen Beeinflussung bösartiger Zellen beruht auf der Erfahrung, daß verschiedene Zellen auffallende Empfindlichkeitsunterschiede zeigen.

Der Erfolg der Strahlenbehandlung eines Krebses ist davon abhängig, ob die Geschwulst strahlenempfindlicher ist als das normale Gewebe, dessen Schonung die Grundbedingung für jede Behandlung ist. Das Hauptproblem aller radiotherapeutischen Behandlungen ist am Tumor selbst eine sehr hohe Strahlendosis zu konzentrieren und die schädigende Nebenwirkung auf das umgebende Gewebe auf das unvermeidliche Maß einzuengen. Dieses Ziel wird bei der modernen Bestrahlung technisch auf die verschiedenste Weise erreicht. Die Erhöhung des Elektivitätsfaktors durch starke Fraktionierung der Gesamtdosis stellt zugleich eine elektive Schonung des Bindegewebes gegenüber den epithelialen Hautanteilen dar. Die Strahlenbelastung der Haut geht dabei weit über den Erythemeffekt hinaus. Die exsudative Reaktion ist nicht mehr Grenzsymptom der Belastungsmöglichkeit, sondern nur biologische Zwischenreaktion. Die Toleranzdosis ist bei der fraktionierten Bestrahlung von der Größe der Einzeldosis und dem Zeitabstand zwischen den einzelnen Bestrahlungen abhängig. Weil wir fast nie über 200 r Oberflächendosis pro Einzelfeld hinausgehen, sind die Schäden am Bindegewebe minimal und die elektive Schädigung des Tumorgewebes sehr wirksam. Steigerungen der Oberflächendosis über 6000—8000 r pro Feld sind auf diese Weise ohne Schwierigkeiten möglich, ja bei Halbtiefentherapie kann man in Einzelfällen bis zu Dosen von 12 000 r gelangen, ohne daß die regenerative Funktion des Bindegewebes zerstört wird und ohne daß Nekrosen der Haut auftreten. Einzeldosen über 200 r bei extrem hohen Gesamtdosen bergen in sich die Gefahr ernster Schäden am Gefäßsystem und im Gewebe und können die Voraussetzung zu den gefürchteten Röntgenverbrennungen sein.

In meiner Klinik bearbeitet Herr Riessbeck das Problem einer exakten Tiefendosismessung. Infolge der differenten Absorptionseigenschaften der Gewebe in Abhängigkeit von der angewendeten Spannung ergibt sich in vieler Beziehung eine Revision der alten Vorstellungen von der Höhe der Tiefendosis. Die Grebe-Wiebe-Tabellen, die sich auf Messungen am Wasserphantom beziehen, stimmen mit den effektiven Herddosen z. T. nicht überein, gerade besonders auf gynäkologischem Gebiet.

Herr Degner beschäftigt sich mit dem Problem der Steigerung der elektiven Röntgenstrahlenwirkung durch Kombinationsbehandlung mit synchroner Ultraschall- bzw. Ultrakurzwellen-Durchflutung.

Außerdem beschäftigen wir uns z. Z. mit der Bewegungsbestrahlung in Form der Rotationsbestrahlung, der Pendelbestrahlung und der Konvergenzbestrahlung. Die Rotationsbestrahlung hat den Vorteil einer exakten Homogenbestrahlung des Tumors bei Verwendung kleiner Felder und der Erreichung hoher Gesamtdosen innerhalb kurzer Zeitspanne, außerdem die Möglichkeit der laufenden Kontrolldurchleuchtung und der Strahlenkorrektur während der Bestrahlung. Der Nachteil ist, daß sie nur angewendet werden kann bei zentralen Tumoren in der Drehachse. Geeignet ist diese Methode für Oesophaguscarcinome, Hirntumoren, Hypopharynxcarcinome.

Die Pendelbestrahlung hat den Vorteil, daß der Patient in horizontaler Lage von einer rotierenden Röhre aus bestrahlt wird. Sie bietet die Möglichkeit einer geringen Raumdosis und ebenfalls kleiner Felder bei hohen Herddosen.

Bei der Konvergenzbestrahlung wird der Röntgenbrennfleck auf einer Kugelkalotte spiralförmig in einem Winkel von 72° so bewegt, daß der Zentralstrahl auf das Zentrum der Kugelkalotte gerichtet ist. Das Konvergenzzentrum kann bis zu 12 cm unter die Hautoberfläche gelegt werden bei einer prozentualen Tiefendosis von 230—300%, während die Oberfläche nur gering belastet wird. Diese Methode wird bei Blasen- und Rektumcarcinomen und Thoraxtumoren verwendet.

Hervorragend bewährt haben sich die Hohlanodenröhren nach Chaoul und van der Plaatz, die eine große Bedeutung bei der Krebsbekämpfung erlangt haben. Vorteile dieser Methode sind die weiche Strahlung, der steile Dosisabfall nach der Tiefe, kleine Bestrahlungsfelder und damit die hohe relative Herdraumdosis. Daraus ergibt sich eine extrem günstige Schonung des umliegenden Gewebes, wie sie auch bei der Radiumspickung und z. T. bei der intrakavitären Radiumeinlage der Fall ist. Dennoch wurden wiederholt von anderen Autoren und auch von uns gewisse Tiefenschäden bei der Nahbestrahlung an den Epiphysen des wachsenden Knochens und in Form von lokalen Hirnnekrosen beobachtet. Herr Riessbeck bemüht sich um die Klärung dieser Angelegenheit und beschäftigt sich mit der Neuordnung des Begriffssystems der Tiefenwirkung in der Therapie mit geringen Spannungen und Berücksichtigung der differenten Absorptionseigenschaften der Gewebe bei der Nahbestrahlung und Dosensummation divergenter Strahlenkegel in der Tiefe.

Wir legen auch operativ Tumoren oder Metastasen frei und bestrahlen das Carcinom direkt. Man hat dabei den Vorteil, daß man Nachbarorgane nicht mit Strahlen zu belasten braucht, daß man bei kleinen Feldern die Strahlenwirkung durch eine kleine Raumdosis und extrem hohe Herdraumdosis einschränkt und die regenerativen Fähigkeiten des umliegenden Gewebes erhält. Außerdem kann man sich dabei über Größe und Lokalisation des Tumors besser orientieren.

Von großer Bedeutung für die Prognose und den Behandlungsplan ist das Stadium des Tumors, und es erscheint mir notwendig, daß eine Kommission der Sektion Geschwulstkrankheiten der Akademie die noch fehlende Klassifikation der verschiedenen Organcarcinome, zumindest der wichtigsten, bearbeitet. Eine genaue Klassifikation der Stadien ist Voraussetzung für eine zuverlässige Statistik, trotz der Vorbehalte, die man bei der Festlegung der Stadien haben muß.

Wegen der Kürze der Zeit will ich nur die wichtigsten strahlentherapeutisch interessierenden Carcinome erwähnen.

Bei den H a u t carcinomen sind die Verhältnisse am günstigsten. Die Heilungsziffern reichen bis an 100% heran, ganz gleich, welche Methode man anwendet, ob Operation mit Messer oder Diathermie, ob Radium oder Nahbestrahlung. Zugunsten der Bestrahlung sprechen die besseren kosmetischen Erfolge. Von den Hauttumoren möchte ich einen besonders herausgreifen: das m a l i g n e M e l a n o m. Die Ansichten über seine Behandlung sind noch immer geteilt, und es fällt mir schwer, mich dazu eindeutig zu äußern, weil wir Radiologen ebenso wie die Chirurgen bei der Behandlung des Melanosarkoms immer wieder schwere Nackenschläge erlebt haben. Der allgemeine Standpunkt ist heute, daß jede primäre Excision, auch jede Probeexcision, bei einem rasch wachsenden Muttermal unterbleiben sollte, weil dadurch eine generalisierte Metastasierung ausgelöst werden kann. Wir behandeln die Melanosarkome zur Zeit so, daß wir sie mit höchsten Dosen nahbestrahlen und anschließend weit im Gesunden excidieren, wobei auch die regionären Lymphdrüsen mit ausgeräumt werden. Dunkle Naevi, die eindeutig nicht maligne sind, entfernen wir elektrisch, besonders an Stellen, wo sie einem chronischen Reiz unterliegen, und besonders bei Kindern vor der Pubertätszeit.

Bei den L i p p e n c a r c i n o m e n sind die Erfolge der Radiumspickung und der Nahbestrahlung gleich günstig. Die chirurgische Excision erscheint uns gefährlich wegen des Rezidivs und der Metastasierung. Grundsätzlich sollte man die regionären Drüsen chirurgisch ausräumen, ebenso beim Z u n g e n c a r c i n o m , weil sie in 50% metastatisch befallen sind. Die Domäne der Radiumspickung ist das Zungencarcinom und der größte Teil der M u n d h ö h l e n carcinome überhaupt. Die Überlegenheit der Radiologie bezieht sich allerdings nur auf den Primärtumor, nicht auf die Lymphdrüsenmetastasen, die am besten nach der Methode von Roux-Berger radikal en bloc ausgeräumt werden unter Resektion der V. jugularis interna und des Sternocleidomastoideus unter anschließender hochfraktionierter Bestrahlung.

Beim Tonsillencarcinom kommt ebenfalls die Radiumspickung in Frage, am besten kombiniert mit einer zusätzlichen Tiefentherapie.

Das Carcinom am Zungengrund und Hypopharynx gehört zu den Lokalisationen mit ganz schlechter Prognose, gleichgültig ob Radiumspickung mit oder ohne operative Freilegung oder ob Tiefentherapie verwendet wird. Möglicherweise wird die Behandlung mit der Rotationsbestrahlung bessere Fünfjahresergebnisse bringen.

Bei den Carcinomen der Kieferhöhle ist die kombinierte Behandlung prognostisch günstiger als die vielfach noch geübten Methoden der alleinigen Operation oder der alleinigen Bestrahlung. Gerade diese Carcinome kommen allerdings besonders häufig erst im inkurablen Stadium mit Übergriff auf das knöcherne Gerüst der Kieferhöhle zur Beobachtung. Wenn sie günstig lokalisiert sind, erscheint die Kombination von elektrischer Ausräumung mit intrakavitärer Radiumeinlage erfolgreich, damit erübrigt sich der Vorschlag einer Eröffnung und Nahbestrahlung.

Günstiger liegen die Verhältnisse beim Carcinom des inneren Larynx. Verschiedene Wege der Strahlentherapie sind hier möglich. Richtunggebend für die Behandlung der Carcinome überhaupt mit Tiefentherapie wurde die fraktionierte Methode von Coutard. Die ursprüngliche Protrahierung des Strahlenzuflusses ist inzwischen von fast allen Therapeuten verlassen worden. Die Erfolge der Strahlentherapie sind Ihnen beim Larynxcarcinom sicher bekannt.

Unter den zahlreichen histologischen Varianten des Schilddrüsencarcinoms eignen sich leider nicht alle für die Radiojodbehandlung. Crile fand unter 24 malignen Strumen nur einmal eine Jodaufnahme, andere Autoren in 40%. Röntgenbestrahlung soll die Jodaufnahme fördern. Nach bisherigen Mitteilungen aus dem Ausland nehmen lediglich die metastasierenden Adenome, die wuchernde Struma und das papilläre Carcinom J^{131} in genügender Menge auf. Gerade diese drei Tumorarten sind aber selten. Das Radiojod ist also nicht häufig indiziert. In den übrigen vielen Fällen sind wir noch immer auf Vorbestrahlung und Operation oder Operation und Nachbestrahlung angewiesen. 90% der Schilddrüsencarcinome sollen aus präexistierenden Adenomen hervorgehen und 25% der Knotenstrumen sollen zu Carcinom führen. Die prophylaktische Entfernung der Strumaknoten ist also sicher indiziert. Andererseits teilen Duffy und Fitzgerald mit, daß bei neun von 28 Schilddrüsencarcinomen bei Kindern eine Kleindosis-Röntgenbestrahlung wegen Thymushyperplasie zwischen dem vierten und achten Lebensmonat vorgenommen worden war und dabei ein kanzerogener Effekt gesetzt worden zu sein scheint.

Bei nicht malignen Erkrankungen (z. B. Thyreotoxikose, Polyzythämie) bedeutet die Einbringung radioaktiver Stoffe eine Krebsgefahr. Außerdem besteht immerhin die Gefahr der Sterilisation. Es wurde ein Fall beschrieben, wo durch Verabreichung intensiv strahlender Jodmengen trotz der Halbwertzeit des J^{131} von 8 Tagen ein Larynxcarcinom hervorgerufen wurde. Es ist hier ähnlich wie bei der α-Strahlung des Thorotrast, durch das Lebersarkom, Nierensarkom und Lungencarcinom nachweislich hervorgerufen wurden. Viel geringere Gefahr besteht bei der Anwendung radioaktiver Isotope in der Grundlagenforschung und Diagnostik.

Für das Mammacarcinom wird im gesamten In- und Ausland und auch von uns immer eindringlicher die präoperative Bestrahlung betont. Sie ist viel wichtiger als die Nachbestrahlung. Die präoperative Bestrahlung wird sowohl für die Chirurgische Universitätsklinik der Charité von Herrn Felix als auch in zunehmendem Maße für die Berliner und auswärtigen Krankenhäuser an meiner Klinik durchgeführt. Unsere bisherigen Ergebnisse sind absolut überzeugend. Ausschlaggebend wird nicht nur die Prognose, sondern auch der gesamte Behandlungsplan vom Stadium bestimmt, das in allen Fällen exakt festgelegt werden muß, soweit das klinisch überhaupt nur möglich ist. Die Trennung in Stadium I und II ist sicher ohne Belang, denn nach den Untersuchungen von Harrington gehören 29% des klinischen Stadiums I in Wirklichkeit histopathologisch dem Stadium II an, und andererseits ist in 32% der Fälle im Stadium II, die klinisch Axillarlymphome zeigen, histologisch in der Axilla kein Carcinom nachweisbar. Das gleiche teilte uns gestern Herr Fischer mit. Diese Ergebnisse sind zugleich für uns Anlaß, auch für das sogenannte Stadium I die Vorbestrahlung zu fordern. Durch die präoperative Bestrahlung kommt es zur weitgehenden Devitalisierung der Carcinomzellen und zum Abbremsen der erkrankten Brustseite gegen eine Weiterverbreitung des Krebses. Die Strahlenkegel werden nicht nur auf den Primärtumor und die Axillarregion gerichtet, sondern auch auf die Supraklavikularregion, die Lymphbahn im Bereich der A. mammarina interna, die retrosternalen Lymphbahnen und die Zugangswege zu den kontralateralen Lymphgefäßgebieten. Im Gegensatz zur Nachbestrahlung haben wir die Möglichkeit, bei der Vorbestrahlung die Wirkung der Strahlenquanten auf den Krebs zu verfolgen. Wir sehen den Tumor und seine Lokalisation in der Mamma vor uns und kennen die Ausdehnung der Axillarlymphome. Vor allem können wir den Grad der Strahlensensibilität des Carcinoms beurteilen, sowohl aus der makroskopischen Verkleinerung als auch aus der histologischen Untersuchung bei der endgültigen Operation.

In den Geschwulstkliniken der Sowjetunion und in den skandinavischen Cancerzentren ist die Vorbestrahlung des Brustkrebses und die Nachbestrahlung allgemein eingeführt und obligatorisch. Die Fünfjahresergebnisse wurden eindeutig verbessert. Im Radiumhemmet in Stockholm betragen die Fünfjahresheilungen bei nur postoperativer Bestrahlung 43%, bei prä- und postoperativer Bestrahlung 53%, und im Stadium I betragen sie nach präoperativer Bestrahlung 55% und nach prä- und postoperativer Bestrahlung 80%, im Stadium II betragen sie nach präoperativer Bestrahlung 35%, nach prä- und postoperativer Bestrahlung 45%. Wir führen heute ebenfalls die prä- und postoperative Bestrahlung durch, nachdem wir früher zunächst das Hauptgewicht nur auf die präoperative gelegt hatten. Fünfjahresergebnisse kann ich noch nicht mitteilen. Es gibt noch keine Standardmethode. Es scheint mir aber notwendig, eine Oberflächendosis von 4000—4500 r supraklavikulär und axillär und eine Herddosis von 5500 r am Primärtumor zu erzielen. Die Einzelfelddosis ist nie höher als 200 r. Die übliche Vorbestrahlungsserie dauert 40 Tage. Die Operation haben wir von 6—8 Wochen auf 4 Wochen nach Beendigung der Bestrahlungsserie vorverlegt, nachdem im Anschluß an die destruktive Bestrahlungsphase die reaktive Heilphase des Mesenchyms bei der günstigen Strahlendosis fast immer schon beendet ist.

Ausgesprochene Stadien III lassen wir nach gemeinsamer Besprechung jedes Einzelfalles mit dem Chirurgen nicht mehr operieren, weil hier die Gefahr des Carcinomrezidivs auch mit der üblichen präoperativen Bestrahlung nicht beseitigt wird. In diesen Fällen erhöhen wir die Tumordosis auf 6000—8000 r oder kombinieren die Tiefenbestrahlung mit Radiumspickung unter geometrischen Prinzipien der Nadelanordnungen.

Die lokalisatorischen und strukturellen Sonderformen des Brustkrebses, wie z. B. das Carcinom des inneren Quadranten mit seinem parasternalen Drüsenbefall (nach Hanley und Margottini in 30%), ferner das karzinomatöse Erysipel, der Morbus Paget der Mamma, das Carcinom der Gravidität und Stillperiode, das submammäre Carcinom, der paramammäre solitäre karzinomatöse Lymphknoten, das „Carcinom unter 30 Jahren", das seltene primäre bilaterale Carcinom, das Mammasarkom, das sogenannte latente Carcinom mit regionären Metastasen stellen uns oft vor schwierige Aufgaben der Indikationsentscheidung, an der die Röntgenbestrahlung und die Radiumspickung wesentlich beteiligt sind. In der präoperativen Bestrahlung haben wir eine wirksame Waffe gegen den Brustkrebs, wir können das mit etwas mehr Optimismus sagen als zur postoperativen Bestrahlung.

Da jeder operative Eingriff am Mammacarcinom wegen des gewaltigen Lymphbahnnetzes mit seinen unzähligen Ausbreitungswegen nach allen Seiten eine Carcinomausschwemmung einleiten kann, führen wir die Probeexzision entweder unter Strahlenschutz von 8 Tage dauernder Vorbestrahlung oder unter Schnelldiagnostik mit Gefrierschnitten durch. Auf die Probeexzision verzichten wir grundsätzlich nicht.

Beim Kollum carcinom will ich mich kurz fassen, weil Herr Kraatz und Herr Möbius ausführlicher darüber sprechen werden. Ich möchte nur vom allgemeinen Standpunkt der Radiologie und über die speziellen Maßnahmen in meiner Klinik etwas dazu sagen.

Das Kollumcarcinom gehört zu den strahlentherapeutisch am sichersten beeinflußbaren. Wir behandeln fast ausschließlich rein radiologisch. Die Geschwulstkliniken der Sowjetunion, Schwedens und Dänemarks, die Centres anticancereuses und das Radiuminstitut in Paris unter Baclesse und Lacassagne, die englischen Geschwulstkliniken, die Frauenklinik in München unter Eymer lehnen grundsätzlich die Operation ab bis auf extrem seltene Fälle.

Eine Verbesserung unserer radiologischen Resultate wurde vor allem durch hochfraktionierte, gezielte Bestrahlung mit dem Körperhöhlenrohr angestrebt. In Gemeinschaft damit wird durch die niedrige perkutane Oberflächendosis von täglich nicht mehr als 200 r pro Feld eine erhöhte Elektivität der Strahlen für die Tumorzellen und eine Schonung des umgebenden Gewebes ermöglicht, denn die Vermeidung jeder Überdosierung ist wichtig. Bekanntermaßen verbessern sich die Resultate über eine gewisse optimale Dosis hinaus nicht, nämlich dann, wenn das tumorumgebende Gewebe durch Überdosierung geschädigt und in seiner Funktion der Tumorabwehr beeinträchtigt wird. Deshalb wenden wir konsequent die hochfraktionierte Dosierung an. Im Stadium I wird bei uns Radium und Tiefentherapie kombiniert angewendet, das Radium nach einer modifizierten Stockholmer Methode. Im Stadium II entweder diese gleiche Therapie oder die Nahbestrahlung der Parametrien kombiniert mit perkutaner Tiefentherapie. Dabei können mit dem Körperhöhlenrohr monströse Gesamtdosen von 20—30 000, ja bis 40 000 r auf jedes Parametrium gesetzt werden, ohne daß Fisteln oder Nekrosen auftreten. Am Beckenrand bestehen auf Grund von Phantommessungen bei rund 2000 r Oberfläche 200 r. Die Toleranzsteigerung bei der Nahbestrahlung infolge der kleinen Volumdosis und der geringen Empfindlichkeit des Plattenepithels der Vagina ist immer wieder erstaunlich. Im Stadium III und IV wird eine Herddosis von 8000 r in 5 Wochen zugrunde gelegt. Die Schleimhaut des Rektums und der Blase zeigt dabei infolge der niedrigen Einzeldosis von 200 r keine Spätschäden. Grundsätzlich wird bei jeder Patientin ein Tiefenbestrahlungsturnus kondiometrisch gemessen und die Gesamtserie darauf aufgebaut. Zur Verbesserung der Ergebnisse beim Stadiums I sind wir z. Z. dabei, eine Vorbestrahlung der Parametrien und der Portio mit dem Körperhöhlenrohr durchzuführen und dann anschließend zu operieren, um die Möglichkeit einer intraoperativen Zellverschleppung zu beseitigen.

Beim Endometrium carcinom des Corpus uteri wenden wir die Operation an, solange wir noch nicht für die Heymannsche Radiumpackmethode kleine eiförmige Radiumträger für jedes einzelne Präparat besitzen. Für die Radiumtherapie erscheint zweckmäßig die Anwendung des Radium-Momentandosimeters von Bomke aus der Eymerschen Klinik, das in die Blase und das Rektum eingeführt werden kann.

Das Vulva carcinom behandeln wir möglichst nach der Methode des Radiumhemmet mit elektrischer Abtragung und umfangreicher Elektrokoagulation, weniger mit Radiumspickung oder Nahbestrahlung.

Die Ovarialtumoren sind auch für uns rein chirurgische Carcinome.

Bei den übrigen Carcinomlokalisationen kann ich mich kürzer fassen: Die Tumoren des Brust- und Bauchraumes sind die Domäne der Chirurgie. Das Bronchuscarcinom ist immer noch ein strahlentherapeutisch absolut undankbarer Tumor. Beim

Lungencarcinom mit Pancoastsyndrom ist einerseits die Thorakotomie und Radiumspickung, andererseits die Bestrahlung mit dem Konvergenzstrahler empfohlen worden. Man wird wohl auch hier über palliative radiologische Erfolge kaum hinausgelangen. Vielleicht verlängert beim Lungenkrebs die Rotationsbestrahlung die Lebensaussichten des Patienten etwas.

Eine erneute radiologische Indikation bietet das Oesophaguscarcinom durch die Rotationsbestrahlung, die hervorragende palliative, wenn auch nur in wenigen Fällen kurative Wirkung zu haben scheint. Nach Rotationsbestrahlung sind immerhin Fünfjahresheilungen beschrieben worden. Die Methode hat die Vorzüge einer hohen Steigerung der Dosis am Herd bei relativ kleiner Raumdosis. Wir versprechen uns hier eine Verbesserung der Ergebnisse.

Nach der sehr treffenden Formulierung von Eymer können wir prinzipiell nur solche Organe erfolgreich bestrahlen, die man

1. funktionell ausschalten kann, die
2. ein Gegengewebe in ihrer Umgebung besitzen, das beim Heilungsprozeß einspringen kann, und deren Parenchym
3. funktionell für den Organismus nicht besonders wichtig ist.

Aus diesen Gründen eignen sich der Magen-Darmkanal (bis aufs ausgeschaltete Rektum), Leber, Gallenblase, Pancreas usw. nicht gut für hochdosierte Röntgenbestrahlung, auch nicht mit Freilegung. Dazu kommt noch die relativ strahlenresistente Art des Adenocarcinoms der meisten intraabdominellen Tumoren.

Schon Finsterer hatte den Magenkrebs freigelegt und bestrahlt. Chaoul hat nach Freilegung nahbestrahlt. Bei dem großen Wundbett, einer zusätzlichen Jejunalfistel kommen die Patienten schneller herunter, wenn auch das Carcinom selbst mehr oder weniger gut reagiert. Etwas mehr versprechen wir uns von den Kohlerschen Versuchen mit der Pendelbestrahlung des Magencarcinoms, übrigens auch beim Rektumcarcinom, bei dem wir selber auch eine Zeitlang den Chaoulschen Vorschlag der Nahbestrahlung nach Freilegung durchgeführt haben. Auch die Konvergenzbestrahlung bietet uns hier ein aktiveres Arbeitsfeld.

Postoperative Bestrahlung nach Magenoperation, Nierenoperation, Colonoperation usw. halten wir für zwecklos, mit derselben Begründung wie bei der postoperativen Mammabestrahlung. Man bestrahlt eine Gegend, von der man nicht weiß, ob sie gesund oder krank ist.

Blasencarcinome sind nach neuesten Berichten doch nicht so strahlenresistent, wie sie bisher galten. Wir haben auch einige erstaunliche Erfolge. Die Konvergenzbestrahlung kann die Aussichten noch mehr verbessern, auch die Radiumspickung, die die Franzosen gern hierbei anwenden.

Bei Weichteilsarkomen erscheint mir der Versuch einer operativen Freilegung und hochdosierten, stark fraktionierten Kurzdistanzbestrahlung lohnend. Bei den semimalignen Osteoklastomen beabsichtigen wir, chirurgische Auslöffelung und intraoperative einzeitige Nahbestrahlung zu versuchen. Die weitere Entwicklung der Strahlentherapie ist noch immer nicht abzusehen. Die Hochvolttherapie dürfte zwar kaum eine wesentliche Verbesserung der Fünfjahresergebnisse bringen. Dagegen scheint beim Betatron auf Grund der damit erzielten anderen Ionenverteilung ein Gewinn an elektiver Wirkung, evtl. in Kombination mit Bewegungsbestrahlung möglich zu sein. Die im Tierexperiment gewonnenen Ergebnisse sprechen jedenfalls dafür.

Im Augenblick erscheint es notwendig, daß die Krebskranken die jeweils benötigte spezielle Strahlentherapie erhalten. Daß das nur bei einem Teil der Carcinome möglich ist, liegt nicht zuletzt an der unzulänglichen Frühdiagnostik der Krebse. Das ist keineswegs bei uns allein so, sondern sogar im sonst vorbildlichen Schweden.

Ich möchte mit einem Zitat von Berven schließen: „Noch immer besteht die Tatsache, daß 60% der Kranken in Schweden mit deutlichen Krebssymptomen einen Arzt aufsuchen, der diese dann nicht erkennt."

Bei uns in der DDR bestehen auch noch die gleichen Verhältnisse, wie sie Berven für Schweden kritisiert. Es ist zu erwarten, daß durch die Einführung der Krebsprophylaxe, wie sie unsere Regierung plant, hier eine Besserung eintritt. Damit ergeben sich die beiden Grundpfeiler einer einzig möglichen wirksamen Krebsbekämpfung, nämlich die Krebsprophylaxe in Form von organisierten Vorsichtsuntersuchungen der Bevölkerung und weiter die ganz spezielle Therapie der einzelnen Organcarcinome unter Anwendung aller modernen strahlentherapeutischen und operativen Methoden nach strenger Indikation. Es ist notwendig, von dem ungeordneten Zustand einer ungenügend begründeten Indikation und von veralteten Maßnahmen zu einer planvollen methodischen Krebsbehandlung in großem Maßstab zu gelangen.

Diskussionsbeitrag

von Prof. Dr. W. Lahm
Chefarzt der Strahlenklinik in Karl-Marx-Stadt

An den Vorträgen, die heute zur Theorie gehalten wurden, sind wir Strahlentherapeuten besonders interessiert; denn wir können schlechterdings alles brauchen, was im Kampf um die Vernichtung des Carcinoms und die Reparatur des Defektes weiterhilft. Wir entfernen ja nicht wie die Chirurgie den Krebs aus dem Körper, wobei nur zur Debatte steht, wieweit „im Gesunden" man noch operieren kann oder operieren sollte, um einerseits das Neoplasma en bloc zu entfernen und andererseits die Mortalität des Eingriffs in Grenzen zu halten. Unser Problem beginnt bei der Dosierung, geht über die Raumdosis zur gewollten oder ungewollten Strahlenrichtung und endet bei den Vorstellungen, die wir von der Strahlenwirkung auf die Zelle, das umgebende Bindegewebe, das Gefäßsystem, die Organfunktion und das Verhalten des ganzen Organismus haben.

Wenn Herr Fromme in den bisherigen Ausführungen über die Carcinogenese die Erwähnung des Mesenchyms vermißt hat, wir Strahlentherapeuten vergessen es nicht und schonen es bewußt und sind sehr besorgt, wenn uns der Chirurg Fälle zur Nachbestrahlung schickt, die an Bindegewebe so „mager" sind, daß wir auf seine Mithilfe beim biologischen Kampf nicht mehr rechnen können. Aber selbstverständlich bleibt für uns das Krebsproblem immer noch ein Zellproblem, und im Vordergrund des Interesses steht das Verhalten der Zelle, die zum Carcinom *wird*, wie der Zelle, die *zugrunde* geht. Dabei bin ich persönlich der Auffassung, daß beide Vorgänge biologisch nicht allzu große Verschiedenheiten aufweisen, denn das morphologische Bild ist sehr ähnlich und bereits für die *determinierte Zelle gilt, daß sie strahlenempfindlicher ist als die Normalzelle*. Vielleicht gelingt es mit Hilfe der probatorischen Bestrahlung, die ich schon vor mehr als 20 Jahren ausführte und neuerdings wieder vorschlug (s. Dtsch. Ges.wesen **1952**, 1510), die Meinungsverschiedenheiten über den Charakter der präinvasiven Carcinome der Portio zu klären. Jedenfalls muß ich Herrn Fischer beipflichten, daß die morphologische Erkennbarkeit des Carcinoms ihre Grenzen hat und diese Grenze beim Matrixcarcinom der Portio erreicht hat. Dies schließt nicht aus, daß die Cytodiagnostik als *Hinweis*-Verfahren eine große Bedeutung besitzt und wahrscheinlich ihre Stellung bewahren wird. Mehr als die Histogenese des Carcinoms interessiert uns aber aus den obengenannten Gründen *die formale Carcinokolyse, denn sie gibt wohl doch auch Hinweise, wo man neue Wege zur Carcinomvernichtung finden kann*. Diese Aufforderung geht einerseits an die Pathologen, andererseits an die Experten für Carcinogenese, sofern sie versuchen, hemmend in die latente Phase, d. h. die Zeit zwischen der Determination und der Realisation des Krebswachstums, einzugreifen. Bezüglich der Carcinokolyse sei nur erwähnt, daß man im allgemeinen zwar nur von den Auflösungsvorgängen der Krebszellen spricht (der Pyknose des Zellkerns, der Vakuolenbildung, dem Mitosenstop, der Chromosomenverklumpung u. a. m.), daß man aber die Reaktionszone um das Carcinom herum stiefmütterlich behandelt, daß man den Vorgängen der Auseinandersprengung der soliden Krebsverbände durch epitheliale Zellen einerseits (Stiftchenzellen vgl. Lahm, Handbuch der Strahlenbiologie von Lazarus, 1930) und Mesenchym auf der anderen Seite zu wenig Beachtung schenkt und den Totalnekrosen ganzer Krebsbalken ohne besondere Reaktion in der Umgebung bisher keine Bedeutung beimißt, obwohl sie meines Erachtens ein Zeichen besonderer humoraler Vorgänge sind. Die Onkologie stellt hohe Forderungen an uns; Morphologie, Biologie, Experiment und Beobachtung am Krankenbett, Endokrinologie und Chemotherapie bedürfen der gleichen Beachtung und des sinnvollen Einsatzes bei der Strahlentherapie des Krebses. Herr SCHRÖDER hat hier ganz richtig gesagt: selbstverständlich muß die Strahlentherapie gelernt werden, sonst kann sie nicht zu Erfolgen führen; ich selbst aber möchte hinzufügen: der Strahlentherapeut muß Onkologe im wahrsten Sinne des Wortes sein, sonst können Fortschritte auf dem Gebiet der Strahlentherapie nicht erzielt werden.

Zusätzlich sei noch folgendes ausgeführt: eine Arbeitstagung dient der Klärung der Situation und soll, wie DÖDERLEIN hervorhob, auf realer Grundlage zur Entwicklung von Arbeitsprogrammen führen. Den Standpunkt des Radiologen habe ich bereits kurz umrissen; ihm liegen zwei reale Gesichtspunkte zugrunde:

1. Die Strahlentherapie ist zur Zeit die wichtigste Methode der Krebsbehandlung. Ihr Ausbau muß deshalb mit allen Mitteln gefördert werden, zumal in absehbarer Zeit auch die Isotopenbehandlung hinzukommen wird; selbstverständlich ist, daß mit der Förderung der Strahlentherapie die Förderung des geeigneten Nachwuchses parallel gehen muß.
2. Nur ein gemeinsam und einheitlich geführter Kampf gegen den Krebs kann uns den maximal erreichbaren Erfolg der Behandlung bringen. Wenn MESTWERDT zeigte, daß 475 Kleinstcarcinome der Portio nur rund 85% Heilungen aufweisen, so ist das Maximum des Erfolges vielleicht schon erkennbar.

Die Konsequenzen aus dieser klaren Sachlage zu ziehen, ist Aufgabe der Akademie der Wissenschaften bzw. des Ministeriums für Gesundheitswesen. Die Instruktion vom 10. 4. 1951 war ein erster Ansatz. Ihm müssen die Anweisungen für die Bezirks- und Kreisärzte folgen. Darüber hinaus ist aber zur Erfüllung von Punkt 2 des obigen Programms die Bildung einer zentralen Stelle notwendig, der die Leitung der Behandlung und fürsorgerischen Betreuung der Krebskranken bzw. die einheitliche Leitung der Geschwulstkliniken untersteht. An dieser Stelle laufen auch alle Anregungen und Neuerungen in bezug auf Statistik, Theorie und Klinik der Krebserkrankungen zusammen. Von dort aus erfolgt die so wichtige Koordinierung der wissenschaftlichen Arbeiten und die Aufklärung der Öffentlichkeit, die Fortbildung der Ärzte und die Einplanung von Mitteln für die Geschwulstbekämpfung, wie für die soziale Betreuung der Krebskranken bzw. Invaliden. Dieser zentralen Stelle sind nur die Geschwulstkliniken angeschlossen, die als solche gegründet wurden. Es können sich aber alle Einrichtungen des öffentlichen Gesundheitswesens auf Antrag anschließen, sofern sie sich bereit erklären, nach den von der Zentrale erlassenen Richtlinien zu arbeiten und personell und instrumentell über die notwendigen Voraussetzungen verfügen. Alle der Zentrale angeschlossenen Krankenanstalten behandeln alle Krebskranken völlig kostenlos und verpflichten sich, eine ins einzelne gehende, sorgfältige Statistik ihrer Fälle auszuarbeiten bzw. durch Ausfüllung der Meldebogen vorzubereiten.

Der Zentrale (Dezernat oder Hauptabteilung) für Krebsbekämpfung liegt im einzelnen noch ob:

a) Durchführung der Globalstatistik, wie sie jetzt bereits angelaufen ist (Verordnung vom 24. 7. 1952). Diese Statistik kann sich vorerst auf die Bearbeitung folgender Fragen beschränken: absolute Zahl der Carcinome und der Rezidive, aufgegliedert nach Geschlecht, Alter, Sitz und Art der malignen Neubildung, Art und Methodik der Diagnosestellung, Beginn der Behandlung nach der ersten Feststellung der Erkrankung. Selbstverständlich kann man auch die Todesfälle an Carcinom, die verschiedenen Formen des malignen Prozesses und die Stadien bei der ersten Entdeckung versuchen festzustellen, aber alle diese Angaben müssen ungenau bleiben, weil ihnen die zuverlässige und gleichmäßige Zählung als Grundlage fehlt; auch der Erfolg der Behandlung läßt sich aus einer global aufgestellten Statistik nicht eruieren. Ganz unmöglich kann uns die Statistik ätiologische Aufklärung verschaffen (vgl. das Referat von Prof. FISCHER).

b) Die Krebszentrale muß die dringend notwendigen wissenschaftlichen Arbeiten (Forschungen) anregen und koordinieren. Ich verweise hierzu auf meine obigen als Diskussion vorgetragenen Ausführungen. Selbstverständlich muß auch das gesamte reiche Material, das bei der Vorbestrahlung und Intensivbestrahlung gewonnen wird, sach- und fachkundig verarbeitet und mit den Erfahrungen verglichen werden, die man experimentell gemacht hat und macht.

c) Es scheint uns notwendig, daß der Krebsbehandlung in den Geschwulstkliniken einheitliche Methoden zugrunde gelegt werden. Selbstverständlich lassen sich nicht immer „Standardmethoden" aufstellen, die routinemäßig durchgeführt werden. Die individuelle Behandlung bleibt oberstes Gesetz. Aber der Grad der Abweichung von einer Standardmethode wird selten so groß sein, daß etwas völlig Neues herauskommt. Solche Fälle müssen dann in einer eigenen Statistik erfaßt werden. Ich verweise auf die Arbeit CRAMER-GUMMEL-EICHHORN oder auf die Vereinbarung, die wir in Chemnitz bezüglich der Behandlung des Mammacarcinoms getroffen haben. Ich verweise auch auf die Standardmethoden, die SCHRÖDER und MÖBIUS beim Collumcarcinom des Uterus durchführen, sowie die klaren Richtlinien, die KRAATZ für die operative Behandlung des Uteruscarcinoms gab. Notwendig ist allerdings, daß dem Radiologen dort der Vorrang eingeräumt wird, wo er ihn nach dem gegenwärtigen Stand der Dinge beanspruchen kann. Es geht nicht an, daß ihm nur die Fälle überlassen werden, die der Chirurg als inoperabel ablehnt. Ich erinnere an die Großtat der Gynäkologen, die nach dem Kongreß in Halle 1913 dem Radium freie Bahn schufen und dies zu einer Zeit, als wirklich noch nicht zu übersehen war, was das Radium leisten würde.

d) Der Zentrale liegt auch ob, Dosierungsfragen zu koordinieren. Vor allem muß nicht nur physikalisch, sondern auch biologisch dosiert werden. Wichtig ist u. a. auch die Festlegung des Umrechnungsfaktors von Radiumeinheiten in Röntgeneinheiten, denn nach einem allgemein gültigen Isodosenatlas kann man ja nicht immer arbeiten.

e) Schließlich würde der Zentrale obliegen, für den notwendigen Nachwuchs an Strahlentherapeuten und Onkologen zu sorgen.

Wenn die hier vorgesehene Zentrale beim Ministerium für Gesundheitswesen oder bei der Akademie der Wissenschaften errichtet wird, steht ihr als sachverständiger Beirat die Sektion für Geschwulstforschung zur Seite, der sich je nach Bedarf durch die leitenden Ärzte der Geschwulstkliniken erweitern oder auch in Untergruppen aufteilen kann. Insbesondere wäre wichtig, die Leiter der Universitätskliniken, die man zunächst nicht in diese Organisation einbeziehen sollte, über ihre Erfahrungen und ihre Stellungnahme zu hören.

Diskussionsbeitrag

von Dr. H.-J. EICHHORN
Oberarzt der Röntgenabteilung der Geschwulstklinik Berlin-Buch

Das Mammacarcinom als eine der wichtigsten und verbreitetsten Carcinomformen verdient unsere besondere Aufmerksamkeit. Die intensive Diskussion, die über die günstigste Behandlungsweise zwischen den Chirurgen und Röntgenologen stattgefunden hat, hatte die sorgfältigsten statistischen Untersuchungen zur Folge. Diese wiederum brachten Ergebnisse, die heute als gesichert gelten können.

Es ist hier nicht die Zeit, um auf diesen Fragenkomplex einzugehen. Lassen Sie mich nur an einem Punkt anknüpfen. MCWHIRTER in Edinburgh konnte in großen Untersuchungsreihen an einheitlichem Material nachweisen, daß die alleinige Strahlenbehandlung der carcinombefallenen Axilla bessere 5-Jahresresultate ergibt als Ausräumung und Nachbestrahlung, wenn die Herddosis nur genügend hoch ist. Diese Mindestdosis beträgt 3700 r in 4 Wochen. Es erscheint uns deshalb notwendig, daß die Strahlentherapie beim Brustkrebs ihr Schwergewicht nicht auf die Beseitigung des Primärtumors, sondern auf die Sanierung der Lymphregionen verlegt, um dort diese Mindestdosis zu erzielen. Wir sind in den letzten Jahren wieder darauf aufmerksam gemacht worden, daß nicht nur die Axilla und Supraclaviculargrube, sondern auch das Gebiet der Arteria mammaria interna mit ihren intercostalen Lymphknoten und das des *Nervus thorac. longus* und *thoraco-dorsalis* frühzeitig von Metastasen befallen wird. Also müssen neben der Axilla diese Gebiete mit der oben erwähnten Mindestdosis behandelt werden.

Es ist nicht einfach, in allen diesen Lymphregionen gleichmäßig eine so hohe Dosis zu erreichen. Wir haben an einem Leichenpräparat die an verschiedenen entscheidenden Punkten des Thorax entstehenden Dosen bei der Bestrahlung ausgemessen. Dabei stellte sich heraus, daß bei einer flankierenden Bestrahlung der Brustwand von zwei Feldern aus bei Einschluß der oben erwähnten Lymphregionen keine genügend hohe Dosis in diesen Lymphregionen erzielt werden kann (man kommt in 4 Wochen maximal auf 3000 r), daß außerdem die in den Lymphgebieten entstehende Dosis bei dieser Einstellung von den Körpermaßen der Patienten abhängig und daß ferner eine erhebliche Raumdosis in einem großen Thoraxabschnitt mit Einschluß des Herzens nicht zu vermeiden ist. Wir haben deshalb die Einstelltechnik für die Brustwand etwas modifiziert. Zwei Zusatzfelder, von dem Primärtumor in der Mamma abgewandt, bilden mit den zwei flankierenden Hauptfeldern je eine kleine Zange mit konstantem Abstand für die parasternale und dorsolaterale Lymphknotenregion. Damit erreichen wir bei gleicher Oberflächenbelastung von 4000 r in den Lymphgebieten die gewünschte Mindestdosis innerhalb von 4 Wochen, während die Raumdosis wesentlich niedriger und der mitbestrahlte Thoraxraum wesentllich kleiner wird. Der Primärtumor in der Mamma wird durch radikale chirurgische Maßnahmen beseitigt, sofern Operabilität besteht. Da im Rahmen der eingehenden Untersuchungen über die Behandlungserfolge beim Brustkrebs festgestellt wurde, daß bei einer präoperativen Bestrahlung die Quote der lokalen Rezidive wesentlich geringer ist als bei Operation und Nachbestrahlung, geben wir unsere Bestrahlung prinzipiell präoperativ, und zwar erhöhen wir die Dosis für die Mamma selbst durch ein Zusatzfeld von oben oder unten bei operablen Carcinomen auf 3000 r. Bei inoperablen Carcinomen gehen wir am Primärtumor bis zur Toleranz der Haut, d. h. meistens über 5000 r HD in 6 Wochen. Selbstverständlich erhalten Axilla und Supraclaviculargrube von je zwei Feldern aus ebenfalls 3700 r. Die Axilla wird bei operablen Fällen ausgeräumt. Das ist kein Widerspruch zu dem anfangs Gesagten, da die Bestrahlung nicht wie bei McWhirter postoperativ, sondern präoperativ erfolgt.

Zusammengefaßt: Der Schwerpunkt der Röntgenbestrahlung soll beim Mammacarcinom in den Drüsenregionen liegen, wobei die parasternalen und dorsolateralen Lymphknoten eingeschlossen sein müssen, während der Schwerpunkt der Operation am Primärtumor liegt und die Strahlendosis hier bei operablen Fällen niedriger ist.

Diskussionsbeitrag

von Dr. H. K. Parchwitz

Wissenschaftlicher Mitarbeiter in der Abteilung Biophysik des Instituts für Medizin und Biologie der Deutschen Akademie der Wissenschaften zu Berlin, Berlin-Buch

Hinsichtlich der vorgetragenen Interpretation der Treffertheorie wird festgestellt, daß diese nur die Größe des strahlenempfindlichen Elementarbereichs und die Zahl der Treffer in demselben bestimmt, dagegen unmittelbar nichts aussagen kann über die Lokalisation und die Beschaffenheit des strahlensensiblen Bezirks. Bei der Häufigkeit der Beobachtungen röntgeninduzierter Mutationen rückte zunächst der Zellkern in den Vordergrund der Betrachtung. Das bedeutet jedoch keineswegs, ob nicht an anderer Stelle außerhalb des Kerns ebenfalls Reaktionen der Röntgenstrahlen vonstatten gehen, die den gleichen treffertheoretischen Prinzipien folgen. In dieser Beziehung sind von besonderem Interesse die Reaktionsabläufe in den präformierten extranucleären Zellbestandteilen — Mitochondrien, Plastiden u. ä. —, die möglicherweise irreversibel verändert werden könnten. Experimentelle Untersuchungen in dieser Hinsicht werden zur Zeit in der Abteilung Biophysik des Instituts für Medizin und Biologie, Berlin-Buch, durchgeführt.

Zur Frage der Bestrahlung mit Hochvoltapparaturen kann berichtet werden, daß wahrscheinlich noch Ende dieses Jahres im Institut für Medizin und Biologie-Buch eine Hochvolttherapie mit 1,6 MV aufgenommen werden wird. Es sind bei Anwendung solcher Spannungen gewisse Vorteile, wenn auch nicht solche grundsätzlicher Art, zu erwarten. Bezüglich der Beschaffung radioaktiver Substanzen wird darauf hingewiesen, daß es bei einer zeitlich so ausgedehnten Planung, wie sie hier zur Diskussion steht, keineswegs genügt, das in kleinen Krankenhäusern eventuell noch vorhandene Radium zu mobilisieren, sondern daß es dringend notwendig erscheint, künstlich radioaktive Substanzen zu beschaffen, die eine entsprechend lange Halbwertzeit besitzen, um als Radiumersatz dienen zu können. In dieser Hinsicht hat sich bisher das Radiokobalt und besonders radioaktives Tantalum bewährt. Das Tantalum hat im Vergleich zum Kobalt den großen Vorzug, daß es nicht vom Gewebe resorbiert wird. Beide Substanzen haben im Vergleich zum Radium den Vorteil, durch Anwendung als flexible Nadeln der Form des Tumors angepaßt werden zu können.

Chirurgisch-gynäkologische Krebsbehandlung

von Prof. Dr. H. Kraatz
Direktor der Frauenklinik der Humboldt-Universität Berlin

Die chirurgische Behandlung des weiblichen Genitalcarcinoms ist die älteste Methode. Unabhängig vom Sitz des Tumors ist der Weg, der zu den heutigen operativen Standardmethoden führt, der gleiche. Er beginnt mit der unvollkommenen Auslöffelung und Ausbrennung des Krebsgeschwürs, propagiert dann die Exzision des Gesamttumors im Gesunden und fordert, falls die Erfolge ausbleiben, die Exstirpation des gesamten befallenen Organs. Bis dahin ist die operative Behandlung kaum mehr als eine symptomatische Therapie, die dem Krebswachstum nachjagt, ohne es zu überrunden. Das wird erst anders, als mit der Entfernung der regionären Drüsen eine wirkliche Radikaloperation durchgeführt wird, die dem Carcinom seine Ausbreitungswege abschneidet, ihm also gleichsam in den Rücken fällt.

Als diese Etappe chirurgischer Therapie gynäkologischer Carcinome (parallel im übrigen mit den chirurgischen Maßnahmen bei allen operativ erreichbaren Carcinomen anderer Organe) erreicht war, begann der Ausbau der Radikalität bis zu den exzessiven Operationen von Brunschwig und Meigs, die ohne Rücksicht auf die primäre Mortalität das ganze Genitale mit den Nachbarorganen, unter Anlegung eines *Anus praeternaturalis* und unter Implantation beider Ureteren in den Darm exstirpieren, mit anderen Worten, praktisch das kleine Becken ausweiden.

Ich glaube nicht, daß dieser Gipfel operativer Expansion auf unserem Fachgebiet zur erstrebten Standardmethode erhoben wird, wenngleich natürlich festzustellen ist, daß in einzelnen Fällen sonst aussichtsloser Behandlung gelegentlich ein so hoher Einsatz gewagt werden muß. Die primäre Mortalität ist entsprechend hoch, nach Brunschwig 25—30%. Tatsächlich sind solche Operationen als Ausnahme an allen operativ ausgerichteten Hochburgen gynäkologischer Schulen (Bokelmann) auch durchgeführt worden.

Im großen und ganzen aber muß man feststellen, daß die Radikalität bei dem verbreitetsten Carcinom des Genitaltraktes, dem Collumcarcinom, in den Standardmethoden von Wertheim für das abdominale Vorgehen und von Schauta-Stoeckel für das vaginale Vorgehen ihre Grenzen erreicht hat. Der Elan operativer Kunst, der um die Jahrhundertwende in der Ausweitung des Eingriffs und in einem immer größeren Wagnis des Operateurs sein Ziel sah, ist einem Stellungskrieg gewichen, in dem um kleinere methodische Vorteile (Tapfer) gerungen wird. So sind in letzter Zeit eine ganze Reihe von Lehrbüchern vaginaler Operationsmethoden erschienen (Werner u. Sederl). Es darf bei dieser Entwicklung nicht übersehen werden, daß die sogenannten Radikaloperationen den Organismus des Abwehrmittels berauben, das — wenn auch mit der Einschränkung schließlicher Unterlegenheit im Kampf mit dem Carcinom doch das einzige lokale Abwehrmittel ist, nämlich das Bindegewebe. Ich verweise auf die ausgezeichneten Untersuchungen von Hueck, Halban und Leidenius, Fromme, K. H. Bauer, Lax, Sigdas, Majewski usw.

Man soll mit der Prophetie in der Medizin vorsichtig sein; ich glaube aber doch aus der bisherigen Entwicklung feststellen zu dürfen, daß die Zukunft operativer Carcinombehandlung nicht in die Richtung hyperradikaler Maßnahmen, sondern mehr in diejenige überlegter Beschränkung der Radikalität weist. Freilich ist eine solche Auffassung nur vertretbar, wenn ein Abbau allzu großer Radikalität durch Erfolge zusätzlicher strahlentherapeutischer und medikamentöser Art kompensiert wird. Ich wage das auszusprechen, obwohl oder gerade weil ich als Schüler STOECKELS die operative Behandlung des Carcinoms propagiere, wo sie angebracht ist, und weil ich deshalb weiß, daß ich nicht mißverstanden werde. Aus dem eben Gesagten aber die extreme Schlußfolgerung zu ziehen, daß wir mit der einfachen Totalexstirpation beim Collumcarcinom auskämen, wie das tatsächlich verschiedenenorts aus technischer Unvollkommenheit, Fehlen der methodischen Schulung und Furcht des Operateurs vor dem Mißerfolg geschieht, ist nach den Erfahrungen der modernen Krebsstatistik falsch und sollte deshalb verboten sein.

Wir dürfen also feststellen, daß ein weiterer Ausbau der Methodik selbst nicht möglich ist. „Aus der Operation ist nicht mehr herauszuholen, als schon herausgeholt ist; die Grenzen der Operationsausdehnung sind mit den Radikaloperationen erreicht und lassen sich auch nicht mehr um einen Zentimeter weiterstecken" (STOECKEL).

Das bezieht sich, wie gesagt, auf die Methodik. Es fragt sich, ob in der Peripherie des operativen Geschehens nicht Verbesserungen möglich sind.

Diese peripheren Belastungen sind:

1. Die Unverträglichkeit der Operation selbst,
2. die Narkosebelastung,
3. die Thromboemboliegefahr,
4. die Infektion,
5. die urologischen Komplikationen.

Was die Unverträglichkeit der Operation selbst anlangt, so spreche ich hier weniger von den Kontraindikationen gegen den Eingriff, die durch komplizierende Herz-, Lungen-, Nieren- und Lebererkrankungen gegeben sind. Sie sind für alle chirurgischen Disziplinen im grundsätzlichen die gleichen und durch vorherige internistische Untersuchungen festzulegen. Sie werden auch immer die gleichen bleiben, obwohl ich der Auffassung bin, daß in der gemeinsamen Beurteilung solcher Patientinnen zwischen Internist und Chirurg noch manches besser aufeinander abzustimmen wäre. Zuweilen erfolgt die Beurteilung allzu schablonenhaft ohne Rücksicht auf die Methodik der Operation, auf Art und Umfang des Eingriffs, Wahl der Narkose, Lagerung der Patientin, wenn man die Belastungen des Kreislaufes bei der Beckenhochlagerung besonders hervorheben will, und berücksichtigt zu wenig den Einsatz, der auch einmal gewagt werden muß, um das gesteckte Ziel zu erreichen. Was hier durch bessere Einfühlung in den operativen Apparat und seine Forderungen erreicht werden kann, wird aber immer nur den Einzelfall betreffen und zahlenmäßig nicht ins Gewicht fallen.

Ganz anders verhält es sich mit den neueren Erfahrungen massiver Blut- und Plasmatransfusionen vor und besonders während der Operation. Ihre Erfolge stehen außer Zweifel und sind besonders bei den radikalen Eingriffen erprobt. Ihre breite Anwendung ist heute zu fordern und nach dem Grundsatz durchzuführen: Je größer und länger dauernd der Eingriff, um so größere und häufigere Transfusionen. Es ist selbstverständlich, daß solche Aufgaben nur durch die Einrichtung einer Blutbank an den größeren Kliniken zu erfüllen sind. Es ist erstaunlich, daß der Flüssigkeits- und Eiweißverlust gerade bei den Radikaloperationen nicht schon eher eine entsprechende Berücksichtigung erfahren hat. Es ist deshalb die Bitte an die staatlichen Instanzen auszusprechen, durch Bereitstellung entsprechender Mittel dafür zu sorgen, daß Versäumtes in weitem Umfang nachgeholt wird. Denn in dem Transfusionsverfahren ist ein wesentlicher Fortschritt in der Bekämpfung der allgemeinen Belastung oder Unverträglichkeit der Radikaloperation zu sehen.

Hand in Hand damit geht das Bestreben, die Narkosegefahren zu bekämpfen. Wenn auch die alterprobte Äthernarkose, im ganzen gesehen, wahrscheinlich noch die breiteste

Anwendung erfährt, so sind dafür verschiedene Gründe maßgeblich. Zunächst der der Gewöhnung, sodann die Tatsache, daß man bei Rückschlägen eines Narkoseverfahrens schnell wieder zum ungefährlichsten und erprobten Inhalationsverfahren zurückkehrt, ohne dessen Nachteile, insbesondere die Lungenkomplikationen (Ungeheuer), gelegentlich auch Magen- und Darmatonien (Crile, Finsterer) zu übersehen. Nicht zuletzt aber liegt der Grund dafür in der bitteren Erfahrung, daß die Entwicklung moderner Narkosegeräte und -mittel mit den Forderungen der Operateure nicht Schritt hält. Die Bitte an die Regierung um Unterstützung unserer Bestrebungen ist in diesem Punkt besonders dringlich. Sie umfaßt die Gasnarkose mit Curarezusatz, die intravenösen Langnarkosen, die rektalen Basisnarkosen, die wir neben der bereits in großem Umfang von uns und vielen anderen (Orator, Schröder, Kraatz, Ruppert, Anselmino usw.) erprobten Periduralanaesthesie anwenden müssen. Alle Diskussionen um die Ausbildung von Anaesthesisten sind fruchtlos, wenn die Grundbedingungen dafür nicht geschaffen sind. Wir Gynäkologen befürworten diese Spezialausbildung jedoch nur um der Sache willen, nicht um einen neuen Spezialarzttyp zu schaffen. Auch der beste Narkosespezialist muß an das Fach und seine besonderen Forderungen gebunden sein.

Die Vorarbeiten zur Narkosespezialisierung sind an meiner Klinik im Gang. Wie wichtig sie sind, geht aus Untersuchungen von Ruppert hervor, der bei der Kontrolle der Narkoseverträglichkeit keine der bisher dafür bekannten Methoden als besonders zuverlässig finden konnte. Das Ziel, das uns vorschwebt, ist in Parallele zur elektiven Carcinomtherapie die elektive Narkosewahl unter besonderer Berücksichtigung konstitutioneller, nosologischer und operationsbedingter Faktoren.

Wir können hierzu feststellen, daß die aufgezeigten äußeren Hemmnisse eine endgültige Klärung dieser Fragen bedauerlicherweise noch nicht zulassen, daß wir aber unter Berücksichtigung der in der Literatur niedergelegten Erfahrungen der festen Überzeugung sind, auch durch eine differente Anwendung verschiedener Narkoseverfahren die Belastungen der Operation in der Zukunft herabzumindern.

Anders verhält es sich mit dem dritten, als besonderer Fortschritt gepriesenen Fragenkomplex operativer Belastung, dem Thrombose-Embolieproblem. Die mehrerenorts gemachten günstigen Erfahrungen mit Antikoagulantien vermag ich für unsere Klinik bisher nicht zu bestätigen. Ich bedauere zwar, mit konkreten Zahlen nicht aufwarten zu können, da die Untersuchungen noch nicht abgeschlossen sind. Da, wo uns durch Spenden Antikoagulantien, wie Dicumarol, und jetzt, bei uns in der DDR hergestellt, Athrombin (Phenylindandion) zur Verfügung standen, wurden sie zur Bekämpfung oberflächlicher Thrombophlebitiden, tiefer Thrombosen und bei Infarkten und massiven Embolien angewandt. Soviel wir bis jetzt feststellen können, sind unsere Erfahrungen die gleichen wie die anderer Untersucher, als Nachteil gelegentliche Nachblutungen, als Vorteil eine Abkürzung der Krankheitsdauer bzw. Bettruhe. Um aber von Erfolgen zu sprechen, müssen sie trotz der Kostenfrage in großem Umfang prophylaktisch angewandt werden. Auch hier sind wir in der Erprobung größerer Untersuchungsreihen. Ich überblicke jetzt rund 23 Jahre operativer Tätigkeit an großen Kliniken und muß feststellen, daß es immer Zeiten der Thrombosehäufigkeit und -seltenheit gegeben hat. Vermeintliche Erfolge der Sympatol-, Venostasinprophylaxe, der Wickelung der Beine, des Hochstellens des Bettendes usw. wurden immer wieder durch Rückschläge abgelöst und Phasen geringer Thrombosehäufigkeit wechselten mit solchen der Häufung. Ich bin also zunächst gezwungen, die eigene Erfahrung gegen die in der Literatur niedergelegten Erfolge anderer Autoren (Jolzow, Koller, Wimhöfer und Hartert) zu stellen und der Zukunft das Urteil zu überlassen, daß ich mich hoffentlich getäuscht habe.

Um so erfreulicher können die Erfolge der Sulfonamid- und Penicillinprophylaxe in der Carcinomtherapie herausgestellt werden. Sie sind so bekannt und sowohl durch zahlreiche Angaben im Schrifttum wie durch die Erfahrung jedes einzelnen belegt, daß ich mich mit dem bloßen Hinweis begnügen kann; sie haben nicht nur die Resultate verbessert und die Mortalität gedrückt, sondern auch zu einer erlaubten Verbreiterung der Indikationsstellung geführt. Hier liegt ein ganz bedeutender Fortschritt operativer Carcinombehandlung vor. Die Freude am Erfolg sollte aber nicht zu der Auffassung führen, daß die Keimbesiedlung des Carcinoms für den Eingriff völlig gleichgültig wäre. Die Ruge-Philippsche Virulenzprobe sollte nicht grundsätzlich vergessen werden, auch nicht die Grundzüge aseptischer Operation. Es ist, wie auch sonst im Leben, gut, die Waffe der Abwehr in der Hand zu haben, aber nur um sie, wenn nötig, einzusetzen, aber nicht, um den Gegner zu provozieren.

Als letzten Belastungspunkt operativer Carcinombehandlung möchte ich hier auf die urologischen Komplikationen hinweisen, mit denen ich mich selbst besonders beschäftigt habe.

Ich habe seinerzeit an 700 vaginal-radikal operierten Frauen 56 % urologische Komplikationen festgestellt. Das ist ein erschreckend hoher Prozentsatz, der sich daraus erklärt, daß auch die leichtesten Formen der Cystitis und Funktionsstörungen mitgezählt sind. Das ist aber notwendig, weil schon von ihnen aus geradezu eine Kettenreaktion schwerer Komplikationen ascendierend bis zur tödlichen Pyelonephrose auftreten kann. In unserem Krankengut betrug die Mortalität an urologischen Komplikationen 6,75%. Knaus hat sich seinerzeit über diese Zahlen gewundert. Sie sind aber keineswegs eine Einzelbeobachtung. Wertheim hatte eine urologische Mortalität von 7,7%, Wagner von 12,1 % und Amreich hat unter 1500 abdominalen Radikaloperationen mit 100 % Cystitiden eine relative Mortalität von 7,7 % und unter 1170 vaginalen Radikaloperationen mit 38 % Cystitiden eine relative Mortalität von 12,1 % gehabt. Auf die primäre Gesamtmortalität umgerechnet zeigt sich, daß die urologischen Komplikationen daran im Durchschnitt mit 1 % beteiligt sind.

Es fragt sich, auf welche Weise diesen Komplikationen am zweckmäßigsten zu begegnen ist. Wenn man von den direkten Ureterverletzungen absieht, so steht die Blase vor, während und nach der Operation im Mittelpunkt aller Schädigungsmöglichkeiten. Sie wird somit in der Hauptsache zum Ausgangspunkt der schwerwiegenden Komplikationen. Die Beachtung einer schon vor der Operation geschädigten Harnblase, ihre vorsorgliche Schonung während des Eingriffs, besonders eines sehr radikalen Eingriffs, die zweckmäßige Behandlung auch der postoperativen funktionellen Störungen, also in der Hauptsache die prophylaktischen Maßnahmen können helfen, auch die unvermeidlichen Störungen in einem reversiblen Stadium zu halten.

Rechnet man hinzu, daß die Infektion des Harnapparates die sekundär wichtigste und eigentlich zum Tode führende Ursache der schwersten Komplikation darstellt, so wird man heute durch die entsprechenden, auch gegen Coli anwendbaren Antibiotika auch da Erfolge erringen können, wo sie uns früher versagt blieben. Es kommt also darauf an, auf die urologischen Komplikationen gerade bei den Radikaloperationen zu achten und ihnen die ihrer Bedeutung zukommende Beachtung zu schenken.

Fragen wir uns also nach der Besprechung der peripheren, die Radikaloperation belastenden Faktoren, ob wir berechtigt sind, in der Bluttransfusion, Narkoseselektion, den Antikoagulantien, den Antibioticis und in der Bekämpfung der urologischen Komplikationen wesentliche Entlastungsmomente für die früher, besonders im Vergleich zur Strahlenbehandlung, so hoch zu bewertenden Operationskomplikationen zu sehen, so können wir diesen Abschnitt des Referates mit der Feststellung beantworten:

Sie berechtigen bei ihrem weiteren Ausbau zu großen Hoffnungen. Auch bei unterschiedlicher Bewertung ihrer einzelnen Faktoren können wir ihnen in ihrer Gesamtheit schon heute einen großen Teil des Erfolges zuschreiben, der die früher (besonders gegenüber der Strahlentherapie) so gefürchtete hohe Mortalität an der Schröderschen Klinik z. B. von durchschnittlich 8—10% auf 1,1% gesenkt hat.

Nach diesen allgemeinen Feststellungen haben wir uns mit den einzelnen heute vorwiegend üblichen Radikaloperationen weiblicher Genitalcarcinome zu beschäftigen. Auch hier kann nur zu einzelnen prinzipiellen Fragen Stellung genommen werden, wenn man sich nicht in allzu vielen Details verlieren will.

Zunächst die Radikaloperation des äußeren Genitale. Sie besteht, getreu dem Grundsatz der Radikaloperation überhaupt, alle regionären Drüsenstraßen mitzunehmen, in der Exstirpation der Vulva und der Leistendrüsen. Die aus Anfängen unvollkommener Methodik heraus entwickelte Standardoperation ist die von Rupprecht-Stoeckel. Der Nachteil dieses umfangreichen, bei geübter Blutstilltechnik keineswegs so blutreichen Verfahrens, wie man zuerst annehmen sollte, liegt in der Inkongruenz zwischen dem gewöhnlich hohen Alter der Patientin mit seiner verminderten Abwehrkraft und der großen, einer Infektion besonders zugänglichen Wundflächenbildung. Die ursprünglich auch auf die Mitnahme iliacaler Drüsen ausgedehnte Operation ist deswegen von Stoeckel selbst in den letzten Jahren immer mehr eingeschränkt worden. Er bevorzugte deshalb zuletzt die Radiumbehandlung der Vulva mit der operativen Entfernung der Leistendrüsen.

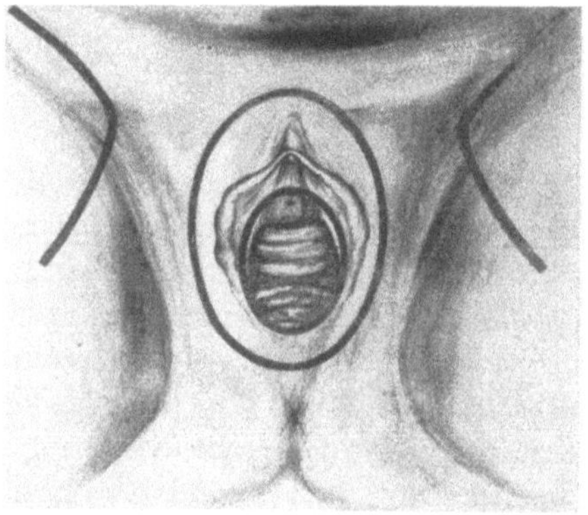

Abb. 1. Schnittführung bei der Vulva-Radikaloperation. Bogenförmiger Schnitt zur Ausräumung der inguinalen und cruralen Drüsen. Trennung dieses Operationsgebietes von dem eigentlichen vulvären durch Stehenlassen einer Hautbrücke.

Die Überprüfung der Resultate ergab deshalb keine eindeutige Klärung, weil dieses Carcinom nicht so häufig ist, daß der Fehler der kleinen Zahl nicht ins Gewicht fiele. Die Einführung der Sulfonamid- und Penicillintherapie hat mich bewogen, in Halle und Berlin die Radikaloperation wieder aufzugreifen. Ich kann feststellen, daß durch diese prophylaktischen Schutzmaßnahmen der Indikationsbereich der Operation mit günstigem Effekt hinsichtlich der primären Mortalität wieder erweitert werden kann. Allerdings verzichten wir, einem neueren Vorschlag Stoeckels, der auch von Tapfer angewandt wird, folgend, auf eine en bloc-Entfernung des inguinalen Fettdrüsenlappens im Zusammenhang mit der Vulva. Wir lassen am *Mons veneris* eine Hautbrücke stehen, die sich hinsichtlich der Heilungsfähigkeit außerordentlich bewährt hat. Auch die im Bild gezeigte bogenförmige Schnittführung von der Leiste zu der Cruralgegend (Tapfer) dürfte bessere Resultate ergeben, als die senkrecht auf den inguinalen Schrägschnitt aufgesetzte Inzision zur Freilegung der cruralen Drüsen. Am Schnittpunkt solcher Wunden ist die Heilungstendenz besonders schlecht.

Wir glauben, diese modifizierte Technik auf Grund eigener und auch andererseits gemachter Erfahrungen mit Bluttransfusionen und nachfolgender Röntgenbestrahlung empfehlen zu dürfen. Man kann die Methode zudem mit einer Radiumvorbestrahlung kombinieren und unter Berücksichtigung des Allgemeinzustandes der Patientin in Etappen vorgehen.

Schon hier zeigt sich, daß von einer rein chirurgischen Behandlung ohne zusätzliche Bestrahlung nicht gesprochen werden kann. Ich werde auf diesen Punkt noch einzugehen haben. Er ist in besonderem Maße zu beachten bei den Eingriffen zur Behandlung des häufigsten Genitalcarcinoms der Frau, dem Collumcarcinom und dem ihm hinsichtlich seiner Ausbreitungswege und der entsprechenden Therapie verwandten Vaginalcarcinom der oberen beiden Scheidendrittel.

Die beiden hierfür bekannten Operationsverfahren sind die abdominale WERTHEIMsche Operation und die vaginale Methode nach SCHAUTA-STOECKEL. Auf sie näher einzugehen, erübrigt sich, ich zeige der Vollständigkeit halber nur das Prinzip der Radikalität im Bild. Welche Methode man wählt, wird zunächst abhängig sein von der Erfahrung des Operateurs, entspringt also oft subjektivem Empfinden. Objektiv spricht für das abdominale Vorgehen die größere Übersicht über hochsitzende Drüsenmetastasen und ihre bessere Entfernbarkeit, für das vaginale Vorgehen die bessere und radikalere Exstirpation des Paragewebes, also der Anfangsstraßen metastatischer Carcinomausbreitung. Für die Wahl des Vorgehens kann weiter entscheidend sein die bessere Verträglichkeit bei vaginalem Operieren, die weniger weite Eröffnung des Peritoneums am untersten Pol der Bauchhöhle, die geringere postoperative Atmungsbehinderung nach vaginaler Operation, um nur einige Faktoren zu nennen. Tatsächlich ist die primäre Operationsmortalität mit 15—18% beim abdominalen Vorgehen weit höher als nach vaginalen Operationen, die z. Z. um 1,5% liegt (SCHRÖDER).

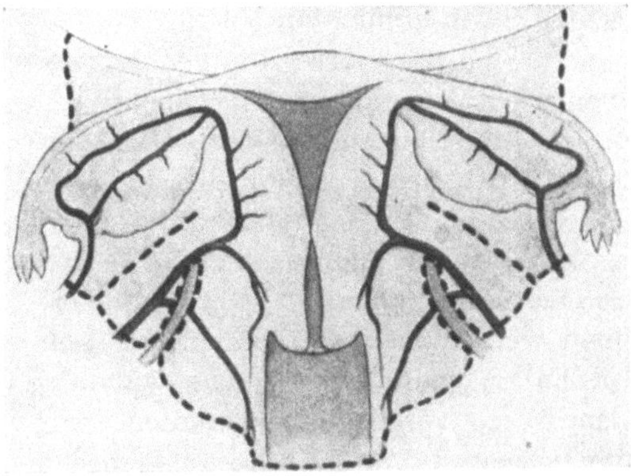

Abb. 2

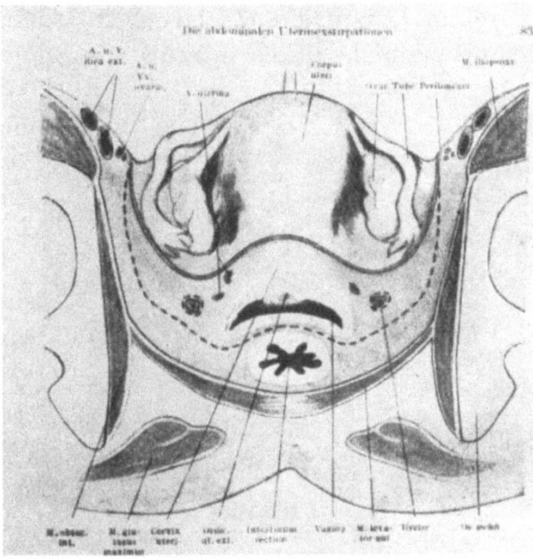

Abb. 3

Gegenüberstellung der vaginalen (2) und abdominalen (3) Radikaloperation.
Nach H. MARTIUS: Die gynäkologischen Operationen. Verlag G. Thieme, Leipzig.

Es haben sich deshalb in den Nachkriegsjahren viele Vertreter abdominaler Op.-Schulen zu der vaginalen Radikaloperation bekannt und sie so lange bevorzugt, als die Widerstandsfähigkeit unserer Patientinnen besonders schlecht war. Heute scheint sich, soweit ich übersehe, wieder ein Ausgleich beider Richtungen anzubahnen.

Und das ist gut so. Ich halte es für schlecht, sich nur auf eine Methodik festzulegen, das erstrebenswerte Ziel ist auch hier das elektive Prinzip, das auf Gesamtzustand und Krebssituation der einzelnen Patientin ausgerichtet ist.

Ich darf im Hinblick auf die spätere Zusammenfassung der Ergebnisse auch hier darauf hinweisen, daß es kaum eine Schule gibt, die die Radikaloperation nicht mit der Strahlentherapie, zumindest im Sinne einer Röntgennachbestrahlung, koppelte.

Was das Corpuscarcinom anlangt, so herrscht Einigkeit hinsichtlich des chirurgischen Vorgehens. Entsprechend der bevorzugten Metastasenstraße entlang den Adnexen über das *Lig. infundibulo-pelvicum* zu den paraaortalen Drüsen besteht der Eingriff in der Totalexstirpation des Uterus mit beiden Adnexen. Da die Entfernung paraaortaler Drüsen für gewöhnlich unterbleibt, ist es gleichgültig, ob man die Exstirpation abdominal oder vaginal vornimmt. Unter Berücksichtigung des höheren Lebensalters der vom Corpuscarcinom befallenen Patientinnen sollte man das schonendere vaginale Vorgehen bevorzugen. Lediglich bei bereits vorhandener unübersichtlicher Metastasierung der Adnexe oder bei Vergesellschaftung mit anderen Tumoren (z. B. größeren Myomen) sollte man abdominal operieren. In einzelnen Fällen erfolgt auch eine entwicklungsgeschichtlich bedingte retrograde Metastasierung in die Leistendrüsen. Ihre zusätzliche Entfernung ist dann zweckmäßig. Ich darf darauf nur ebenso kurz hinweisen wie auf die Tatsache, daß die häufig beim Corpuscarcinom anzutreffende Pyometra solange eine Kontraindikation für den Eingriff darstellt, als sie nicht durch intrauterine Spülungen vorher restlos beseitigt ist.

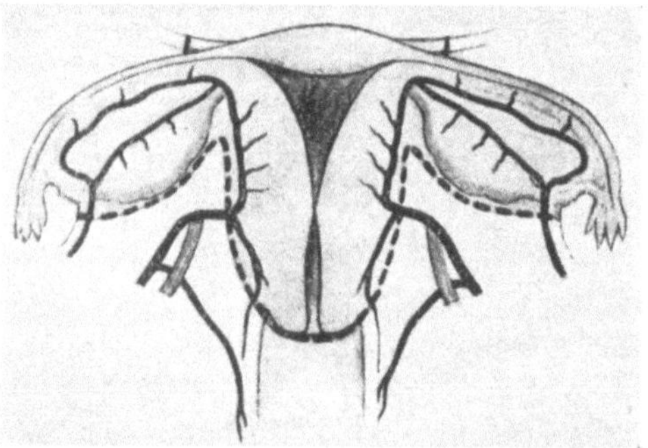

Abb. 4. Die einfache Totalexstirpation des Uterus unter Mitnahme beider Adnexe beim Corpuscarcinom (s. zum Vergleich die radikalen Methoden Abb. 2 und 3, die beim Collumcarcinom anzuwenden sind). Nach H. MARTIUS: Die gynäkologischen Operationen. Verlag G. Thieme, Leipzig.

Im übrigen sollte gerade beim Corpuscarcinom wegen der besseren Resultate die Operation vor der Bestrahlung den Vorzug verdienen. Auch die postoperative Röntgenbestrahlung haben wir seit 2 Jahren aufgegeben.

Wenn ich die erläuternde Skizze über den Umfang der Operation erst an dieser Stelle bringe, so deshalb, weil sie gleichzeitig auch für das sehr seltene Tuben- und das leider häufigere Ovarialcarcinom gilt. Nur muß hervorgehoben werden, daß die Totalexstirpation in diesen Fällen grundsätzlich nur auf abdominalem Wege vorgenommen werden darf, nicht nur wegen der notwendigen Übersicht über den Umfang der Carcinomausbreitung, sondern auch wegen der Feststellung primärer Tumoren des Darmtraktes. Gelegentlich genügt unter Berücksichtigung der Tatsache, daß das Carcinom sich kontralateral über den Fundus ausbreitet, die subfundale oder supravaginale Amputation, für gewöhnlich ist der Eingriff bei den zahlreichen Metastasenknoten im Douglas doch so umfangreich, die Wundbildung so ausgedehnt, daß drainiert werden muß. Deshalb sollte doch die Totalexstirpation die Methode der Wahl, die anderen Verfahren die in jedem Falle einzeln zu begründenden Ausnahmen sein.

Die Ansicht über die Zweckmäßigkeit großer, gewagter Eingriffe beim Ovarialcarcinom ist verschieden. Viele begnügen sich mit der Probelaparotomie; die STOECKELsche Schule exstirpiert, wenn nur irgend möglich. Die Nachbestrahlung freilich ist nur von sehr begrenztem Wert und bei ausgedehnter Metastasierung eher schädlich als nützlich. Die Auffassung, grundsätzlich den Uterus als Applikationsort für eine postoperative Radiumbestrahlung zu belassen, kann nur gelegentlich für zurückgelassene Douglasmetastasen in Frage kommen. Für gewöhnlich liegt in diesen Fällen aber schon eine so allgemeine Metastasierung der ganzen Bauchhöhle vor, daß ein solches Vorgehen zwecklos erscheint. Wir sind also immer mehr und mehr von der Nachbestrahlung bei den Ovarialcarcinomen abgekommen.

Auf das Mammacarcinom — als Krebs der sekundären Geschlechtsmerkmale bei der Frau unvergleichlich häufiger als beim Mann — brauche ich an dieser Stelle nicht besonders einzugehen. Der Eingriff erfolgt nach den allgemein bekannten Grundsätzen der Ablatio mit radikaler Ausräumung der regionären, axillären, infraklavikulären und subskapulären

Drüsen. In der Frage der Röntgenbestrahlung haben sich viele Kliniken, so auch wir, in letzter Zeit zur Röntgenvor- und -nachbestrahlung bekannt.

Der entscheidende Faktor für den Erfolg aller genannten Eingriffe ist ihre zweckmäßige Anwendung, also ihre richtige Indikationsstellung. Selbstverständlich sind dafür verschiedene Gesichtspunkte aufzustellen. Manche Schulen bestrahlen z. B. beim Collumkrebs grundsätzlich die Carcinome geringer Ausdehnung und behalten der Operation nur die noch operablen, aber der Strahlenbehandlung weniger zugänglichen Formen vor. STOECKEL bestrahlte die ganz sicher ganz guten Anfangsfälle und die ganz sicher ganz schlechten; alle anderen operierte er. Wir operieren heute alles, was operabel ist und bestrahlen nur, was dem Messer nicht erreichbar ist. Mit halben Maßnahmen, wie etwa der Portioamputation bei praeinvasiven Carcinomen (SCHMID) vorzugehen, halten wir nicht für zweckmäßig, ganz sicher nicht in generellem Sinn. Wenn die Diagnose „Carcinom" feststeht, muß daraus auch die nötige Konsequenz hinsichtlich der Radikaltherapie gezogen werden.

Ähnlich liegen die Dinge beim Vaginalcarcinom. Der Wert der richtigen Handlungsweise ergibt sich aus der Erfahrung des einzelnen, selbstverständlich der statistisch bewiesenen, nicht der dem subjektiven Eindruck unterliegenden.

Diese Fragen werden in der Zukunft von besonderer Bedeutung sein, wenn, wie ich das in Polen bei einer Vortragsreise feststellen konnte, die Indikationsstellung und damit der Therapieplan generell geregelt und gesetzmäßig durch Verfügung des Gesundheitsministeriums bestimmt werden sollte. Ich halte es deshalb für unzweckmäßig, die verschiedenen Auffassungen hier vorzutragen, darf aber — was die operativen Methoden gynäkologischer Krebsbehandlung anlangt — und nur mit ihnen habe ich mich zu beschäftigen — folgende Feststellungen treffen:

1. Keine Methode, einschließlich der Wahl der Narkose darf als Standardmethode einer Krebskranken aufgezwungen werden. Die Wahl des Verfahrens erfolgt vielmehr in jedem einzelnen Fall nach der Gesamtlage der Patientin und ihrer Krebssituation im besonderen. Unter Gesamtlage verstehe ich Alter, Widerstandsfähigkeit, Herz, Lungenbefund usw., unter Krebssituation die Ausdehnung des Carcinoms, seine histologische Struktur, den bakteriologischen und urologischen Status.
2. Die operative Krebsbehandlung ist heute nur selten — auf die Ausnahmen habe ich hingewiesen — ein chirurgischer Eingriff allein, sondern gekoppelt mit entsprechenden Vor- und Nachbestrahlungen.

Mit anderen Worten: Wir müssen uns auch hier zu dem von STOECKEL propagierten elektiven Prinzip der Krebsbehandlung bekennen und Sorge tragen, daß wir nicht im Schematismus erstarren, sondern genügend individuelle Elastizität in der Indikationsstellung behalten. Das gilt im besonderen für die Forschungsstätten.

Die entscheidende Frage ist deshalb die Feststellung der Leistungsfähigkeit der elektiven operativen Therapie im Vergleich mit der reinen Strahlenbehandlung. Ich darf mir bei ihrer Besprechung die Freiheit nehmen, nicht der topographisch gebotenen Reihenfolge genitaler Carcinome zu folgen, sondern sie nach ihrer Wertigkeit im Hinblick auf den Erfolg ihrer operativen Behandlung zu besprechen.

Was das V u l v a c a r c i n o m anlangt, so sind die Angaben außerordentlich different. Für die operative Therapie sind 36,5%, 20% (SCHULZ), bei Verwendung der Elektrokoagulation 11% (SCHREINER u. WEBS) und 19,4% (ANTOINE u. MAIER), teilweise mit primärer Mortalität von 41% angegeben worden. TAUSSIG gibt 81,8% Heilung an. Die Strahlentherapie, die nach STOECKEL noch nicht genügend erprobt ist, vielleicht aber in Zukunft mit dem Betatron bessere Erfolge aufzuweisen verspricht, erreichte nach WARNEKROS 26,7% absolute Heilung. Die kombinierte operativ-radiumtherapeutische Behandlung hatte bei GÖBEL u. HAMANN 26,3% Heilungen und eine primäre Mortalität von 3,4%. Die Weltliteratur über 315 Fälle ergibt 24,2% absoluter Heilung, die neueste Statistik aus dem deutschen Schrifttum von HUBER (Kiel) über 69 Fälle 26,6%.

Wir können aus diesen Angaben den Schluß ziehen, daß das Urteil schwierig ist, da

1. im ganzen doch wenig große Zahlenreihen vorliegen, die bindende Schlüsse erlauben,

2. sehr verschiedenartige Behandlungskombinationen vorliegen, die sich für Vergleiche nicht eignen.

Bei vorsichtiger Beurteilung scheinen jedoch, trotz der Angaben von WARNEKROS, diejenigen Methoden von Vorteil zu sein, bei denen die operativen Eingriffe im Behandlungsplan irgendwie eingeschaltet waren.

Eindeutig zugunsten der Operation sprechen die Resultate bei den malignen Ovarialtumoren. Einzelne von ihnen, wie das Disgerminom, sind überhaupt strahlenresistent, besser beeinflußbar die Granulosazelltumoren; im ganzen gesehen handelt es sich für gewöhnlich um so ausgedehnte Tumorbefunde und frühzeitige Metastasierungen, daß selbst bei strahlenempfindlichen Tumoren die anzuwendende Strahlenmenge nach Fläche und Intensität in absolutem Mißverhältnis zur Verträglichkeit der Patientin steht. Hier kann man mit aller Eindeutigkeit feststellen, daß die Operation da, wo sie überhaupt anwendbar ist, die Methode der Wahl ist. Jeder Ovarialtumor muß operiert werden. Die Resultate absoluter Heilung liegen in der Hauptsache zwischen 20 und 30% (HUBER: 18%, REICHENMÜLLER: 21%, BUSCHBECK: 23,7%, MUNNEL u. TAYLOR: 30,8%, GRÜNBERGER: 18,8%, SCHROEDER u. HARTL: 17,6%). Die relative Heilung, bezogen auf alle vollständig Operierten, beträgt sogar 60,5% (CRANIZ u. SCHMIEMANN).

Ähnlich liegen die Verhältnisse beim Tubencarcinom — nur 4% absolute Heilung —, doch ist bei der Seltenheit ihres Vorkommens von 0,1% eine besondere Besprechung nicht erforderlich.

Auch beim Corpuscarcinom ist die Operation der Strahlentherapie überlegen, wenn auch nicht so entscheidend, wie beim Ovarialcarcinom. Die Ergebnisse sind aus folgender, dem Lehrbuch von STOECKEL entnommener Tabelle ersichtlich:

Operation bzw. elektive Therapie	Dauer-heilung	Bestrahlung	Dauer-heilung
PANKOW (Sammelstatistik	41,7%	PANKOW (Sammelstatistik)	36,3%
WEIBEL (TASCH) 230 Fälle	59,6%	DÖDERLEIN (VOLTZ) 107 Fälle . . .	42,0%
SCHRÖDER (MÖBIUS) 183 Fälle	47,6%	EYMER (KURZ) 68 Fälle	42,9%
KOLLER (KOLLER u. REICHEN) 42 Fälle	46,2%		
im Durchschnitt	48,8%	im Durchschnitt	40,4%

Es fällt auf, daß die zugunsten der Operation sprechenden Zahlendifferenzen im Vergleich mit den Ergebnissen der Strahlentherapie gerade die neueren Veröffentlichungen betreffen. Im Wettlauf beider therapeutischen Richtungen liegt die Operation mit 8,4% im Vorsprung. Die Gründe dafür liegen in der trotz aller Verbesserungen doch oft recht schwierigen und ungenügenden Radiumapplikation, zum anderen in der relativ spät erfolgenden Metastasierung und der dadurch länger erhaltenen Operabilität. Ich glaube kaum, daß auch ein subjektiv aus Gewohnheit, Überzeugung oder auch Fanatismus eng an seine Methodik gebundener Vertreter der reinen Strahlentherapie bei objektiver Prüfung der bisher aufgezeigten Ergebnisse zu anderen Schlußfolgerungen kommen wird.

Anders liegen die Verhältnisse bei dem häufigsten und an Bedeutung wichtigsten Genitalcarcinom, dem Collumcarcinom. Hier ist der Vorsprung der operativen Behandlung mit der Ausbildung der Strahlenbehandlung, ihren modernen Apparaturen und der Modifikation der Strahlenapplikation immer kleiner geworden und liegt heute, wie die folgende Tabelle von STOECKEL zeigt, mit 38,7% auf gleicher Höhe.

Ergebnisse der elektiven Therapie
(Operation und Bestrahlung)

	Beobachtet	Geheilt	Absolute Heilungsziffer in %
STOECKEL, Berlin (LAUTERWEIN)			
1933—1937	1071	392	36,5
SCHRÖDER, Leipzig (SCHRÖDER u. KIRCHHOFF)			
1937—1939	501	185	36,5
MARTIUS, Göttingen (MARTIUS, KEPP)			
1933—1936	305	117	38,3
1937—1942	704	289	41,1
1943—1944	329	141	42,9
KNAUS, Prag (KNAUS u. WOLFRAM)			
1935—1937	558	194	34,8
PANKOW, Freiburg (SIEGERT u. KELLER			
1927—1936	385	134	34,8
RUNGE, Heidelberg (RUNGE u. WIMHÖFER)			
1936—1941	396	176	44,4
MAYER, Tübingen			
1935—1942	726	255	35,1
ANDERES, Zürich (ANDERES u. J. H. MÜLLER)			
1933—1936	137	53	38,7
1937—1939	133	68	51,0
KÖHLER u. HÄNISCH, Hamburg-Barmbeck			
1927—1938	582	248	42,6
HOLTHUSEN, Hamburg-St. Georg (GAUWERKY)			
1935—1938	749	294	39,3
	6576	2546	38,7

Zusammenfassung des Materials von München, Stockholm
und 10 bekannten Strahleninstituten

Institut	Beobachtet	Nach 5 Jahren geheilt	Absolute Heilungsziffer in %
Roswell Park Memorial Institut Buffalo	1 351	445	32,9
Institut Jules Bordet, Brüssel (Centre des Tumeurs de l'Université)	765	208	27,2
Institut du Cancer, Löwen, Belgien	380	107	28,2
Radiumstationen, Kopenhagen	1 520	646	42,5
Radiumstationen, Aarhus, Dänemark	644	251	39,0
Radiumstationen, Odensee, Dänemark	216	81	37,5
Det Norske Radiumspitel V. Aker	729	295	40,5
Konung Gustav V.s Jubileums-Klinik, Gotenburg Schweden	360	141	29,2
Konung Gustav V.s Jubileums - Klinik, Lund, Schweden	278	100	36,0
Radiumhemmet Stockholm in den Jahren 1936—1943	2 240	881	39,3
I. Universitäts-Frauenklinik München in den Jahren 1934—1943	3 037	1247	41,1
II. Universitäts-Frauenklinik München	820	376	39,8
Zusammen	12 340	4778	38,7

Teilweise sind auf dem letzten Gynäkologenkongreß in München von KOTTMEIER, Stockholm, auch Zahlen genannt worden, die die operativen Ergebnisse überflügeln. Doch wollen Spitzenergebnisse einzelner Jahre nicht viel besagen, sie können sowohl für die operative wie für die Strahlentherapie Rückschlägen Platz machen, die die ursprüngliche Hoffnungsfreudigkeit jäh zunichte machen.

Verglichen könnte eigentlich nur werden, was unter gleichen Bedingungen behandelt wird, also beim Collumcarcinom die operablen Stadien. Um nur ein Beispiel zu nennen, fand Eymer für die Gruppen I und II 68,0% bzw. 50,9%, im Durchschnitt also 59,4% Dauerheilung bei reiner Strahlentherapie, Stoeckel (Lauterwein) eine relative Heilungsziffer für die vaginale Radikaloperation von 79,9% für etwa die gleichen Jahre heraus. Lauterwein berechnete damals mit Recht beim Vergleich der bestrahlten und operierten Fälle eine Überlegenheit der Operation um 10—12% für die Stoeckelsche Klinik.

Und doch steckt auch eine solche Berechnung voller Fehlermöglichkeiten, denn

1. ist sehr verschieden, was unter Operabilität und Stadieneinteilung verstanden wird,
2. muß in Rechnung gesetzt werden, daß die Operationsfrequenz mit Ausnahme der Kriegs- und Nachkriegszeit, in denen Radium fehlte, um mehr als die Hälfte von 70,5% auf 30% gesunken ist,
3. daß es eine reine Operationsstatistik nicht mehr gibt, seitdem die operativen Verfahren mit Vor- und Nachbestrahlung gekoppelt werden.

Gerade die beiden letzten Gründe schränken die errechnete Überlegenheit der Operationsmethode wieder ein. Man tut deshalb gut, in voller Kenntnis aller möglichen Fehlerquellen nur die Ergebnisse der absoluten Heilung für die elektive Therapie und die reine Strahlentherapie in möglichst großen Zahlenreihen miteinander zu vergleichen. Hier wäre eine Weltstatistik zu fordern, die einmal die Stadieneinteilung aller Carcinome v o r der Behandlung, zum anderen n a c h der Behandlung nach der histopathologischen Klärung erfaßt. Ein solcher epikritischer Vergleich auf breitester Basis wäre ein Gewinn für viele Fragen statistischer Carcinomauswertung.

Wir können heute nur feststellen, daß beide Behandlungsverfahren, die elektive wie die Strahlentherapie, im großen und ganzen sich zur Zeit die Waage halten. Verschiebungen um 1—2% können nicht als Beweis einseitiger Überlegenheit gewertet werden. Ein solches Verfahren ähnelt mehr dem Streit verbissener Extremisten um eine Methode, als dem Verantwortungsbewußtsein gewissenhafter Carcinombehandler zuträglich ist.

Aus dieser Feststellung nun aber den Schluß zu ziehen, daß das Collumcarcinom grundsätzlich nur bestrahlt werden und die operativen Methoden in den Hintergrund treten sollten, wäre selbst unter dem zusätzlichen Gesichtspunkt, daß in dem einen Fall der Uterus erhalten und im anderen geopfert würde, ein verhängnisvoller Irrtum; denn

1. stehen, wie ich gezeigt habe, die Operateure noch im aussichtsreichen Kampf um die Senkung der primären Mortalität, wie die Strahlentherapeuten in dem Bemühen um die Verbesserung der Technik;
2. sind nicht alle Carcinome gleich strahlenempfindlich. Ihre histologische Struktur in dieser Richtung auszuwerten, ist ein lohnendes Ziel zur Verbesserung der Gesamtergebnisse. Hier sind die „Interessensphären" abzugrenzen;
3. der Verlust operativer Fertigkeit wäre verhängnisvoll in Zeiten mangelnder Strahlenquellen, sowohl des Radiums wie geeigneter moderner Röntgenapparaturen, wie wir sie erlebt haben. Das ist keine fiktive Idee, sondern eine von einsichtigen ausländischen Strahlentherapeuten uns gegenüber ausgesprochene Meinung, die sie in die Worte kleideten: sie müßten erst wieder operieren lernen.

Ich komme also auch für die Gruppe der Collumcarcinome zu dem Schluß, den Stoeckel, der ein besonders großes eigenes Krankengut von 6380 eigenen Fällen übersieht, in die

Worte gefaßt hat: „Wie die Dinge jetzt liegen, soll man die therapeutischen Methoden, die sich bewährt haben, überhaupt nicht gegeneinander in Konkurrenz bringen, sondern zu einem möglichst starken Gesamtwirken konzentrieren."

Dieselbe Auffassung gilt auch für die Vaginalcarcinome.

Strahlentherapie:		
MARTIUS (KEPP)	absolute Heilung	26 : 6 = 20,0%
SCHRÖDER (MÖBIUS)	absolute Heilung	39 : 10 = 32,3%
EYMER (RIES)	absolute Heilung	130 : 30 = 23,1%
Strahlentherapie oder Operation:		
BUMM, PHILIPP	absolute Heilung	83 : 13 = 15,5%
Operation:		
STOECKEL 1926—1927	10 vaginal-radikal operierte Fälle	5 geheilt = 50,0%

Die Gesamtzahlen sind freilich zu klein, um die in der Statistik zum Ausdruck kommende Überlegenheit der operativen Therapie auch wirklich als solche bewerten zu können.

Damit stehe ich am Schluß der statistischen Auswertung unserer heutigen operativen Methoden bei den einzelnen Formen des Genitalcarcinoms. Sie sind nach Sitz, Ausbreitung, histologischer Struktur des Carcinoms verschieden, in der Gesamtwertung aber ein Beweis für die Leistungsfähigkeit der operativen Behandlungsverfahren.

Ich wäre aber unvollständig, wenn ich nicht mit wenigen Sätzen auf die Bedeutung der Operation von Rezidiven und zur chirurgischen Palliativbehandlung hinwiese.

Was die Rezidivtherapie anlangt, so rät die überwiegende Anzahl der Autoren zur Strahlentherapie. Tatsächlich ist sie neben den medikamentösen Methoden carcinolytischer oder carcinostatischer Therapie das geeignetste Verfahren. Es gibt aber einzelne Situationen, in denen der Tumor nach Umfang und Sitz besser zu exstirpieren ist (STICKEL, KRAATZ). Die Schwierigkeit des Eingriffes sollte von solchen Operationen im Einzelfall nicht abschrecken.

Eine gleiche, von vornherein nur selten mit der Hoffnung auf einen Dauererfolg verknüpfte, darum aber nicht minder wichtige ärztliche Einstellung sollte man zu den Fragen der Palliativoperationen einnehmen. Um uns über den möglichen Umfang solcher Eingriffe zu unterrichten, zeige ich Ihnen eine Aufstellung aus meiner Hallenser Zeit.

Gesamtzahl der an der Universitäts-Frauenklinik vom Oktober 1949 bis September 1951 beobachteten Carcinome	772
Gesamtzahl der im gleichen Zeitraum durchgeführten Palliativoperationen	83
Verhältnis der Palliativoperationen zur Gesamtzahl der Carcinompatientinnen	10,7%

Aus ihr geht hervor, daß ich unter 772 Carcinomen 83 mal, d. h. bei 10,7% aller Carcinompatientinnen Palliativoperationen durchführen mußte. Die einzelnen Verfahren und ihre Indikationsstellung gehen aus der folgenden Tabelle hervor.

Das alles gehört in den weiten Gesamtrahmen chirurgischer Carcinomtherapie bei der Frau. Wir können also feststellen, daß die operative gynäkologische Carcinomtherapie weit umfassender ist, als das im Anblick des mir als Referat gestellten Themas vielleicht zunächst anzunehmen war.

Sie wird noch umfassender, wenn wir die Fragen postoperativer Versorgung und Regelung der gesetzlichen Fürsorgebestimmungen über Arbeitsfähigkeit und Invalidität hinzunehmen.

Mit diesen Hinweisen schließe ich das Referat. Ich darf noch einmal die sich aus ihm ergebenden wesentlichen Feststellungen in wenigen Sätzen zusammenfassen:

1. Die operative Behandlung gynäkologischer Carcinome hat auch heute noch ihren festumrissenen Platz im Gesamtplan elektiver Krebsbehandlung.
2. Die einzelnen Verfahren sind standardisiert und technisch nicht weiter ausbaufähig. Verbesserungen sind nur möglich, teilweise auch schon erreicht, in der Peripherie operativen Geschehens.
   Dazu gehören die Anwendung großer Bluttransfusionen, die Narkosewahl, die Infektionsbekämpfung und die Steuerung urologischer Komplikationen.
3. Die Hyperradikalität ist wegen der Bedeutung des Bindegewebes in der Krebsabwehr kein erstrebenswertes Ziel, sondern ein Ausnahmeverfahren bei anders nicht bekämpfbarer Carcinomausdehnung.
4. Die chirurgische Behandlung umfaßt auch die Palliativverfahren und gelegentlich die Spätrezidivbehandlung.
5. Die operativen Methoden sind mit der Strahlenbehandlung zu koppeln und schließen sie nicht aus. Das gleiche gilt für die zwar noch unvollkommene, aber beachtenswerte medikamentöse Carcinomtherapie.

Palliativ-operationen	Indikationen	
Anus praeter	Umwachsung des Rektums mit Ileussymptomen Rektum-Scheidenfistel (Carcinom oder Strahlenschäden) Als Voroperation vor besonders radikalem Eingriff (Exstirpation von Genitale und Rektum) oder besonders radikaler Bestrahlung Darmblutung	Darmkomplikationen Ileus
Ureterimplantation i. d. Blase Coffey-Mayo Kolpokleisis Pyelotomie	Ureterummauerung durch Carcinom Urethrakompression durch Carcinom Große carcinomatöse Blasenscheidenfistel bei intaktem Darm Kombinierte Rektum-Blasenscheidenfistel bei Carcinom oder nach Bestrahlung Notoperation bei Uraemie und schlechtem Allgemeinzustand	Fisteln Uraemie
Cottesche Operation Chordotomie	Auf das kleine Becken beschränkte Schmerzen des vegetativen Nervensystems Zerebrospinal fortgeleitete Schmerzen außerhalb des kleinen Beckens	Schmerzen
Hypogastricaunterbindung Auslöffelung und Paquelinisierung	Lokal nicht beherrschbare Blutungen Zur Anaemisierung des krebsigen Organs Zur Blutstillung Zur Bekämpfung jauchigen Fluors	Blutungen, Fluor

Einer unserer erfahrensten Chirurgen hat einmal gesagt, der gute Chirurg sei weniger daran zu erkennen, was er operiert, als daran, was er nicht operiert (Liek). Ich habe mich deshalb unter diesem Gesichtspunkt redlich bemüht, ein objektives Bild von der heutigen operativen Situation gynäkologischer Krebsbehandlung zu entwerfen, frei von der extremistischen Auffassung des Nur-Chirurgen, aber, wie ich hoffe, doch mit dem Nachweis, daß wir auch auf unserem Gebiet die operative Behandlung des Krebses solange nicht entbehren können, bis neue Erkenntnisse der Strahlenforschung oder gar einmal eine aetiologisch ausgerichtete Carcinombehandlung uns zu einer Revision unseres Urteils zwingen.

Diskussionsbeitrag

von Prof. Dr. G. Döderlein
Direktor der Universitätsfrauenklinik Jena

Die Erfahrungen der Jenaer Klinik stimmen mit den von Herrn Kraatz vorgetragenen Grundsätzen voll überein. Die Resultate der Radikaloperationen, besonders beim Carcinom des *Collum uteri*, sind durch entscheidende Senkung der primären Mortalität so verbessert worden, daß den Radikaloperationen im Behandlungsprogramm besondere Bedeutung zukommt. Unter sorgfältiger Berücksichtigung operativer Gegenanzeigen unterziehen wir in Jena zur Zeit 55% der Fälle von Collumcarcinom der Radikaloperation mit zusätzlicher Nachbestrahlung, wobei den vaginalen Operationsmethoden der Vorzug gebührt.

Beim Collumcarcinom der Gruppe I liegt die 5-Jahresdauerheilung mit rund 65% für operative Behandlung und Strahlenbehandlung allein etwa gleich. Bei der Gruppe II und, soweit möglich, auch bei der Gruppe III besteht aber eine Differenz von 10—15% zugunsten der kombinierten Behandlung mit Operation und Nachbestrahlung gegenüber der reinen Strahlenbehandlung des Collumcarcinoms. Die absolute 5-Jahres-Heilungsziffer für das Jahr 1948 beträgt in Jena 36,6%.

Als Norm für die Behandlung des Collumcarcinoms sollte zur Zeit gelten, daß

1. die primäre Mortalität der Radikaloperationen 1% nicht wesentlich überschreiten soll,
2. die 5-Jahres-Dauerheilung mindestens 35% betragen soll.

Als Nahziel anzustreben ist eine Dauerheilung von 50%. Diese Aufgabe ist nicht durch Radikalisierung der Operationsmethoden, sondern nur durch Verbesserung der Frühdiagnostik mit Abbau der Gruppen III und IV zugunsten der Gruppen I und II zu lösen.

Diskussionsbeitrag

von Prof. Dr. G. Mestwerdt
Direktor der Universitäts-Frauenklinik Halle

Kraatz wies auf die Möglichkeit und Grenzen der operativen Therapie des Collumcarcinoms hin. Felix sowohl wie Kraatz betonten, daß eine Verbesserung der Therapie nur durch eine früher gestellte Diagnose möglich sei. Man gewinnt den Eindruck, daß durch Verbesserung der Frühdiagnose und Früherfassung zur Zeit die sogenannten Anfangsfälle des Collumcarcinoms geradezu wie Pilze aus der Erde schießen. Ich habe einen epikritischen Vergleich aus der Literaturübersicht aus den letzten 12 Jahren, soweit sie mir zugänglich war, angestellt.

Es handelt sich um 475 Beobachtungen, die aus Deutschland, der Schweiz und Amerika mitgeteilt wurden. Die Namensgebung für die sogenannten Früh- oder Beginnstadien weist allein 10 Variationen auf (Oberflächencarcinom, junges Plattenepithelcarcinom usw.), ohne daß damit erschöpfend alle zur Zeit gebräuchlichen Bezeichnungen aufgeführt wurden. In 44,2% aller Fälle wurde ein konservierendes Verfahren angewendet (Elektrokoagulation, Excision, Portio-Amputation). In weiteren 40% wurde ein vom radikalen operativen oder Bestrahlungsverfahren abweichendes Vorgehen beschrieben. In 13,7% erfolgte die radikale Operation, in etwa 3% die radikale Bestrahlung.

Zur Beurteilung der Chancen einer Dauerheilung stehen in der Literatur zahlenmäßig nicht sehr viele Beobachtungen zur Verfügung, die über genügend lange Zeit erfolgt sind. Fast jede Mitteilung kann für sich nur weniger als 100 Fälle aufweisen, so daß eine Angabe in Prozentzahlen wegen des Fehlers der kleinen Zahl fragwürdig ist.

Aus einer Auswahl von Mitteilungen über Heilungsergebnisse von 270 Fällen beträgt die durchschnittliche Heilungsziffer 85%. Die Frage der optimalen Behandlung und die Erörterung über statistisch zuverlässige Heilungsziffern ist zur Zeit noch nicht gelöst. Auf internationaler Grundlage sollte angesichts der bisherigen außerordentlich variablen Begriffsbestimmungen eine Klärung darüber angestellt werden, auf Grund welcher Gewebsveränderungen von Carcinom, seinen Frühstadien oder gar seinen Vorstadien gesprochen werden darf. Dies ist zur Zeit wegen des noch unterschiedlichen Vorgehens in der Carcinom-Fährtensuche noch nicht möglich.

Wird die Diagnose nur aus Tumorzellen, die bei der vaginalen Cytodiagnostik gefunden wurden, oder aus einem oder wenigen Schnitten oberflächlicher Abschabungen gestellt, so wird dementsprechend die Grenze sehr weit in das Vorfeld der Collumcarcinome der Gruppe I verlegt und dabei ein um so besseres Heilungsergebnis erzielt, je weiter diese Vorverlegung erfolgt. Wird jedoch die Diagnose dagegen auf Grund histologischer Aufarbeitung und Durchmusterung des gesamten Gewebssubstrates unter Zuhilfenahme von Serienschnitten gestellt, so wird die Grenze im Vorfeld nahe an das Collumcarcinom der üblichen Gruppe I herangelegt werden müssen. Hierbei werden therapeutisch weniger gute Ergebnisse zu erwarten sein, zumal der bis ins Detail getriebene histologische Befund sehr oft eine allzu konservierende Behandlung verbietet und damit dann der größere operative Eingriff mit der höheren primären Mortalität sich als notwendig herausstellt und vorgenommen werden muß.

Unser therapeutisches Handeln beim Mikrocarcinom bestimmt die abgeschlossene Fährtensuche, bei der wir folgendermaßen vorgehen:

Nach Erforschen der Anamnese und obligatorischer Kolposkopie bei jeder gynäkologischen Untersuchung wird jedesmal, sobald ein als physiologisch anzusprechender Befund am Muttermund nicht vorliegt, die vaginale Cytodiagnostik in Form von mindestens sechs Abstrichen von der Portiooberfläche und dem Cervicalkanal mit Hilfe des Färbeverfahrens nach Papanicolaou angeschlossen. Wird auf Grund beider Untersuchungsergebnisse, gegebenenfalls wiederholt, eine endgültige histologische Klärung für notwendig erachtet, erfolgt diese unter Anwendung von Serienschnitten.

Ein Abweichen von der bisher üblichen Radikaloperation oder Radikalbestrahlung ist bei der Behandlung von Mikrocarcinomen nur dann zu verantworten, wenn die subtile histologische Durchmusterung in jedem Falle unter Zuhilfenahme von Serienschnitten die Beseitigung des Mikrocarcinoms im gesunden Gewebe durch die Entnahme ergeben hat und das Mikroskop durch endgültigen und genauen Aufschluß über die Größe und Ausdehnung der als Carcinom angesprochenen Veränderungen ein konservierendes Vorgehen erlauben kann.

Diese Forderung gilt für alle konservierenden operativen Verfahren, insbesondere aber für alle konservierenden Bestrahlungsverfahren.

Alle konservierenden Verfahren sollten außerdem nur dann zur Anwendung gelangen, wenn die Jugend der Patientin und ein ausgesprochener Wunsch nach Erhaltung der Menstruations- und Konzeptionsmöglichkeit diese berechtigt erscheinen lassen. Auch muß eine ständige, regelmäßige Kontrolle der Kranken sicher gewährleistet sein.

Bei Beachtung dieser Vorbedingungen darf für die jugendliche Carcinomkranke die Vermeidung des verstümmelnden Eingriffes der Lohn für die frühzeitig gestellte Diagnose sein. Ein Abweichen jedoch von diesen Vorbedingungen birgt doppelte Gefahr in sich: entweder wird manches durch konservierende Methode dauergeheilte Carcinom in Statistiken als solches geführt und verschönt sie, ohne vielleicht je ein Carcinom gewesen zu sein, oder aber noch schlimmer, es führt eine durch unzureichende Behandlung erreichte Verschleppung zum schlechten Ende, das vielleicht durch sofortige radikale Behandlung hätte vermieden werden können.

Strahlentherapeutisch-gynäkologische Krebsbehandlung

Von Doz. Dr. med. W. Möbius
Oberarzt der Frauenklinik (Direktor: Prof. Dr. R. Schröder) der Karl-Marx-Universität Leipzig

Mit 25 Abbildungen

Das weibliche Genitalcarcinom steht in seiner Häufigkeit an der Spitze der Krebserkrankungen der Frau, es macht etwa ein Fünftel der Krebserkrankungen überhaupt aus, wobei der Brustkrebs noch nicht mit eingeschlossen ist. Betrachtet man die Verteilung der Genitalcarcinome der Frau in sich, so entfallen, an großem Zahlenmaterial beobachtet, 75% der Fälle auf das Collum-, 10% auf das Corpus uteri und 15% zusammen auf Ovar-, Vagina-, Vulva- und Tubencarcinom. Die Sarkome, die fast ausschließlich am Uterus lokalisiert sind, treten, wie im übrigen Körper, auch hier zahlenmäßig zurück und sind nur in etwa 2—3% von allen gynäkologischen Krebserkrankungen zu finden.

Es bleibt also als weitaus häufigstes Genitalcarcinom das Collumcarcinom. Betrachtet man die Verteilung auf die einzelnen Altersklassen, so ergibt sich folgendes Bild:

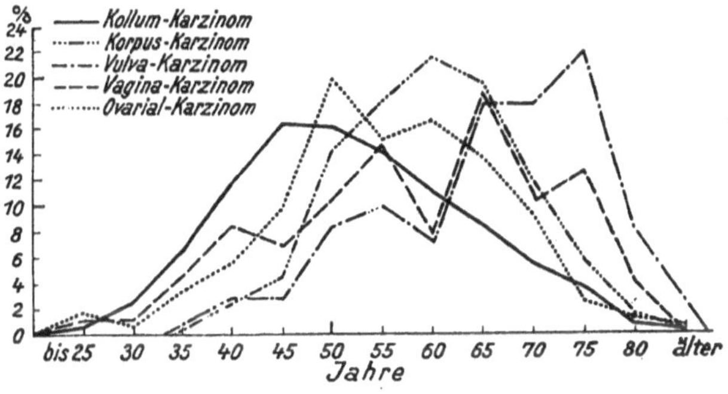

Abb. 1

Das Häufigkeitsmaximum liegt beim Collumcarcinom zwischen dem 40. bis 45. Lebensjahre. Zwar finden wir auch bei älteren Frauen Collumcarcinome, aber in weitaus der Überzahl tritt dieses häufigste Genitalcarcinom bei relativ jungen Frauen auf. Aus diesen Gründen ist die Therapie von ganz besonderer Bedeutung. Die folgenden Ausführungen erstrecken sich daher hauptsächlich auf das Collumcarcinom.

Betrachten wir die Heilungsziffern einer großen Klinik (Universitäts-Frauenklinik Leipzig), so kann man eine absolute Heilungsziffer von 37,4% (5-Jahresheilung) bei einer relativen Heilung von 40,2% feststellen. Dabei ist die Heilungsziffer um so größer, je früher die Diagnose erfolgt, d. h. je geringer das Carcinom ausgedehnt ist.

Carcinoma colli uteri 1937—1945 inkl.

Gesamtzahl	1635 Fälle	Behandelt	1521 Fälle
davon geheilt	611 „	davon geheilt	611 „
≙ 37,4% absolute Heilung		= 40,2% relative Heilung	

166 Verschollene sind als tot gerechnet

	Gruppe I			Gruppe II			Gruppe III u. IV		
	Zahl	primär †	5-Jahres-Heilung	Zahl	primär †	5-Jahres-Heilung	Zahl	primär †	5-Jahres-Heilung
Operation (Wertheim-Schauta)	412	46 *11,2%*	219 *53,1%*	106	8 *7,5%*	40 *37,7%*	5	1	—
Radium	256	8 *3,1%*	148 *57,8%*	272	10 *3,7%*	98 *36,0%*	20	1	1
Radium + Röntgen-Langzeitbestrahlung	54	—	14	124	1	29 *23,4%*	17	—	3
Röntgen-Langzeit-bestrahlung	—	—	—	25	—	5	230	2	54 *23,5%*
Gesamt	722	54 *7,5%*	381 *52,8%*	527	19 *3,6%*	172 *32,6%*	272	4 *1,5%*	58 *21,4%*

Primäre Operationsmortalität 1937—1948: Von 761 gestorben 77 = 10,1%
1949—1951: Von 357 gestorben 4 = 1,1%

Abb. 2. Die Heilungsziffern des Collum-Carcinoms — Universitäts-Frauenklinik Leipzig.

Um möglichst viele Carcinome bereits im Frühstadium einer günstigen Heilung zuzuführen, wurden von Herrn Prof. Schröder als prophylaktische Maßnahmen weitgehende Aufklärung der Bevölkerung durch Vorträge vor Laienpublikum, besonders in den größeren Betrieben, durchgeführt und auf freiwilliger Grundlage Sicherheitsuntersuchungen in den Betrieben angeschlossen.

Bei solchen Betriebsuntersuchungen konnten bei einer Gesamtzahl von über 4000 Frauen der arbeitenden Bevölkerung in 3,6‰ ein Carcinom gefunden werden. Gleichzeitig erfolgt dabei eine Mobilisation von Patient und Arzt, beide werden hellhörig für das Krebsproblem. Unterstützt wird die Frühdiagnose durch die Hilfsmittel der Kolposkopie, der Cytologie und eventuell weiterer Untersuchungsmethoden.

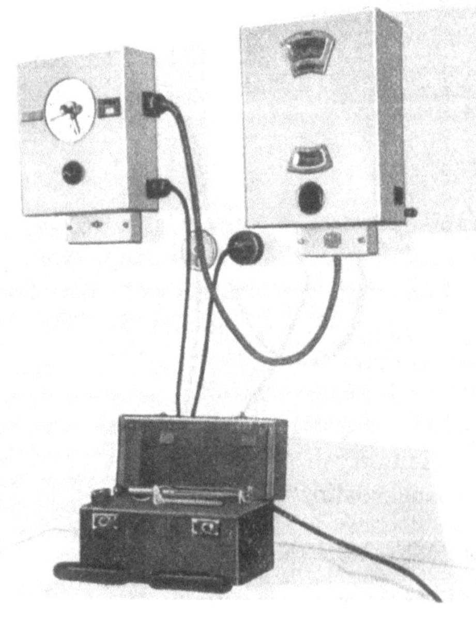

Abb. 3. Hammerdosimeter-Meßkammer mit Radiumkoffer.

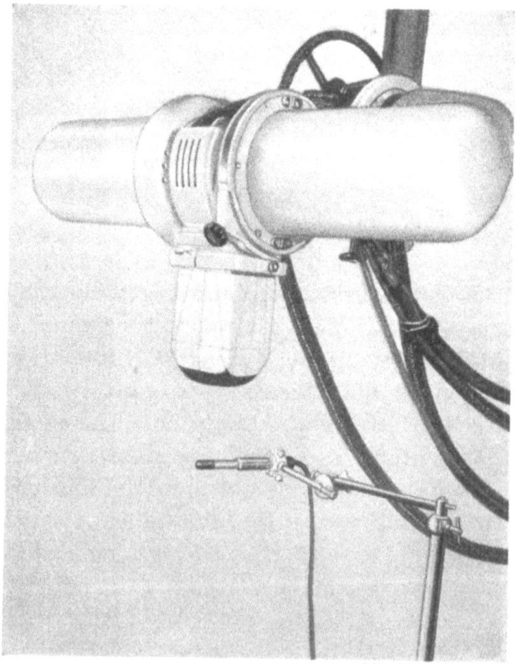

Abb. 4. Meßkammer des Hammerdosimeters, bereit zur Ausmessung einer Röntgenröhre.

Leider aber erfolgt die Stellung der Diagnose nicht immer zu solchen günstigen Zeitpunkten, so daß der Befund verschleppt und erheblich fortgeschritten zur Intensivbehandlung kommt. Dann scheidet aus lokalen Gründen die Möglichkeit einer Operation aus, will man nicht erhebliche Verstümmelungen vornehmen. In anderen Fällen ist die Operation durch allgemeine Operationskontraindikation unmöglich. Hier bleibt nur die Strahlentherapie als Mittel der Wahl.

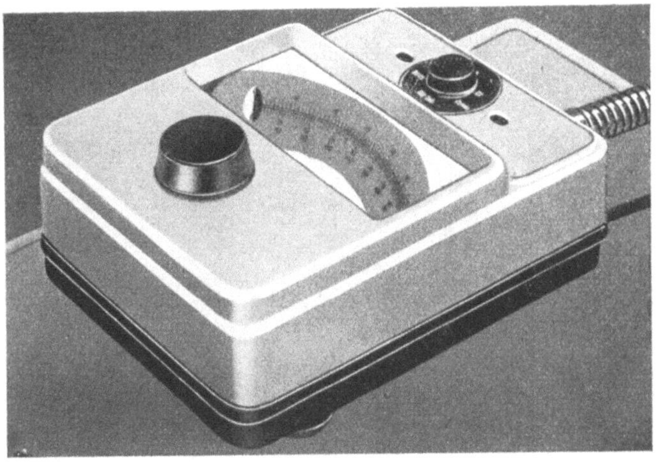

Abb. 5. Momentandosimeter.

Grundsätzlich stehen uns dabei zwei Möglichkeiten zu Gebote: einmal die Röntgenbestrahlung und zum anderen die Radiumbehandlung. Die Röntgenbestrahlung als Perkutan- und als Körperhöhlenrohrbestrahlung, die Radiumbehandlung als Einlage von Radiumstiften, die in Trägern gebündelt sind oder als Radiumspickung, während die Behandlung mit Radiummoulagen in der Gynäkologie völlig zurücktritt.

Als Voraussetzung für jegliche Strahlentherapie sowohl mit Röntgen- wie mit Radiumlicht ist die Kenntnis, Beherrschung und Anwendung der richtigen D o s i s die Grundlage der Behandlung.

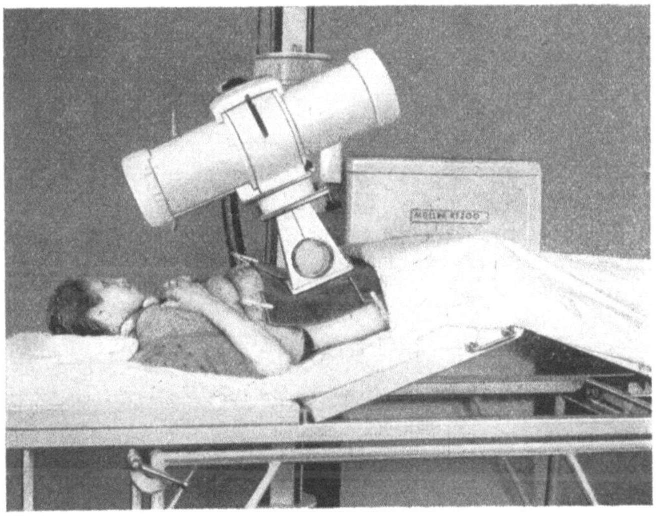

Abb. 6. Gynäkologische Perkutanbestrahlung — Bauchfeld.

Wie ein Chirurg sich nie ohne Kenntnis der topographisch-anatomischen Situation an eine Operation heranwagen könnte, so sollte keine Strahlenbehandlung ohne Kenntnis der nötigen und tatsächlich vorhandenen Dosis überhaupt in Erwägung gezogen werden.

Auf der anderen Seite wird ein Chirurg nie ohne gute Sterilisationsanlage oder brauchbares Instrumentarium große Operationen ausführen. Analog sind für die Strahlentherapie eine gute Apparatur und verläßliche Dosismeßgeräte unabwendbare Erfordernisse.

Als Dosismeßgeräte sind das Hammerdosimeter (Abb. 3 u. 4) und das Momentandosimeter (Abb. 5) und andere im Gebrauch. Mit Hilfe eines Radiumstandardpräparates wird vor jeder Messung die Meßkammer geeicht und dann die Dosis der wirksamen Röntgenstrahlen gemessen. Solche Messungen sind bei allen Therapieanlagen und -apparaten alle 8—10 Tage durchzuführen, um eine Konstanz der Strahlen zu gewährleisten. Sie können vom Bestrahlungsinstitut selbst oder von einem Röntgenphysiker oder -ingenieur im Auftrage durchgeführt werden, wobei das Meßinstrument mindestens alle Vierteljahre mit einem anderen Meßinstrument verglichen werden sollte.

Die gynäkologische Perkutanbestrahlung wird immer in Beckenhochlagerung ausgeführt. Dadurch wird einmal die Carcinomgegend aus anatomisch-topographischen Gründen besser zugängig, zum anderen wird dabei nur ein Minimum des Darmes der Bestrahlung ausgesetzt werden, da das Darmpaket ja nach oben zurücksinkt.

Da es sich bei der gynäkologischen Bestrahlung um eine ausgesprochene Tiefentherapie handelt, sind in jedem Falle voll leistungsfähige Apparaturen notwendig, die bei einer möglichen Belastung von 180—200 kV eine Leistung von 8—10, besser 15 mA aufweisen. Die Filterung sollte nicht unter 0,5—0,7 mm Kupfer heruntergehen. Im Gewebe kommt es zu einem erheblichen Dosisabfall gegenüber der Oberfläche, wie aus Abb. 7 hervorgeht.

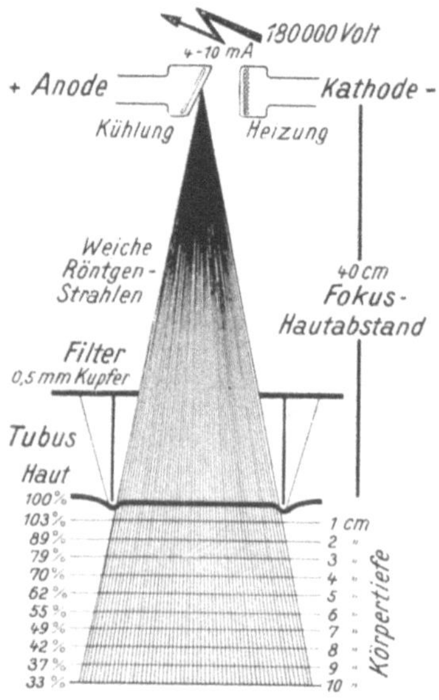

Abb. 7

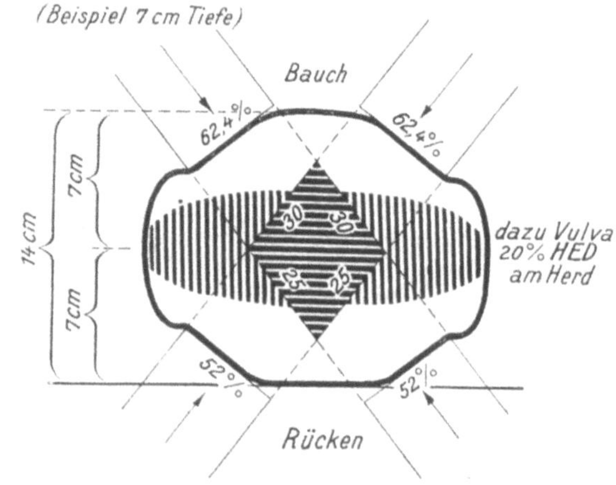

Abb. 8

Grundsätzlich stehen uns zwei Möglichkeiten der Perkutanbestrahlung zu Gebote: einmal die Einzeitbestrahlung. Sie wurde von Wintz eingeführt. Mit Hilfe der Kreuzfeuermethode wird die Oberfläche der Haut so belastet, daß in der Körpermitte, also am Herd (*Collum uteri*) eine Gesamtdosis von 130% der HED (= 1040 r) wirksam ist (Abb. 8).

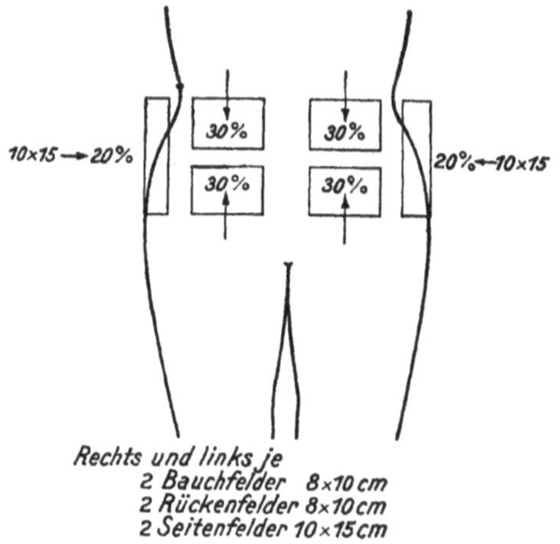

Abb. 9

Diese Bestrahlung wird in mehrwöchentlichen Abständen, im ganzen dreimal, verabfolgt. Es hat sich aber gezeigt, daß diese Einzeitbestrahlung keinen kurativen Wert bei der Bestrahlung des Carcinoms besitzt. Dagegen ist diese Methode als Palliativmaßnahme gut brauchbar, indem sich bei alten, hinfälligen Frauen mit ausgedehnten Befunden, denen eine Intensivbestrahlung nicht mehr zugemutet werden kann, die Krater von Nekrosen reinigen und Blutungen zum Stehen kommen. Auch als postoperative prophylaktische Maßnahme hat sich uns diese „Wintz"sche Bestrahlungsmethode bewährt. Bei später auftretenden Rezidiven kann dann stets noch eine Intensivbestrahlung durchgeführt werden, da die Haut durch die Einzeitbestrahlung nur relativ gering belastet wird. Modifiziert kann auch die Gegend der Parametrien mit dieser Einzeitbestrahlung bestrahlt werden (Abb. 9).

Von weitaus größerer Bedeutung ist die kurative Bestrahlungsmethode. Seit Anfang der 30er Jahre ist die Röntgentherapie durch die Einführung der protrahiert-fraktionierten, später der einfach-fraktionierten Bestrahlungstechnik auf einen Stand gekommen, der die Heilungsziffern der Carcinome sprungartig ansteigen ließ. Bei dieser fraktionierten Intensivbestrahlung wird pro Feld und Sitzung nur 400 r/Oberfläche bestrahlt, eine Dosis, die durch den Erholungsfaktor der Haut bis zu 8 mal wiederholt werden kann. Unter Anwendung von Bauch-, Rücken-, Seiten- und Vulvafeldern ist es möglich, eine Dosis von etwa 4000 r pro Parametrium je nach Dicke der Patientin einzustrahlen. Die Technik der Bestrahlung geht aus Abb. 10 hervor.

Technik der Bestrahlungen

Verabfolgt wird:	je 1 Bauchfeld re + li	pro Feld ca. 7—8 Bestrahlungen zu je ca. 400 r
	je 1 Rückenfeld re + li	
	je 1 Seitenfeld re + li	
	1 Vulva-Dammfeld	3 Bestrahlungen zu je ca. 400 r

Feldgröße 10 × 15 cm
Fokus—Hautdistanz: 40 cm
H.W.S. Kupfer: 1,0—1,3 mm
180 kV; früher 4, jetzt 10 mA. Filter: 0,7—1,0 mm Kupfer
r/min-Zufluß: 35—39 r/min frei Luft
Belastung der Hautfelder/Oberfläche: 3000—3200 r
Herddosis am Parametrium: 3500—4200 r
in Beckenmitte (am Collum) bis zu 7000 r
Dauer der Bestrahlung: ca. 4 Wochen

Abb. 10. Röntgen-Langzeitbestrahlung bei Collum-Carcinom 1937—1951.

Diese Dosis von 4000 r ist bei dieser Fraktionierung nötig, um die letzte Carcinomzelle zu treffen. Bei stärkerer Fraktionierung, d. h. bei Verkleinerung der Einzeldosen, muß die Gesamtdosis erhöht werden, da der Erholungsfaktor größer ist. Als Nachteil dieser Bestrahlungsmethode ist eine geringere Verträglichkeit festzustellen, da diese Intensivbestrahlung einen wesentlich größeren Eingriff darstellt. Nach Abb. 11 wird die Bestrahlung von etwa 30% mäßig gut und von etwa 10% schlecht vertragen.

Bestrahlung wurde	1937—1946			1947—1951		Gesamt
	Ursächlich bestrahlt	Postoperativ bestrahlt	Recidiv bestrahlt	Ursächlich bestrahlt	Postoperativ bestrahlt	
gut vertragen	191	35	240	90	37	593 = 60,5%
mäßig gut vertragen .	90	15	139	63	13	320 = 31,1%
schlecht vertragen . .	22	1	47	12	1	83 = 8,4%
Gesamt	303	51	426	165	51	996 = 100,0%

Abb. 11. Verträglichkeit der Röntgen-Langzeitbestrahlung wegen Collum-Carcinom (1937—1951) (Allgemeinbefinden, Allgemeinzustand und Gewicht).

Eine besondere Rolle spielt dabei die starke Hautbelastung. Aus Abb. 12 geht hervor, daß bei 50% nur Pigmentverschiebungen und bläuliche Verfärbung der Bestrahlungsfelder beobachtet wurden, während bei den übrigen Fällen exsudative Reaktionen der Hautoberfläche auftraten. Stärkere Strahlenschäden wurden jedoch nur bei 0,5% beobachtet (Abb. 12).

Hautschäden:	1937—1946 Ursächlich	Postoperativ	Rezidiv	1947—1951 Ursächlich	Postoperativ	Gesamt
I. Pigmentverschiebungen, bläuliche Verfärbung	162	35	273	37	16	523 = 52,5%
II. Exsudat. Reaktion oder Borkenbildung bei erhaltenem Epithel	52	6	60	32	11	161 = 16,2%
III. Oberflächliche Epithelabschilferg., Blasenbildung	63	8	65	62	17	215 = 21,6%
IV. Das Corium liegt frei	24	2	27	33	6	92 = 9,2%
V. Coriumschäden, Dekubitus im Bereich der Strahlenfelder, Strahlenulcera	2	—	1	1	1	5 = 0,5%
Gesamt	303	51	426	165	51	996 = 100,0%

Abb. 12. Hautschäden nach Röntgen-Langzeitbestrahlung wegen Collumcarcinom 1937—1951.

Wenig oder nicht erfolgversprechend ist diese Bestrahlungsmethode beim Corpus-, Ovarial- und auch beim Vaginalcarcinom. Hier ist entweder die Operation oder die Radiumbehandlung das Mittel der Wahl.

Betrachten wir den heutigen Stand der Röntgenlangzeitbestrahlung beim Collumcarcinom, so kann man dabei (Abb. 13) einen primären Erfolg von etwa 50% bei den ursächlich Bestrahlten feststellen. Von allen diesen Fällen, bei denen das Carcinom das ganze kleine Becken bis zur Beckenwand ausgemauert hatte, konnten 22,1% auf die Dauer von mindestens 5 Jahren geheilt werden. Wesentlich ungünstiger liegen die Erfolge bei den intensivbestrahlten Rezidiven, von denen nur 12,4% geheilt werden konnten. Dabei zeigte sich, daß die Heilungsziffern bei den primär Operierten und dann als Rezidiv Bestrahlten wesentlich günstiger sind als bei den primär Bestrahlten. 10% aller Bestrahlungen zeigten stärkere Hauterscheinungen, 70% stärkere Darmbeschwerden. Die Spätschäden sind relativ gering.

303 Fälle: 1937—1946 ursächlich mit Röntgenstrahlen bestrahlt; meist Gruppe III und IV,
dabei 48,5% guter Primärerfolg,
geheilt 67 = 22,1%

426 Fälle: 1937—1946 Recidive von Collum-Carcinomen bestrahlt,
dabei 34% guter Primärerfolg,
geheilt 53 = 12,4%

Komplikationen: ca. 10% zeigen stärkere Hauterscheinungen,
70% stärkere Darmbeschwerden

An Spätschäden: 4,6% Fisteln,
3,4% stärkere Proktitiden,
3,0% Oedeme der Beine durch Lymphabflußstauung infolge Vernarbung

Abb. 13. 996 Röntgen-Langzeitbestrahlungen bei Collum-Carcinom 1937—1951.

Als Ausblick in die Zukunft für die Strahlentherapie ist die Forderung nach guten und brauchbaren Röntgenapparaten und -geräten eine der Hauptforderungen. Es wird vorgeschlagen, auf etwa 100 000 Einwohner der Bevölkerung einen gut arbeitsfähigen Röntgentiefentherapieapparat vorzusehen. Weiter muß eine gute Dosismessung und -berechnung an diesen Arbeitsplätzen vorhanden und durchgeführt sein.

Ein Fortschritt bei der Tiefentherapie ist möglicherweise von der Bewegungsbestrahlung zu erwarten, besonders in Form der Konvergenzbestrahlung. Dabei ist es möglich, durch eine spiralige Rotation der Röntgenröhre bei einer geringen Hautbelastung eine ziemlich hohe Herddosis zu erzielen. Es wird vorgeschlagen, auch einige gynäkologische Bestrahlungszentren mit solchen Konvergenzbestrahlungsgeräten auszustatten.

Die zweite Form der Röntgenbestrahlung stellt die Körperhöhlenrohrbestrahlung nach SCHÄFER-WITTE dar. Dieses Körperhöhlenrohrbestrahlungsgerät (Abb. 14) enthält eine Röntgenröhre, die nach dem Prinzip der Lenard-Röhre aufgebaut ist.

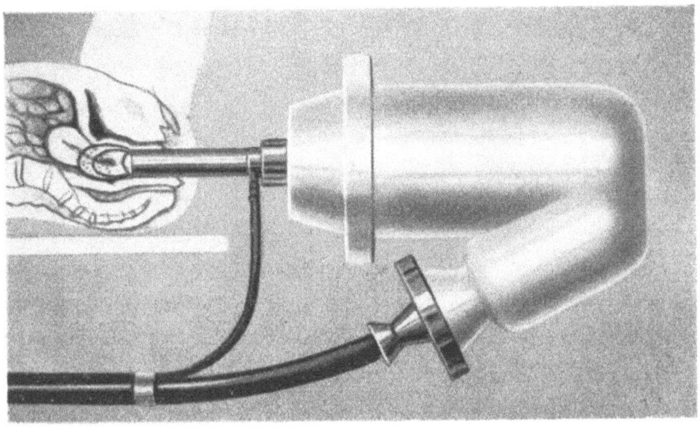

Abb. 14. Körperhöhlenrohrbestrahlungsgerät in die Scheide eingelegt, in Betrieb.

Dieses Körperhöhlenrohrbestrahlungsgerät findet vor allem Verwendung bei schlecht zugänglichen Scheidencarcinomen und bei der Rezidivbestrahlung. Mit Hilfe von verschiedenen Filtern und Filterkappen ist es möglich, die verschiedensten Strahlenwirkungen zu erhalten. Abb. 16—18 zeigen die Wirkungen solcher verschiedener Filter.

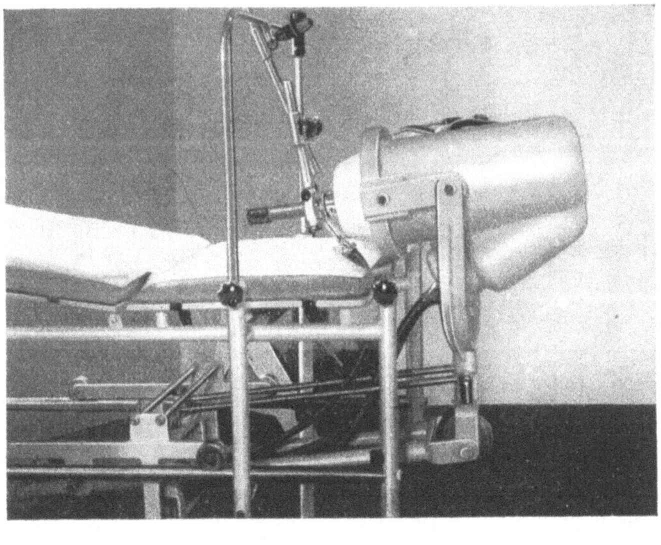

Abb. 15. Körperhöhlenrohrbestrahlungsgerät nach SCHÄFER-Witte, betriebsfertig.

Mit Hilfe dieser verschiedenen Filter ist es auch möglich, seitliche Strahlenkegel zu erhalten und entsprechende Herde zu bestrahlen. Die Dosis wird berechnet auf 5 cm Entfernung von dem Filterende und beträgt pro Sitzung 200 r. Unter Berücksichtigung der Dosisverteilung (Isodosen) unmittelbar am Filter selbst kann die Scheidenbelastung berechnet werden. Die Scheidenoberfläche darf nicht mit mehr als 30 000 r/Oberfläche belastet werden.

Als Nachteil dieser Körperhöhlenrohrbestrahlung, besonders bei Rezidivbestrahlungen, ist die schlechte Zugänglichkeit der Beckenwandrezidive von dem nach radikalen Operationen kurzen Scheidenstumpf aus oder der nach vorausgegangener Radiumbestrahlung

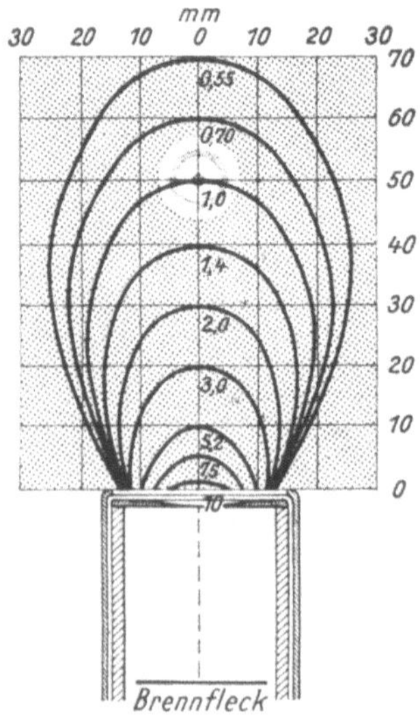

Abb. 16. Isodosenkurven für Geradfilter B, plankonkav

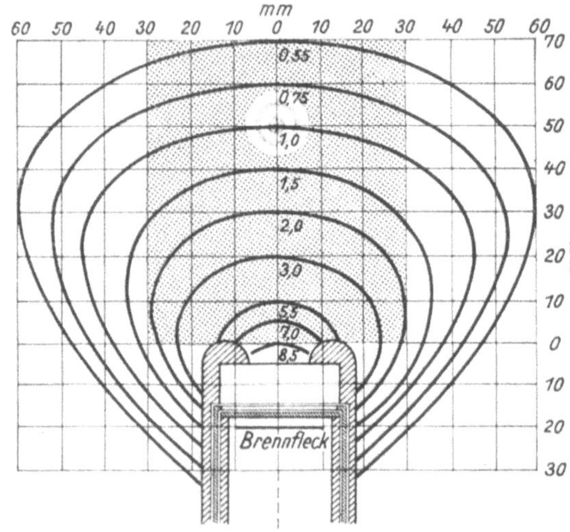

Abb. 17. Isodosenkurven für Geradfilter A, planparallel, mit Abstandskappe A 2.

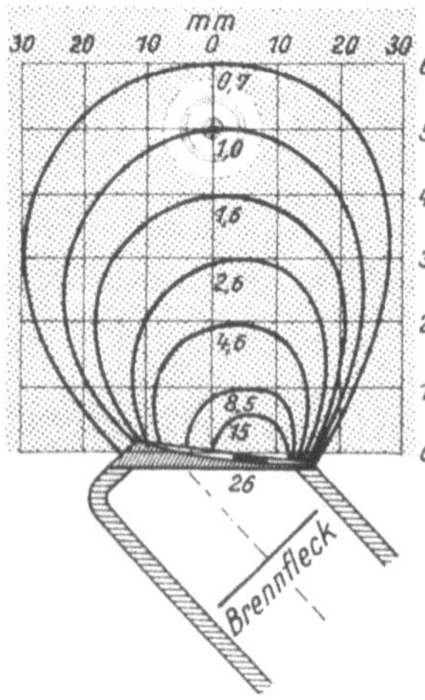

Abb. 18. Isodosenkurven für Schrägfilter C, ohne Abstandskappe.

stark verengten und geschrumpften Scheide zu nennen. Zur Vermeidung dieser Schwierigkeiten wäre es erforderlich, Apparate mit kleinerem Spekulum und größeren Tiefendosen zur Verfügung zu stellen. Eine Verkleinerung der Spekula ist aber nur möglich durch stärkere Bündelung des Elektronenstrahles, was gewisse technische Schwierigkeiten macht.

Die Radiumbehandlung spielt in der Gynäkologie eine ganz besonders große Rolle, sie findet bei Collumcarcinomen wie auch bei Corpus- und Vaginalcarcinomen Anwendung. Bei den Collumcarcinomen sind es besonders solche Fälle, die entweder aus lokalen oder aus allgemeinen Gründen als inoperabel gelten müssen. Ein Blick auf die Heilungsziffern zeigt uns, daß diese nach Radiumbehandlung mindestens gleich groß, wenn nicht sogar noch günstiger sind als nach Operationen, obgleich es sich dabei um ein, was Alter, Allgemein- und Lokalzustand anbelangt, schlechteres Ausgangskrankengut handelt. Das Radium liegt in kleinen Aggregaten meistens in Form von Stiften vor. Diese Stifte enthalten eine Radium Salzmenge, die 10 mg strahlenden Radiumelementes entspricht. Die Filterung dieser Stifte ist durch eine 0,3 mm dicke Platinwand gegeben. Diese Stifte werden in verschiedenen Trägern mit einer Wandstärke von 1,5 mm Messing, welches einem Äquivalent von 0,33 mm Platin entspricht, gebündelt. Es resultiert also eine Gesamtfilterung von 0,63 mm Platin-Äquivalent.

Damit werden sämtliche Alpha- und Betastrahlen absorbiert, während noch etwa 94% der Gammastrahlen außerhalb der Träger zur Wirkung kommen. Abb. 19 zeigt die Radiumzellen, die einzelnen Radiumträger und einen Teil des Instrumentariums.

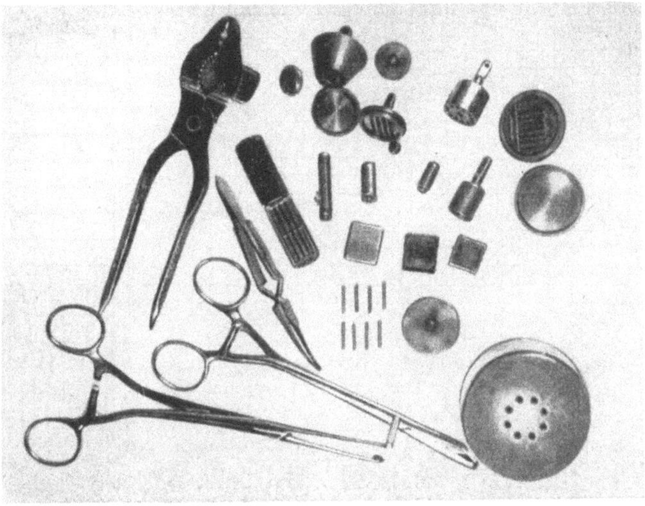

Abb. 19. Radiumstifte, Radiumträger und Radiuminstrumentarium.

Die Dosierung der Radiumträger erfolgte bisher ausschließlich nach mgh. Es ist aber unerläßlich, daß die Strahlenintensität der einzelnen Radiumträger und ihre Wirkungen hinsichtlich der Gammastrahlen genauestens bekannt sind. Wir haben daher mit Hilfe von Kondensatorkammern (Abb. 20) die Strahlenintensität der einzelnen Radiumträger nach r ausgemessen und Isodosenpläne für jeden einzelnen Radiumträger aufgestellt. Diese Isodosenpläne werden dann als Isodosenatlas für sämtliche verwandten Träger einer Klinik zusammengestellt. Abb. 22, 23 und 24 zeigen solche Isodosenpläne verschiedener Radiumträger, aus denen die Wirkung der einzelnen Träger bei den verschiedenen Ausdehnungen der Carcinome entnommen werden können.

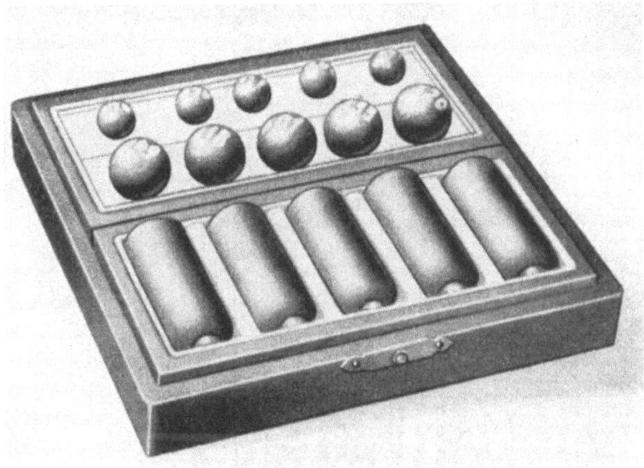

Abb. 20. Kondensatorkammern.

Die Technik der Einlage hat durch sorgfältige Tamponade ein Abstopfen der Blase und des Mastdarmes zu berücksichtigen. Diese Tamponade soll nach Möglichkeit feucht eingelegt werden, damit sie sich nicht später durch Ansaugen von Flüssigkeit in ihrem Volumen verkleinert und dadurch eine höhere Strahlenbelastung, besonders des Darmes, hervorruft. Abb. 25 zeigt die Lage einer Radiumeinlage und der dazugehörigen Tamponade.

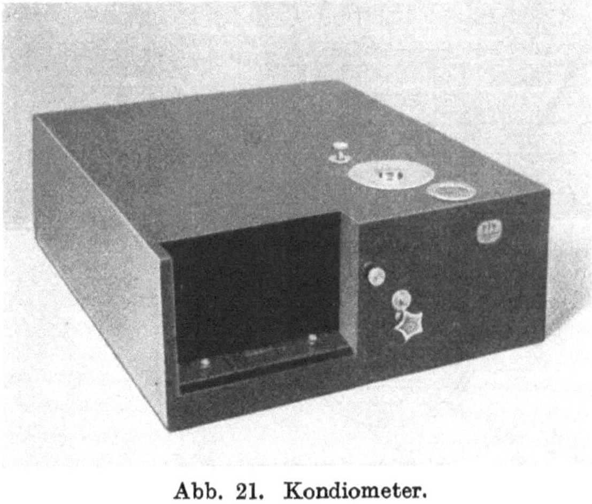

Abb. 21. Kondiometer.

Als Minimum der Radiummenge für eine Behandlungsstelle müssen 100—120 mg Radium

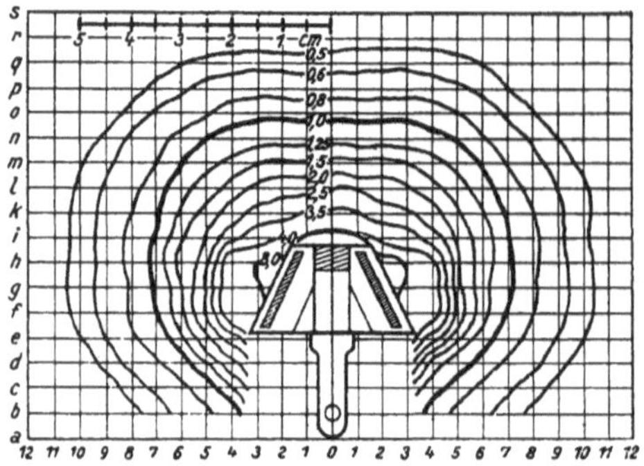

Abb. 22. Isodosenplan des 10 × 10 mg napfkuchenförmigen Trägers. Der Carcinomkrater liegt etwa im Bereich der 2,5 r/min Isodose, die letzten Ausdehnungen müssen im Bereich der 1 r/min Isodosenkurve liegen.

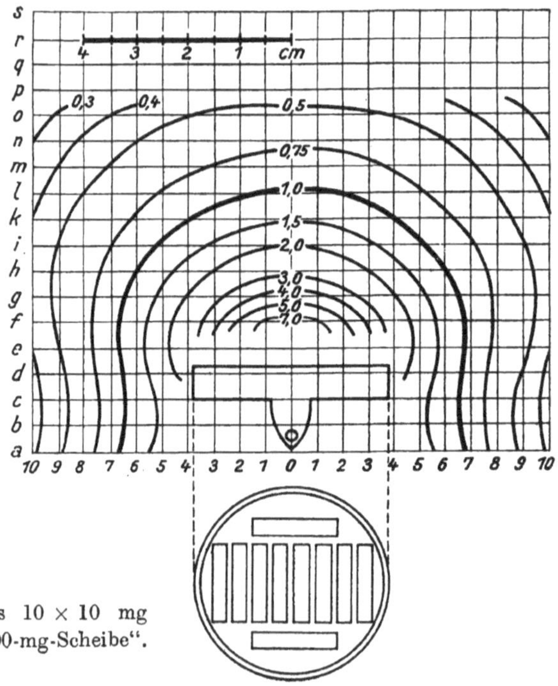

Abb. 23. Isodosenplan des 10 × 10 mg scheibenförmigen Trägers, „100-mg-Scheibe“.

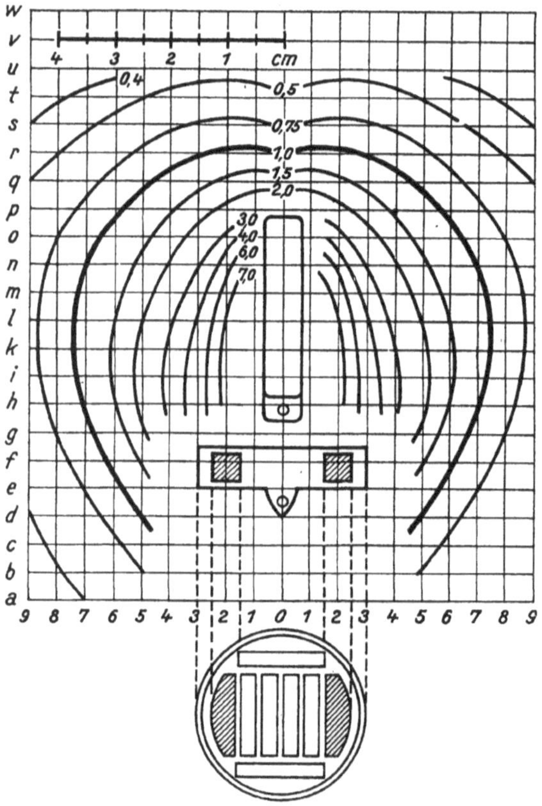

Abb. 24. Isodosenplan der 60-mg-Scheibe und der 60-mg-Patrone (prä- und intracervicale Einlage).

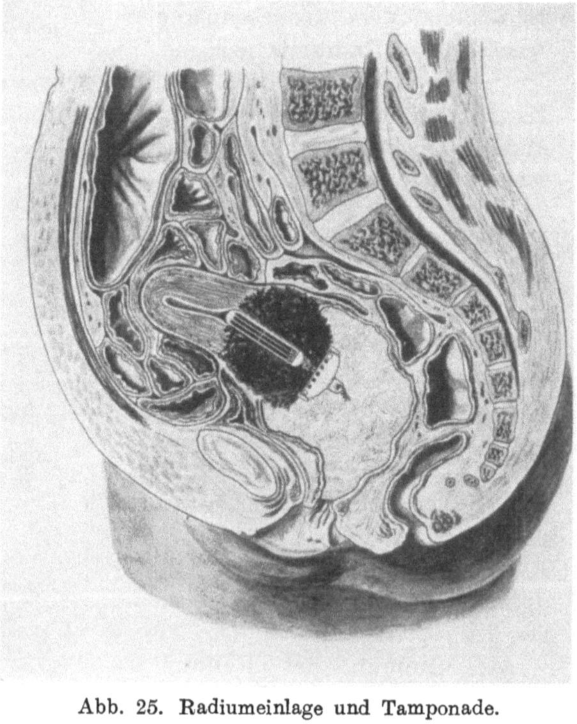

Abb. 25. Radiumeinlage und Tamponade.

zur Verfügung stehen. Die Radiumstifte müssen regelmäßig auf ihre Dichtheit geprüft werden, da sonst wertvollstes Material in Form von gasförmiger Radiumemanation entweicht. Dadurch kommen nicht nur Personal und Patient in erhöhte Gefahr, sondern die Menge strahlender Substanz nimmt laufend unberechenbar ab und kann dann Anlaß zu Mißerfolgen geben.

Als Ausblick für die weitere gynäkologische Radiumbehandlung ist nach Möglichkeit ein einheitliches Radiumbesteck zu fordern.

Die Radiumstifte sollen nach Inhalt und Wandstärke möglichst standardisiert werden. Auch die Radiumträger lassen sich für die gynäkologische Radiumbehandlung auf einige wenige Standardtypen beschränken. Bei diesen Standardträgern müßte dann die genaue Wirkungsdosis bestimmt werden, wodurch eine einheitlichere, bessere und erfolgssichere Radiumbehandlung möglich wäre. Dabei könnte die Radiumspickung ebenfalls Berücksichtigung finden, indem für die einzelnen Radiumstifte Radiumspicknadeln als Hüllen zusätzlich zur Verfügung gestellt werden, die es ermöglichen, Vulvacarcinome, besonders der alten Frauen, denen eine Operation nicht mehr zugemutet werden kann, mit dieser Spickmethode noch günstiger zu behandeln. Die gynäkologische Radiumbehandlung sollte nach Möglichkeit auf einige gynäkologische Bestrahlungszentren, besonders in den Universitätskliniken und einigen größeren Frauenkliniken, beschränkt bleiben, die dann mit dem eben geforderten einheitlichen und typisierten Radium und Radiumbesteck gleich sein müßte.

Diskussionsbeitrag

von Dr. O. Gulbin
Leitender Arzt des Röntgen-Instituts — Poliklinik — Schwerin

Ich möchte als Röntgenologe kurz Stellung nehmen zu dem Problem der Röntgen-Nachbestrahlung nach Wertheim oder Schauta wegen Carcinom des *Collum uteri.*

In dem Vortrag von Herrn Moebius, Leipzig, wurde nur eingegangen auf die Art der Radium- und Röntgen-Bestrahlungen des Portiocarcinoms als selbständige Behandlungsart. Auf Einzelheiten der Röntgen-Nachbestrahlung bei operiertem Collumcarcinom wurde weder von seiten der Vertreter der operativen Behandlung noch von seiten der Vertreter der Röntgen-Radiumbehandlung näher eingegangen.

In Schwerin besitzen wir kein Radium. Die Folge ist, daß unsere Collumcarcinome fast ausnahmslos operiert werden. Die Nachbestrahlung dieser Carcinome wird in dem Strahleninstitut der Poliklinik durchgeführt.

Das Problem der Nachbestrahlung wird durch zwei gegensätzliche Anschauungen aufgezeigt.

Auf der einen Seite bestrahlt man die gesamten Lymphabflußwege mit einer hohen Dosis. Man versucht gewissermaßen, das gesamte in Frage kommende Gebiet mit einer Tumorvernichtungsdosis zu belegen.

Auf der anderen Seite bestrahlt man ebenfalls das gesamte Lymphabflußgebiet, jedoch mit einer relativ kleinen Dosis im Sinne einer Devitalisierung der Tumorzellen.

Häufig auftretende Rezidive brachten mich recht bald von der intensiven Durchflutung der Beckenorgane ab. Seit den letzten drei Jahren werden die operierten Collumcarcinome in unserem Institut mit mehreren Serien relativ geringer Dosierung nachbestrahlt.

Soweit ich mir nach dieser kurzen Zeit ein Urteil erlauben kann, scheint die Bestrahlung mit niedrig gehaltenen der mit hohen Dosierungen überlegen zu sein.

Wir bestrahlen ein Unterbauch- und Sacralfeld mit einer Feldgröße von 20 × 24 cm (160 kV, 4 mA, 0,5 Cu-Filter, HWS = 0,7 Cu), ein linkes und rechtes Seitenfeld mit einer Feldgröße von 10 × 15 cm und ein Vulvafeld ebenfalls mit 10 × 15 cm Feldgröße.

Pro Feld geben wir in der ersten Serie 3 × 200 r (Haut), nach etwa 6—8 Wochen erfolgt eine zweite Serie auf die gleichen Felder mit 2 × 200 r, nach weiteren 3 Monaten wiederum auf die gleichen Felder 2 × 200 r. Eine vierte Serie erfolgt nach weiteren 3—4 Monaten, wiederum 2 × 200 r, und eine fünfte Serie nach 4—6 Monaten mit 1—2 × 200 r auf die genannten Felder (ob in der fünften Serie 1 oder 2 × 200 r pro Feld verabfolgt werden, richtet sich nach den Körpermaßen).

Erstrebt wird in den über einen Zeitraum von 1½ Jahren verabfolgten Serien eine Dosis, die einer Tumorvernichtungsdosis gleichkäme, wenn man die Serien hintereinander verabfolgen würde.

G. Fuchs, Wien, berichtete auf der IV. Österreichischen Krebstagung, daß er die Nachbestrahlung nach radikal operiertem Collumcarcinom ebenfalls in fünf Serien, über 3 Jahre verteilt, durchführt.

Bei der ersten Serie geben wir seit dem letzten Jahr noch zusätzlich mit dem Körperhöhlenrohr von der Scheide aus auf das linke und rechte Parametrium je 4 × 500 r.

Beim Corpuscarcinom und beim Ovarialcarcinom führen wir die Röntgen-Nachbestrahlung in etwas abgeänderter Weise durch. Wir lassen hier die Seitenfelder und das Vulvafeld fort und geben in der ersten Serie 5 × 200 r auf ein Abdominal- und Sacralfeld. Die zweite, dritte und vierte Serie erfolgt in gleicher Weise in den oben angegebenen Abständen.

Mit der ersten Röntgen-Bestrahlungsserie beginnen wir im frühesten Fall 4—6 Wochen nach Operation, meist 8—10 Wochen, da wir der Meinung sind, daß das Mesenchym eine kurze Zeit der Erholung nach der operativen Behandlung bedarf.

Wir haben durchaus den Eindruck, daß die Rezidive in der letzten Zeit wesentlich seltener geworden sind. Maßgeblich für die Überlegung bei der Durchführung unserer Röntgen-Nachbestrahlung war der Gedanke des Schutzes des Mesenchyms, d. h. der körpereigenen Abwehrkräfte.

Krebshemmende Substanzen und Faktoren

von Prof. Dr. H. CRAMER
Ärztlicher Direktor der Geschwulstklinik Buch des Institutes für Medizin und Biologie der Deutschen Akademie der Wissenschaften, Berlin-Buch (Direktor: Prof. Dr. W. FRIEDRICH)

Nach tausendjährigem Brauch wurden zur lokalen, vorwiegend kaustischen Behandlung von Krebsgeschwüren bereits in Indien, Ägypten und Persien Arsen und Zink benutzt.

Demgegenüber können wir den Beginn einer systematischen experimentellen Krebsforschung auf WASSERMANN zurückführen, der 1911 im Tierversuch eine Tumorwachstumshemmung durch Verwendung von Selen und Eosin beobachtete. Spätere Arbeiten mit dem Ziel einer Eiweißdenaturierung durch Alkohol, Aceton, Formalin und Schlangengift wirkten als Proteinkörpereffekte und Toxine.

Dabei erblickten die Onkologen, geblendet durch die geniale Schöpfung der Chemotherapie EHRLICHS 1908 gegen einen spezifischen Mikroorganismus, lange Zeit als Endziel der Krebstherapie eine Therapia magna sterilisans, die zum Untergang aller Krebsherde im Körper führen sollte. Voraussetzung für diese Möglichkeit wäre ein und dieselbe spezifische Abwandlung der Tumorzellen, die sie von allen normalen Geweben unterscheidet. Da aber eine solche Charakteristik nicht existiert, fehlt für das Ziel dieser weitgehenden Hoffnungen vorläufig die Basis. Doch zunächst noch ein Blick in die Reihe der bekannteren krebstherapeutischen Schöpfungen der letzten Jahrzehnte, der uns darüber aufklärt, wie offenbar unter dem Eindruck der ASCHOFF-SIEGMUNDschen Lehre von der grenzenlosen Verteilung des mesenchymalen Immunitätsorganes die verschiedenen Organabschnitte des RES mit einer irrtümlich angenommenen spezifischen krebsfeindlichen Wirkung mehr oder weniger erfolgreich propagiert wurden und werden. So 1936 das Präparat *Fischeras* aus Milz, Lymphdrüsen, Knochenmark und Thymus. Weiter im Jahre 1936 auf dem Brüsseler Kongreß vorgetragen unter dem vielversprechenden Namen „*Arhistotrop*" ein ähnlich zusammengesetztes Präparat, durch BLUMENTHAL, JAKOBS und ROSENBERG bekanntgegeben und vernichtend beurteilt. Ende der 20iger Jahre brachte der Grieche BELLAS vorsichtig präparierte, nichtdenaturierte Hammelleber zunächst als spezifisches Krebsmittel heraus, über das ich in Brüssel berichtete unter Hinweis auf seine unspezifische, gute Wirkung auf die Immunität.

	Organgewicht		Fälle mit Metastasen	
Milz	150 g	5,0%	51	6,0%
Rotes Knochenmark	1300 g	44,0%	377	44,5%
Leber	1500 g	50,9%	420	49,5%
	2950 =	100,0%	848 =	100,0%

Abb. 1. Statistische Übersicht WALTHERS zur Darstellung der Tatsache, daß die Milz keine Sonderstellung in dem Prozentsatz ihrer Metastasen einnimmt.

Die Hypothese, daß die Milz besonders krebsfeindliche Immunität in sich birgt, weil sie so selten von Metastasen heimgesucht wird, veranlaßte BRAUNSTEIN zur Herstellung des Splendothelans. Der Schweizer Krebsstatistiker WALTHER zeigte dann aber, daß die Milz im Vergleich zu ihrer geringen Größe und Gewicht genau dieselbe Metastasenzahl bei den verschiedenen Tumoren aufweist wie die übrigen Organe.

So stand jeder Abschnitt des RES einmal im Mittelpunkt der oft heftigen Diskussion, zunächst mit Posaunenstärke als die Tat des Jahrhunderts, dann leise abklingend bis zum Pianissimo, um im Schweigen zu enden.

Die Chemotherapie der Jetztzeit arbeitet unter dem Prinzip eines Angriffs auf den Zellkern und die Duplikanten als Zentralen der Teilungsvorgänge. OTTO WARBURG hatte schon 1911 mit Urethan als Narkoticum der Atmungsfermente die Zellteilung am Seeigelei unterdrücken können. Die erste genau analysierte Mitosegiftwirkung. Nach einer Latenzzeit

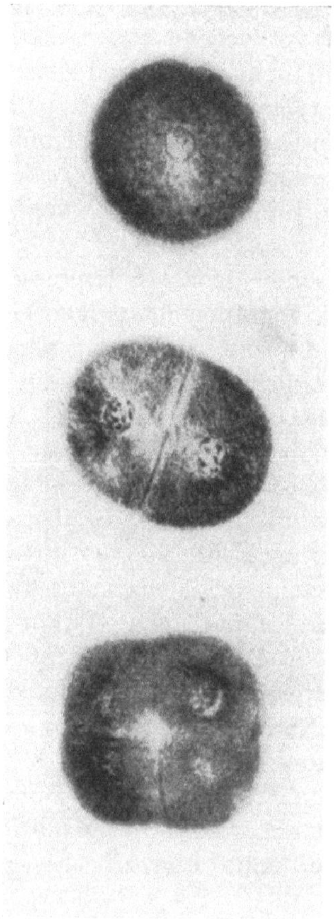

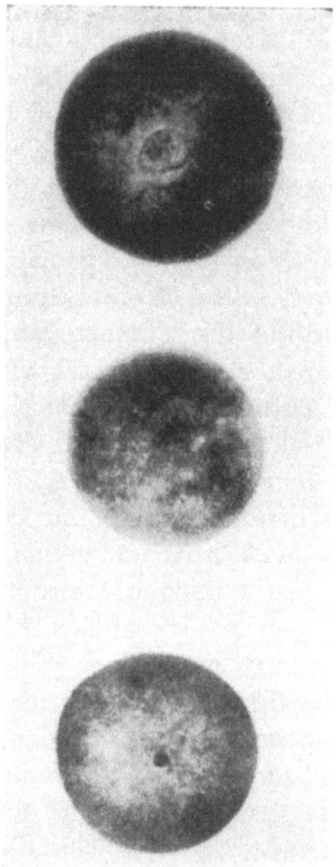

Erster exakter Mitosegiftnachweis durch OTTO WARBURG am Seeigelei 1911

Abb. 2 a. Normale unbeeinflußte Teilung des Seeigeleies.

Abb. 2 b. Blockade der Mitose durch Phenylurethan.

von ca. 30 Jahren fanden englische Forscher wieder den mitosehemmenden Effekt des Urethans und führten das Präparat in die Klinik der Leukaemie ein. Vordem hatten die Amerikaner in interessanten experimentellen und klinischen Arbeiten die Verwendung von Lost und anderen cytostatischen Substanzen für die Krebstherapie erschlossen. Daß diese Stoffe ausgerechnet in ihrer Gesamtheit von den als Trägern der unspezifischen Immunität wirkenden Organen und Mausergeweben wie im Staubsauger aspiriert werden und hierdurch schwere Schädigungen erfahren, wurde eine bittere Erfahrung.

Trotzdem wollen und müssen wir uns Klarheit verschaffen darüber, welche Gedankengänge eine Verbesserung der Mitosegiftwirkung und cytostatische Effekte ermöglichen. Wie

HEILMEYER betont, ist immer nur eine bestimmte Zellgruppe eng umgrenzt das Optimum für eine bestimmte Chemotherapie. Zur Erläuterung der Wirkung der Stoffe, mit denen wir heute arbeiten, möchte ich im folgenden kurz die Ansichten v. EULERS, LETTRÉS, BAUCHS, CRAMERS, BRODERSENS und HEILMEYERS zitieren und dabei etwas eingehender auf die Besprechung des Colchicins als Vertreter der Mitosegifte zurückkommen. Der erste Forscher, der die Colchicinwirkung auf das Krebswachstum beobachtete, DOMINICI, sah 1930 bei

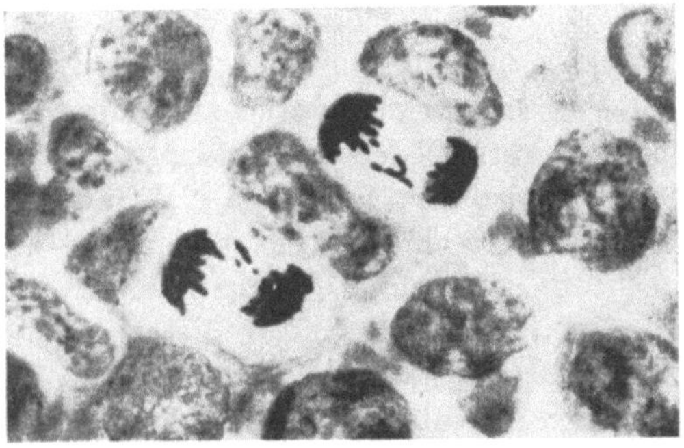

Abb. 3 a. LUTHER, Physikalischer Strahleneffekt auf die Mitose der Larve von Salamandra maculosa mit 275 r.

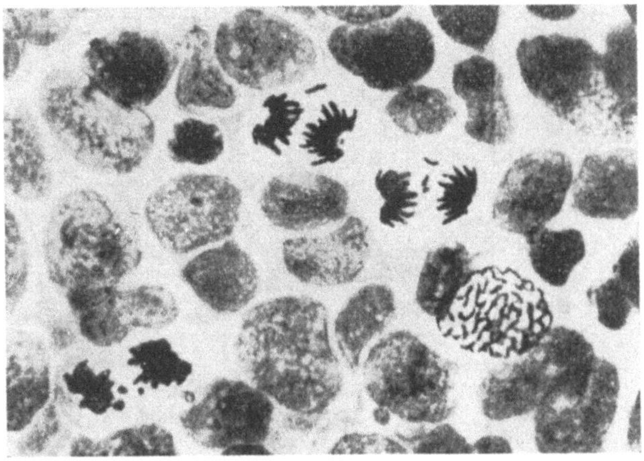

Abb. 3 b. Chemische Mitosegiftwirkung mit Neutralrot in der Hornhaut einer Larve von Triton taeniatus.

Gichtkranken mit Carcinomen, daß gegen die Gichtsymptome angewandtes Colchicin offenbar auch das Tumorwachstum hemmte. In beispielhafter Weise zog LETTRÉ 1939 die Gewebezüchtung für die Untersuchung der Wirkung chemischer Faktoren auf das Zellwachstum im embryonalen und Krebsgewebe systematisch heran. Er erarbeitete die tierexperimentelle Methodik der Prüfung chemischer Faktoren auf das Wachstum der Krebszellen mit Hilfe des Mäuseaszitestumors. Chemisch fand er charakteristisch für die Mitosegiftwirkung die Gruppierung Benzolkern-Kohlenstoff, Kohlenstoff-Stickstoff und von hier aus 1941 weiter, daß das Adrenalin in Form eines Oxydationsproduktes als Mitosegift wirksam ist. Adrenalin ist ein Hormon und chemischer Vermittler des vegetativen Nervensystems, so daß gleichzeitig der Beweis einer nervösen Regulation des geordneten Wachstums gegeben war. Bösartiges Wachstum könnte dadurch zustande kommen, daß körpereigene Mitosegifte nicht auf die Krebszellen wirken, wie das bei den Oxydationsprodukten des Adrenalins festgestellt wurde.

In einer zweiten Hormonklasse beim Cyren und Follikelhormon wurde bei sehr hohen Dosen eine Mitosegiftwirkung beobachtet. Aminoderivate des Follikelhormons haben in kleinen Dosen Mitosegiftwirkung und können unter Umständen körpereigenem Mitosegiften entsprechen. Bei der Untersuchung von Colchicinderivaten fand LETTRÉ, daß die basischen Derivate die 2—3fache Wirksamkeit des bisher besten Colchicins besitzen. Diese Produkte haben wir in klinische Verwendung gebracht. Das Alkaloid-Colchicin gehört in die Reihe der durch den belgischen Pathologen DUSTIN und seiner Schüler bearbeiteten Zellgifte, die als sinnfälligstes Kennzeichen Pyknose und Karyokinesewellen hervorrufen. Bisher sind solche Erscheinungen nach Verabfolgung von Nickel-, Kobalt-, Zink-, Jod-, Gold-, Quecksilber-, Thallium-, Blei- und Wismutverbindungen bekannt. Ferner rufen Alkohol, Chloralhydrat, Benzol, Diphenol und die Farbstoffe Trypaflavin, Trypanblau, Rivanol, Isaminblau, Malachit und Brillantgrün gleichgeartete Kernveränderungen hervor. Ebenso die

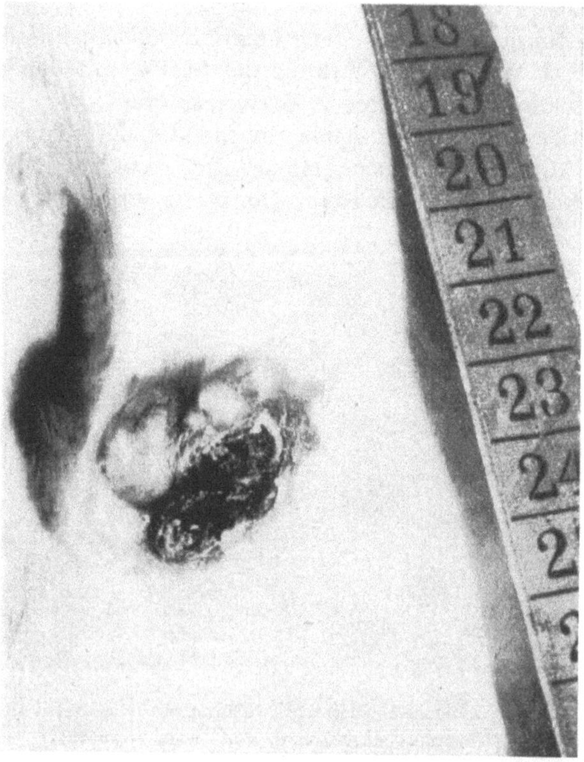

Abb. 4. BRODERSEN, Subkutane Metastase eines Mammacarcinoms exulceriert vor der Behandlung mit Colchicinsalbe.

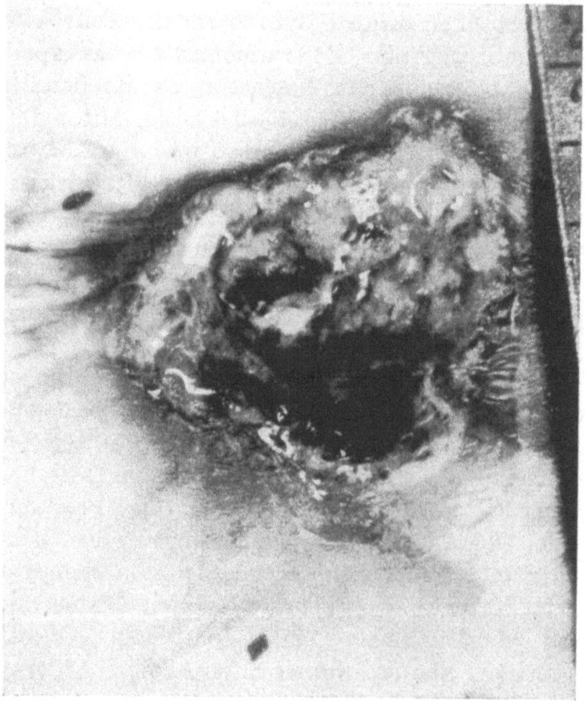

Abb. 5. Krater des gesamten carcinomatös durchwachsenen Gebietes unter der Salbenbehandlung.

Alkaloide Morphin, Codein, Narkotin und Mikrobentoxine. Die Gruppe des Colchicins und Arsenkakodylats sind durch das Auftreten einer hohen Karyokinesewelle gekennzeichnet. Die Ursache dieses Anstieges der Mitosezahlen liegt in einer Blockierung aller im üblichen Rhythmus beginnender Zellteilungen im Metaphasestadium, nicht etwa in der Steigerung der Teilungsbereitschaft eines Zellkomplexes (BUCHER).

Dabei ist es interessant zu sehen, wie die verschiedenen Mitosegifte in den verschiedenen Phasen der Zellteilung wirksam sind. Eine nähere Betrachtung der durch Colchicin hervorgerufenen Mitosestörungen bietet ein sehr buntes Bild, das vor allem die konzentrationsabhängigen Abstufungen der Wirksamkeit dieses Alkaloids erkennen läßt. Daneben kommt natürlich auch die individuelle Empfindlichkeit der einzelnen Gewebsarten zum Ausdruck. Die Gewebekultur und der Tierversuch lassen die Veränderungen am besten austesten. Bei der Maus erzeugen 25 γ subkutan eingespritzt eine starke Karyokinesewelle im Thymus, Lymphdrüsen, Knochenmark, PAYERschen Plaques, im Nierenbeckenepithel, in Mark und Rinde der Nebenniere, den LIEBERKÜHNschen Drüsen, der Keimschicht der Epidermis und der Haare, in den Granulosazellen der GRAAFschen Follikel. Das sind die sogenannten Mausergewebe, die infolge ihrer ständigen Abnutzung mit einer hohen Teilungsquote und lebhaftem Aufbaustoffwechsel begabt, solche Reaktionen auf Colchicin und cytostatische Substanzen zeigen. Es ist das Verdienst meines früheren Mitarbeiters BRODERSEN, erstmalig die Lokalanwendung des Colchicins durchgeführt zu haben, da die hohe Toxizität des Präparates alle intravenösen Versuche oder parenterale Applikationen illusorisch macht. Die verwendete Salbe enthielt 0,4% der wirksamen Substanz. Die Wirksamkeit des Colchicins bleibt rein örtlich beschränkt, so daß die Indikation analog derjenigen für die Röntgennahbestrahlung oder Radiumkontaktbehandlung gestellt werden könnte. Es kommen daher für die Salbenbehandlung mehr lokalisierte, direkt angehbare Tumoren in Frage und zwar auch dann, wenn sie zunächst subkutan gelegen sind. Dabei wird bei geeigneter, gründlicher Durchbehandlung der Tumor so weit vernichtet, als er per continuitatem wächst.

BAUCH beteiligte sich mit botanischen Arbeiten. Er konnte am Trypaflavin in Vitalfärbungsversuchen einen Trypaflavin-Nucleinsäure-Antagonismus feststellen mit dem Schluß, daß der cytologische Trypaflavineffekt durch spezifische Speicherung in den Nuclein-protein-haltigen Bestandteilen der Chromosomen, die zu einer Salzbildung führt, zustande kommen.

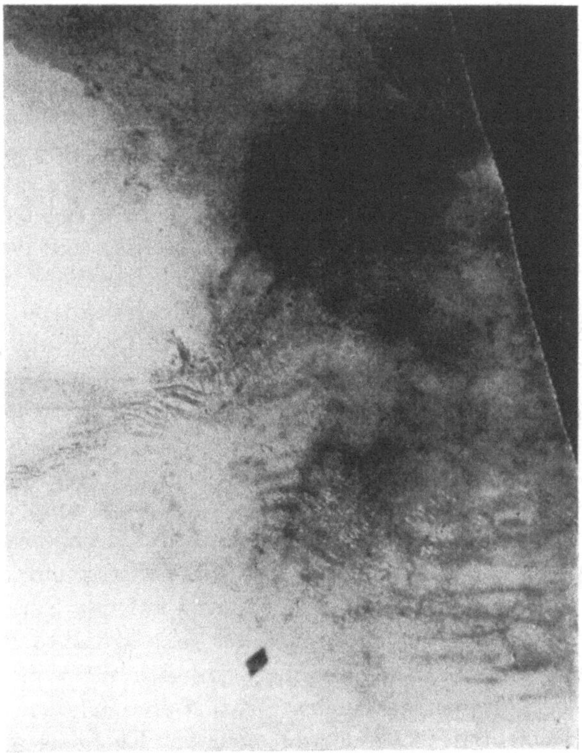

Abb. 6. Abgeheilt.

Die große Zahl der Substanzen, welche jetzt auf Grund mehr oder weniger zureichenden Versuchsmaterials als „tumorhemmend" bezeichnet wurden, bieten nach v. EULER folgende Gruppen: Aldehyde und Ketone (STRONG 1938), Aminonaphthalinsulfosäuren, Diamine und Sulfonamide (BOYLAND u. a.), chlorhaltige Stoffe, besonders Kampfgase (BERENBLUM, KENDALL, CHABTREE), Mitosegifte (DUSTIN 1934, BOYLAND, DITTMAR, MCULWAIN, LETTRÉ), cancerogene Substanzen (HADDOW 1935, ROBINSON 1938, WHITE und WHITE 1938).

Dazu kommen die oestrogenen Stoffe, von denen besonders die Oestradiole als Mitosegifte fungieren (VON MÖLLENDORF, LETTRÉ). Als Hauptvertreter der klinischen deutschen cytostatischen Chemotherapie prüfte HEILMEYER kritisch experimentell in vitro und klinisch Carcinom- und Sarkomzellen unter dem Einfluß verschiedener Chemikalien. Seine anfänglich sehr positive Einstellung revidierte er später, wie auch unsere Klinik fand, daß das Lost im allgemeinen zu wenig selektiv und dabei sehr toxisch wirkt (GUMMEL u. LINDEMANN). Nach den Erfahrungen HEILMEYERS war die Behandlung der Leukaemie und Lymphogranulomatose mit Strahlentherapie und Arsen im allgemeinen sicherer und selektiver im Erfolg. Ich komme noch auf die Arbeiten des Kollegen LÜHRS und CH. HACKMANN zu sprechen. HEILMEYER stellte weiter fest, daß Retothelsarkome gelegentlich auf Stilbamidin ansprechen. Dabei ist es nach HEILMEYER unbedenklich, wenn auch große Mengen pathologischer Leukozytenformen zugrunde gehen, da sie für die Arbeit im Stoffwechsel sowieso ausscheiden. Beachtliche Erfolge erreichte er ferner mit radioaktivem Phosphor P 32 bei Polycythämie.

Unsere anfänglich starke Reserve den in ihrer Nebenwirkung das Allgemeinbefinden so grausam schädigenden cytostatischen Substanzen gegenüber vertiefte sich durch die

Arbeiten des Herrn LÜHRS mit TEM bei den ersten heftigen Nackenschlägen noch mehr. Seine unablässigen Bemühungen, die wirksame Dosis weit herabzusetzen und trotzdem das empfindliche Gewebe der lymphatischen Leukaemie in der Überproduktion zu dämpfen, schenkte ihm dann jedoch nach langer Zeit den ersehnten Erfolg. So bestätigte sich HEILMEYERS Erfahrung einer schmalen, klinischen Verwendungsbreite der hochtoxischen Präparate bei äußerst vorsichtiger Dosierung. Für das 2, 4, 6-Triaaethylen-amino-1, 3, 5-Triazin (Hö 193-TEM) kommt als Indikation im wesentlichen die lymphatische Leukaemie in Frage. Hierbei lassen sich Remissionen erzielen, auch in der Phase der leukaemischen Hautinfiltration, die sonst prognostisch infaust ist, und zwar wurden bei uns Remissionen bis zu 8 Monaten beobachtet. Dann genügt meistens eine ganz geringe Erhaltungsdosis in Abständen von 4—8 Wochen. Wir haben z. Z. acht Patienten seit über einem Jahr arbeitsfähig erhalten.

Wir dürfen aber das Kapitel der cytostatischen Chemotherapie nicht verlassen, ohne mit einem Wort auf die Arbeiten des DOMAGKschen Instituts durch CH. HACKMANN über die Wirkung von Actinomycin C (HBF 386) bei bösartigen Geschwülsten hinzuweisen. Diese knüpfen an die Tatsache, daß über die tumorhemmende und cytostatische Wirkung von antibiotischen Naturstoffen bisher wenig bekannt geworden ist. Die Untersuchungen im Laboratorium der IG-Farben wurden seit 1949 an etwa 400 Kulturfiltraten und Wirkstoffen von Pilzen (überwiegend Aktinomyceskulturen) durchgeführt. Im Rahmen dieser Versuchsreihe prüfte HACKMANN verschiedene kristallisierte Antibiotika, darunter das Aktinomycin, welches durch Herrn Dr. BOHNE und FRIEDRICH in Zusammenarbeit mit Prof. BROCKMANN, Göttingen, dargestellt wurde. Als besonderer Befund wird nach Verabreichung höherer Dosen eine heftige hämorrhagische Entzündung der Darmschleimhaut und schließlich Degeneration und Abstoßung der Darmepithelien beobachtet. Auffallend und regelmäßig zu beobachten ist die hochgradige Atrophie der Milz. Wie in vitro Versuche gezeigt haben, wirkt das Präparat unmittelbar auf die Tumorzellen und nicht auf dem Wege über den Stoffwechsel. Auch bei diesem Präparat steht die besondere Affinität zum lymphatischen System im Vordergrund, so daß die Indikation lostähnlich ist; jedoch ist die starke Reizwirkung auf das Gewebe wesentlich geringer. Die ersten klinischen Erfahrungen konnte der sehr kritische Röntgenologe G. SCHULTE, Recklinghausen, machen. Er fand zunächst, daß sich nicht die geringsten ungünstigen Nebenwirkungen auf Knochenmark, Leber, Milz, Nieren zeigten, während eine stark anabole Wirkung zu beobachten ist. So kann auch bei Kachexie eine wesentliche Besserung erzielt werden. SCHULTE wendete das Präparat zunächst nur in Kombination mit Röntgentherapie und zwar vorwiegend bei Lymphogranulomatose an. Es konnte jetzt bei einer geringen Zahl von Patienten mit kurzer Beobachtungszeit auch ohne Röntgentherapie die Lymphogranulomatose sehr günstig beeinflussen, so daß es nicht ausgeschlossen erscheint, daß diesem Präparat in der Zukunft eine größere Bedeutung zukommen wird. Wir können noch nichts Abschließendes berichten, sind aber auch dabei, das Präparat auszutesten.

Im Rahmen der modernen Chemotherapie dürfen wir nicht versäumen, die verdienstvollen Arbeiten WARBURGS zur Fermentchemie der Tumoren zu erwähnen. WARBURG hat auf Grund seiner bekannten Forschungen experimentell den Versuch gemacht, das Wachstum der Tumoren im Körper durch Hemmung der Gärung zu bremsen nach dem Grundsatz, daß eine Tumorzelle ihres Gärungsvermögens beraubt, keine Tumorzelle mehr ist. Wie mir Prof. WARBURG persönlich mitteilte, konnte der Versuch nicht erfolgreich beendet werden, da der hemmende Einfluß auf einen Stoffwechselvorgang, der im ganzen Körper auf alle Zellen gleichmäßig verteilt ist, auf zu große Widerstände stößt. Ebenso konnte BRÜNING vor mehreren Jahren seinen logischen Versuch, den Tumor durch Störung des

Zuckerstoffwechsels zu hemmen, und zwar durch große Insulingaben, in der Praxis nicht erfolgreich durchführen.

Von besonderem Interesse sind ferner die Arbeiten von v. Euler und Graffi über die Oxydo-reduktiven Prozesse und Cytochrommangel in Tumoren. Die Konzentration an reduzierenden Stoffen, Ascorbinsäure, Dehydrocozymase, Cystein in Tumoren ist relativ hoch. Andererseits konnte er zeigen, daß in Sarkomen ein Mangel an Komponenten des Keilinschen Cytochromsystems besteht, so daß dem Tumor ein sehr niedriges Oxydoreduktionspotential zukommt. Nach v. Euler wird der Wasserstoff im Sarkom nur unvollständig auf Akzeptoren übertragen.

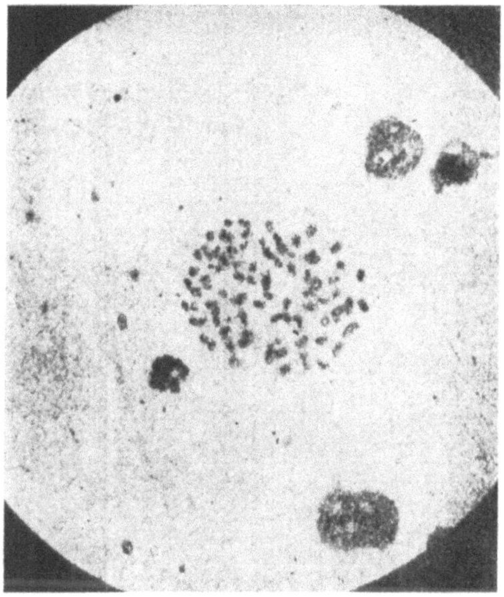

Abb. 7. Lettré, Chromosomen und Kernteilungsstörungen unter stärkster Verquellung durch vegetative Beeinflussung mit dem Parasympathicum Esmodil an Zellen des Mäuseaszitestumors.

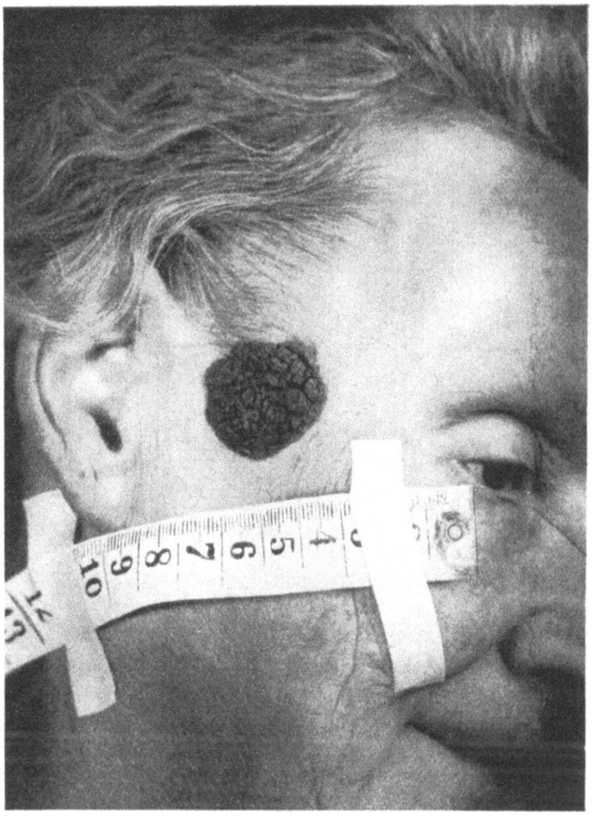

Abb. 8. Cramer, Basalzellencarcinom histologisch gesichert vor Beginn der Esmodilyontophorese.

Daß Oxydo-Reduktionssysteme bei der Tumorentwicklung und Tumorhemmung eine wesentliche Rolle spielen, macht die Problematik komplex und schwierig. Der Umstand, daß Tumoren oxydativ gehemmt werden, kann mit der Tatsache in Beziehung gesetzt werden, daß das Benzpyren u. a. vom Vitamin A (Dittmar) angegriffen wird, so daß die phenolischen Oxydationsprodukte des Benzpyrens die krebserregende Fähigkeit der Kohlenwasserstoffe verloren haben. Balachowski, Akademie der Wissenschaften der UdSSR, demonstrierte die Wirkung des Karotins und Vitamins A als Parasympathicuseffekte. Hierdurch ist das vegetative Moment in den Vordergrund gerückt. Ich konnte als Beitrag zu diesem Problem mit Esmodil, dem stärksten Parasympathicum, dessen Mitosewirkung Lettré nachwies, Basaliome, Kankroide, ja Melanocarcinome lokal erfolgreich behandeln. Im Rahmen meiner viele Jahre zurückliegenden Bemühungen zur Wachstumssteuerung gefährdeter Epithelgebiete bzw. zur Behandlung von Präcancerosen, habe ich jetzt besonders durch die Steigerung der industriellen Leistungsfähigkeit hinsichtlich der

Vitamin-A-Präparate ähnliche Erfolge bei Basaliomen, Kankroiden und strahlengeschädigter Haut erzielen können. Nur gebe ich heute zusätzlich den Vitamin-B-Komplex als integrierenden Faktor zum Aufbau von Vitaminen und Inaktivierung der männlichen und weiblichen Sexualhormone durch die Leber in Verbindung mit der Bestrahlung.

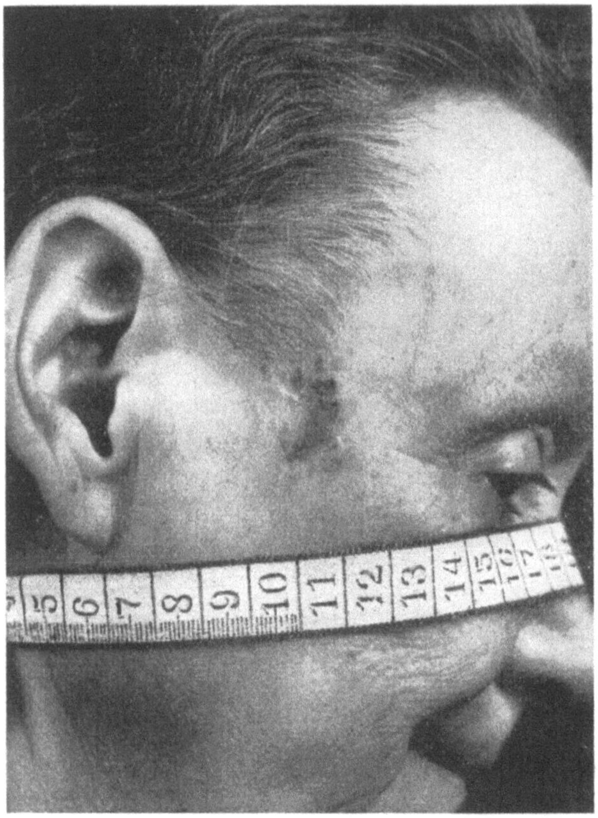

Abb. 9. Nach der Behandlung. Histologisch kein Carcinom mehr vorhanden, nur einzelne Hornbelege.

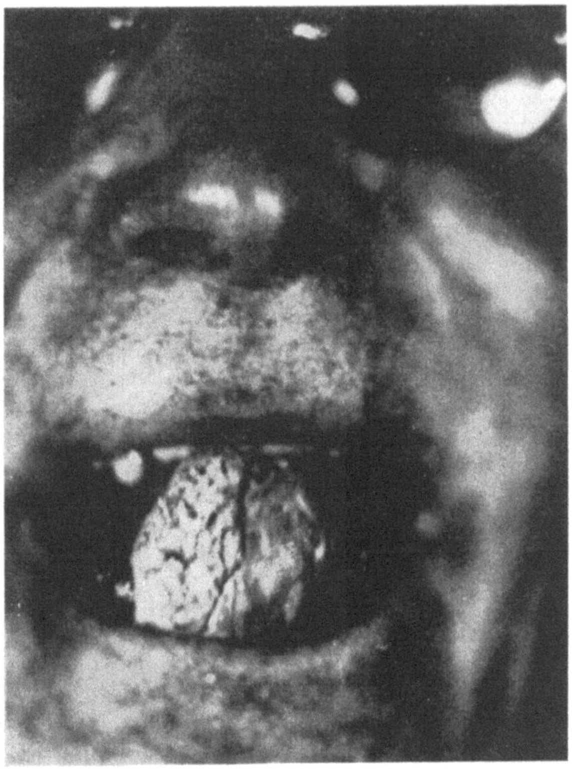

Abb. 10. Leukoplakisches Zungencarcinom.

Das Kapitel Hormontherapie möchte ich, in diesem Rahmen oft behandelt und bekannt, nur kurz streifen. Die Tatsache, daß immer noch ein erschreckend hoher Prozentsatz von chirurgisch und radiologisch früh-, spät-, teil- oder durchbehandelten Carcinomen zum Schluß an lokalen und peripheren Metastasen erkrankt, läßt uns die Möglichkeit der Einflußnahme mit der Behandlung durch gegensätzliche Geschlechtshormone bei Krebsformen an hormonal gesteuerten Organen als große, hoffnungsvolle Tat begrüßen. Den ersten epochalen Erfolg verdanken wir Huggins, der 1940 über den Einfluß der Hodenresektion, ebenso wie der Follikelhormonwirkung auf das metastasierende Prostatacarcinom berichtete. Ullrich und Löser sahen ihrerseits schon 1939 günstige Erfolge mit Testoviron bei Mammacarcinommetastasen. Inzwischen wurde diese Tatsache der erfolgreichen Behandlungsmöglichkeit von Carcinomen hormonal gesteuerter Organe mit den gegengeschlechtlichen Hormonen an den verschiedensten Plätzen der Welt an dem Beispiel des Prostatacarcinoms erprobt und bestätigt. Die Domäne der Testovironbehandlung bildet heute die Mastopathie und das Mammacarcinom der geschlechtsreifen Frau unter dem Vorzeichen der Prävalenz des Follikelhormons. Die nach der Menopause beginnende Vermännlichung der Frau verschiebt dann das physiologische Gleichgewicht zugunsten des männlichen Sexualhormons, so daß die Hormontherapie auf Follikelhormon umgestellt wird. Wir haben stets den größten Wert darauf gelegt, vor jeder Art der Hormontherapie durch biologische und chemische Bestimmung des Hormonspiegels einen einwandfreien Einblick in das hormonale Geschehen des einzelnen Kranken zu erreichen. Also keine Hormonbehandlung ohne vorherige Hormonbestimmung.

Nur so können wir unsere Patienten vor unnötigen Schäden und Leiden bewahren und uns die geheimnisvollen Vorgänge der Dynamik hormonaler Gesetzmäßigkeiten des Tumorgeschehens zugänglich machen. Ebenso ist es beim ausgesprochenen Carcinom notwendig, das ganze klinische Bild mit einzubeziehen und die feine Beobachtung der hormonalen Funktionen entscheidend ins Gewicht fallen zu lassen. So wird bei Intaktheit der weiblichen Gonaden und Hyperfollikulinaemie die chir. Sterilisation, bzw. unter Umständen die Röntgenkastration, durchgeführt. Zeigt bei der Hormonkontrolle der Prolan-A- oder -B-Spiegel bzw. der kolpocytologische Test den Beginn einer neuen reaktiven Hyperfollikulinaemie an, so wird auch hier mit der Testovironbehandlung begonnen. Wir halten uns an die allgemeinen internationalen Richtlinien und geben bei entsprechender Indikation wöchentlich 3 × 50 mg Androgene bis zu 3 g und mehr. Unsere Erfahrungen decken sich im einzelnen vollkommen mit der eindrucksvollen Analyse VASTERLINGS aus der MARTIUSschen Klinik. So beginnen wir zur Erreichung einer schnellen Wirkung die Therapie regelmäßig mit Injektion öliger Lösung androgener Substanzen, während Implantations- und Depotpräparate für die Dauerbehandlung reserviert bleiben. Die buccale Anwendung, die sich in niedriger Dosierung bei intelligenten Menschen sehr bewährt hat, wird für die Verwendung hoher Hormonmengen nicht für günstig gehalten. Besonders dankenswert erscheint die erfolgreiche Erschließung der Hormontherapie bei fortgeschrittenen weiblichen Genitalcarcinomen für die Praxis. VASTERLING verwendet in den ersten 3 Wochen täglich 50 mg Androgene, in der 4. bis 6. Woche 3 × 50 mg, in der 7. bis 11. Woche 2 × 50 mg, um später zu Depotpräparaten überzugehen. Vorsicht ist vonnöten bei Auftreten von Oedemen und Hypercalcaemie. Besonders wichtig erscheint es, daß wir nach LINDNER das Testoviron durch Progesteron voll ersetzen können. Im übrigen wird die Tatsache der mesenchym-aktivierenden Wirkung des Testovirons bei Lostbehandlung an dem Ausbleiben des leukopenischen Effekts von uns immer wieder bestätigt. CRAMER sah auch bei Anwendung höchster Röntgendosen weitere Stabilisierung und Leistungssteigerung des gesamten hämatopoetischen Apparates. Ferner liegt im Wesen der anabolen Wirkung der Sexualhormone die Eiweiß-Stickstoff-Phosphor-Calcium-Retention. Dabei ist nach HOHLWEG, VELL und LIPPROS die gleiche pharmakologische, unspezifische anabole Wirkung, wie wir sie eben schilderten, durch die Sexualhormone (Androgene,

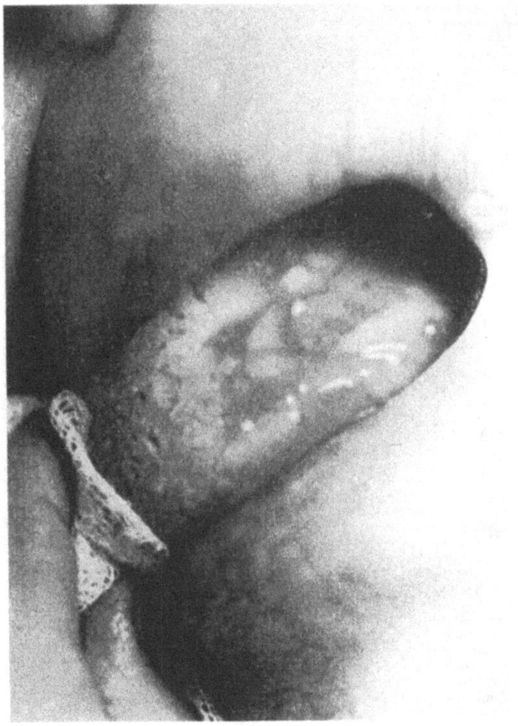

Abb. 11. Ulceröse, histologisch gesicherte Zungenleukoplakie am 29. 4. 1951.

Oestrogene und Gelbkörperhormon) auf ihr gemeinsames chemisches Grundgerüst zurückzuführen.

Während WALTHER keinen wesentlichen Einfluß des histologischen Typus hinsichtlich der Metastasenneigung bei Mammacarcinomen feststellte, so scheinen sich doch feinere biologische Differenzen gegenüber der Hormonindikation abzuzeichnen. So sah LINDER beim Adenocarcinom bessere Effekte wie gegenüber dem Carcinoma solidum oder Scirrhus; also doch feine individuelle Unterschiede bei den einzelnen Carcinomtypen.

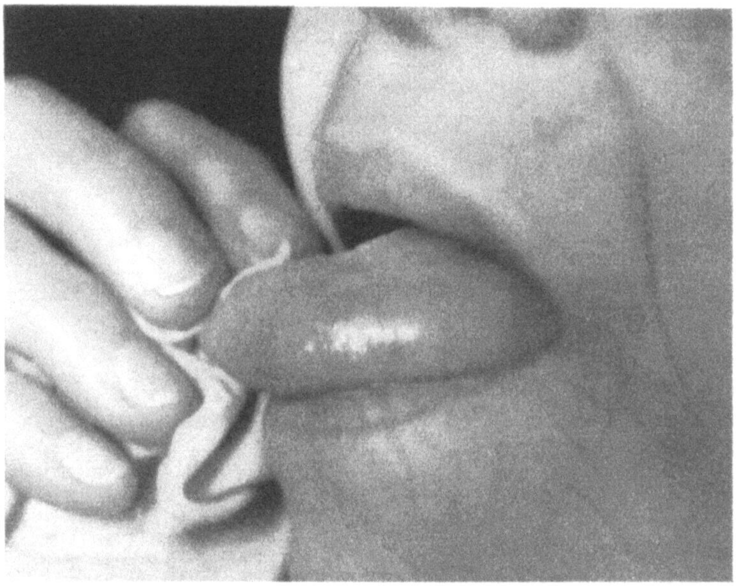

Abb. 12. Abgeheilt nach einer Nahbestrahlung mit 2475 r HD/1 cm Ende April 1951.

Wenn wir zurückblicken, welche unendliche Mühewaltung durch die wissenschaftliche Arbeit in der ganzen Welt aufgewendet wurde, um eine erfolgreiche Chemotherapie zu schaffen, dann sehen wir, daß an Tausenden von geprüften Präparaten eine definitive Lösung noch nicht zutage getreten ist, so daß die ganze chemische Methodik und Hormonbehandlung als dritte Waffe ausschließlich zur Unterstützung chirurgischer und strahlentherapeutischer Eingriffe zur Verfügung steht.

Wohl der erfolgreichste Schöpfer auf dem Gebiet der deutschen Chemotherapie, DOMAGK, bemerkte im Hinblick auf den Kampf gegen den Krebs vor einigen Jahren: „Auch wenn es ein chemotherapeutisches Mittel geben sollte, wird man auf die bei jeder Krebstherapie zu erfüllenden Vorbedingungen nicht verzichten können." Ob eine aktive Immunisierung vor Entwicklung der bösartigen Geschwülste, ähnlich wie im Experiment, im Bereich der Möglichkeit liegt, wäre ebenfalls zu entscheiden. Vor allem aber sollte man über den künstlichen Mitteln die natürlichen nicht vergessen — Licht, Luft, Wasser, Ernährung —, denn beim Krebs gilt, wie schon mehrfach betont, wie bei kaum einer anderen Erkrankung, daß wir es nicht mit einem lokalen Leiden zu tun haben, sondern der ganze Organismus in Mitleidenschaft gezogen ist.

Hierbei müssen wir für zahlreiche unspezifische Wirkungen mehrere gestaffelte Effekte trennen, a) die häufiger zu beobachtende und durch ungezählte, harmlose Reize auszulösende Steigerung der resorptiven Funktion des ganzen oder regionären Gefäßgebietes mit vermehrter Diurese. Hierdurch kommt es oft zur partiellen Resorption von Pleuraergüssen, Aszites, ja Verkleinerung durch Wasserentzug am Primärtumor und Metastasen.

Dieser unspezifische Effekt gab und gibt immer wieder unkritischen Beobachtern einen scheinbar schlüssigen Beweis in die Hand für einen spezifischen, krebshemmenden Einfluß.

b) Daß andererseits jedoch ganz unspezifische Maßnahmen ausgesprochene Mitoseveränderungen und bleibenden Einfluß auf die Zellstruktur bewirken können (Kern und Chromosomen), ist seit Jahren bekannt, ohne daß die Onkologie bisher davon weiteren Gebrauch gemacht hat. BAUCH hat in hochinteressanten Studien darauf aufmerksam gemacht, wie durch Trypaflavin hervorgerufen, die Zellteilungsstörungen auch in unbeeinflußtem

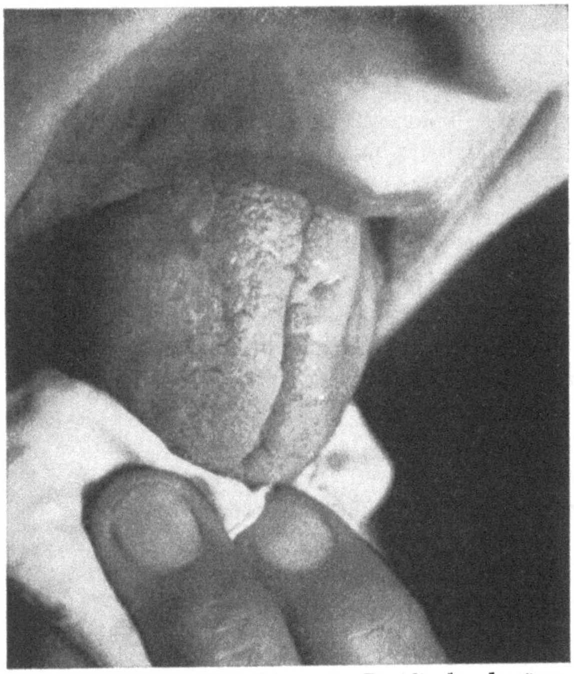

Abb. 13. 19. 8. 1952. Schwerstes Rezidiv der ulcerösen leukoplakischen Veränderung nach starkem psychischen Schock plötzlich entstanden. Deshalb keine Strahlentherapie mehr, sondern nur Verordnung von Vitamin A und Lebertran als vegetative Vitaminwirkung.

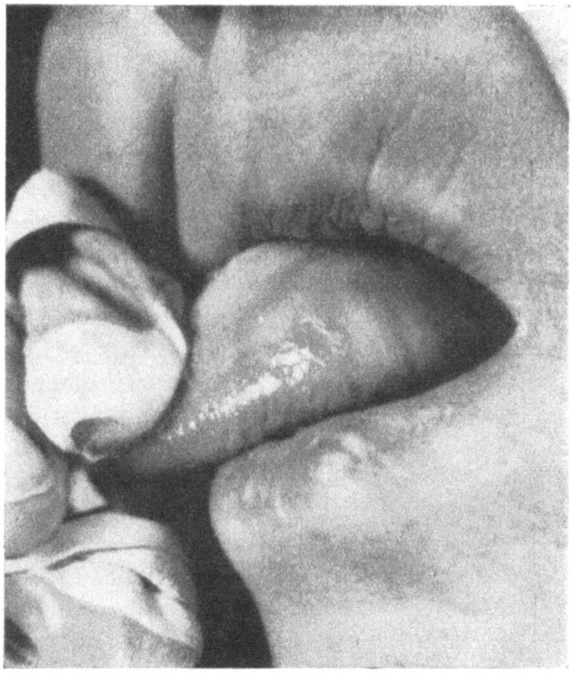

Abb. 14. 27. 11. 1952. Abklingen der leukoplakischen Veränderung unter Vitamin A und Lebertran im wesentlichen als parasympathische Effekte aufzufassen.

Freilandmaterial gelegentlich beobachtet werden. In erhöhtem Maße treten sie aber nach verschiedenen chemisch-physikalischen Einflüssen auf die Zelle ein, wie auf Wärme- und Kältebehandlung, Einwirkung von Narkoticis und unphysiologischer Konzentration osmotisch wirksamer Substanzen. Ebenso äußern sich v. EULER und LETTRÉ.

Wir stellen also fest, daß der cytostatische Effekt nicht immer an die Verwendung toxischer Mesenchymgifte gebunden ist, sondern auch durch geeignete Anwendung mesenchymaktivierender Methoden möglich wird. Nach dem Vorgang SCHWENINGERS, GÖTZES, LAMPERTS, CRAMERS hat sich in unserer Klinik Frau Dr. HOFFMANN mit beachtlichem Erfolg der Verwendung physikalischer Methoden diesen Fragen gewidmet. Viele Wege stehen uns hierbei zur Verfügung, sei es mit Hyperthermie durch Überwärmungsbäder oder Pyrifer-Fieberschläge, sei es durch Hypothermie mit künstlichem Winterschlaf nach S. W. SMITH. Alle diese Faktoren besitzen gute experimentelle Basis und klinische Vorarbeiten. Auch die Tatsache, daß die Narkose mitosehemmend wirkt, wie WARBURG bereits 1911 am Urethan demonstrierte, könnte experimentell geprüft werden und unser Interesse für die umfangreiche russische Literatur über die Schlaftherapie wecken. Ein kleines Beispiel sei der Basedow, der mit dem Feuer der Strahlentherapie, differenter Chemotherapie oder mit dem Schwert des Chirurgen behandelt wird, während sich unter Umständen mit 3 Wochen Schlafbehandlung ein Rückgang in der Strumagröße und Normalisierung der Funktion erreichen läßt. Dabei seien diese Gedanken nur als Problematik skizziert.

Meines Erachtens ist nur eine Berufsgruppe durch eine auffallend geringe Krebssterblichkeit ausgezeichnet, die Imker. Schweissheimer, Anton und Förster machten auf die gesteigerte Immunität der Imker gegen Krebs aufmerksam. Anton und Förster belegten diese Beobachtungen an 19 000 Imkern Badens. Ein Erfolg jahrzehntelanger Immunisierung durch fortgesetzte unspezifische, toxische Nadelstiche.

In den Gebieten zivilisierter Länder finden sich trotz kultureller Unterschiede mit ganz extremen Differenzen in der Ernährung im wesentlichen ähnliche Prozentzahlen der Gesamtkrebserkrankungen, während Ägypten eine auffallend niedrige Krebssterblichkeit besitzt. Dies wurde lange als Erfolg mohammedanischer ritueller Lebensform angesehen. 1932 machte jedoch Ashour auf den hohen Magnesiumgehalt des ägyptischen Bodens im Vergleich zu Europa aufmerksam; eine Anregung zur experimentellen und klinischen Prüfung des Einflusses leicht alkalischer Bodenverhältnisse.

Wie wir sahen, ist es als erwiesen zu betrachten, daß ein krebstherapeutisches Wunder schwer vorstellbar ist, da der Tumor chamäleonartig in seiner pathologischen Physiologie von Organ zu Organ, von Organabschnitt zu Organabschnitt, nach Geschlechtsvorzeichen, Konstitution und Erbmasse ganz verschiedene Behandlungsverfahren benötigt.

Die mit Hekatomben von Verlusten und einem unvorstellbaren Aufwand an Energie und Mitteln durchgeführten Arbeiten mit cytostatischen Stoffen, anfänglich als blindes, chemisches Artilleriefeuer auf den Zellkern, hat jetzt seine Wirkungsgrenzen erkannt und bietet damit die Möglichkeit fruchtbarer, differenzierter Weiterarbeit.

Unsere Kenntnisse cytostatischer Effekte durch Hyperthermie und Hypothermie, narkotischen Dauerschlaf wurden in diesem Rahmen als Problem benannt.

Differenzierte chemische Hormondiagnostik im Dienste der Hormontherapie steht noch als dringende Aufgabe in unserer Arbeitsliste.

Aus der vergleichenden geomedizinischen Onkologie können wir Anregungen zu prophylaktischen Maßnahmen von Land zu Land projektieren und prüfen.

Die Erweiterung der Chemotherapie und physikalischen Therapie, sowie Hormontherapie als unterstützender Faktor und in Kombination mit Operation und Bestrahlung müßte von Krankheitsgruppe zu Krankheitsgruppe systematisch geklärt werden. Hierbei muß darauf hingewiesen werden, daß die so wertvolle Verwendung der cystostatischen Substanzen und Sulfonamide nach verschiedenen Versuchen, u. a. Gummel und Lührs, unter Umständen die Gefahr einer Förderung des Krebswachstums mit sich bringen können.

Mit Rondoni stellen wir fest, daß das Dogma der absoluten Autonomie im Wachstum der Krebszelle durch die Bemühungen der Chemotherapie ins Wanken geraten ist. Hierbei kommen in Frage:

a) Chemische Mittel mit Wirkung direkt auf den Zellkern (Mitosegifte und cytostatische Stoffe).
b) Organismisch durch die neurohormonale Möglichkeit der Wachstumssteuerung mit Vitaminen, Hormonen und Nerven.
c) Über diesen mehr oder weniger spezifischen Wirkungsmodus hinaus im Sinne der Anregung Domagks harrt noch ein großer Spektralbereich unspezifischer Faktoren, die wir angedeutet haben, der Prüfung und Verwertung.

Eine Fülle von Aufgaben, die keine Resignation dulden und nicht gestatten, nur in traditionellen Gedankengängen auf eingefahrenen Bahnen weiterzuarbeiten, sondern mutig an die neuen Probleme heranzugehen.

Antiwuchsstoffe[1])

von Prof. Dr. W. LÜHRS
Chefinternist der Geschwulstklinik Buch (Ärztlicher Direktor: Prof. Dr. H. CRAMER) des Instituts für Medizin und Biologie der Deutschen Akademie der Wissenschaften, Berlin-Buch (Direktor: Prof. Dr. W. FRIEDRICH)

Das krebsige Wachstum unterliegt meist nicht allen im Organismus verankerten Wachstumsgesetzen; es ist autonom geworden, nutzt aber eigennützig alle Proliferationsreize, Nähr- und Wuchsstoffe für sich aus. Hier zeigt sich zunächst eine therapeutische Möglichkeit, nämlich in Form einer Ausschaltung vorhandener Wuchsstoffe und einer Entwicklung wirksamer Antiwuchsstoffe. Zum Versuch der Entwicklung solcher Hemmfaktoren darf ich einige physiologische Vorbemerkungen machen.

In jeder Zelle — auch in der Krebszelle — befinden sich zwei verschiedene Arten von Nukleinsäuren, die Desoxyribonukleinsäure und die Ribonukleinsäure. Sie bestehen aus einer stickstoffhaltigen Komponente, z. B. Purinen und Pyrimidinen, einem Kohlehydrat (Ribose oder Desoxyribose) und einem Phosphorsäureanteil als saure Komponente. Abb. 1 läßt in schematisierter Darstellung erkennen, daß im Kern hauptsächlich die Desoxyribonukleinsäure und im Plasma die Ribonukleinsäure vorhanden ist.

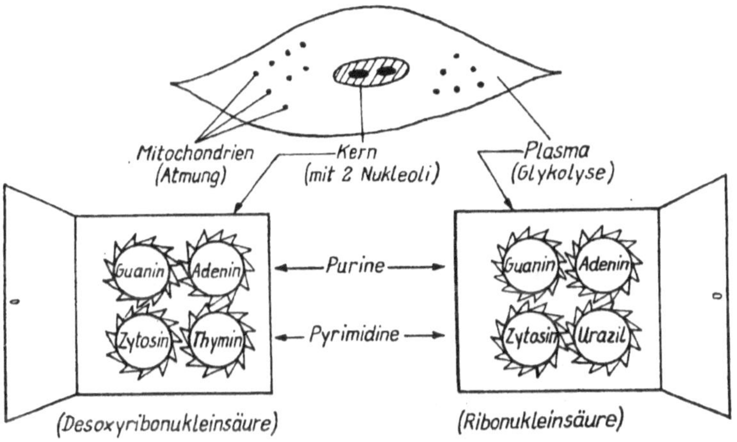

Abb. 1

Neben der Unterschiedlichkeit im Kohlehydratanteil (Kern: Desoxyribose — Plasma: Ribose) finden sich bei der Desoxyribonukleinsäure als Pyrimidine Cytosin und Thymin, während die Ribonukleinsäure des Plasma Cytosin und Urazil enthält. Die Purine zeigen bei beiden Nukleinsäuren keine Unterschiedlichkeit.

In neuerer Zeit ergab sich nun bei der Aufklärung des Wirkungsmechanismus der Folsäure, eines Vitamins des B-Komplexes, daß das Thymin der Desoxyribonukleinsäure durch Folsäure ersetzt werden kann. Analog des erkannten Wirkungsmechanismus und Antagonismus zwischen Sulfonamiden und p-Aminobenzoesäure konnte man annehmen, daß auch Folsäureantagonisten der cytopoetischen Fähigkeit der Folsäure entgegenwirken konnten. Bereits das Einführen einer Amino- oder Methylgruppe an einer Kupplungsstelle oder an der Pteringruppe der Folsäure führt zum Antagonisten dieses Vitamins.

[1]) Angemeldeter Diskussionsbeitrag zum Vortrag H. CRAMER: Krebshemmende Substanzen und Faktoren.

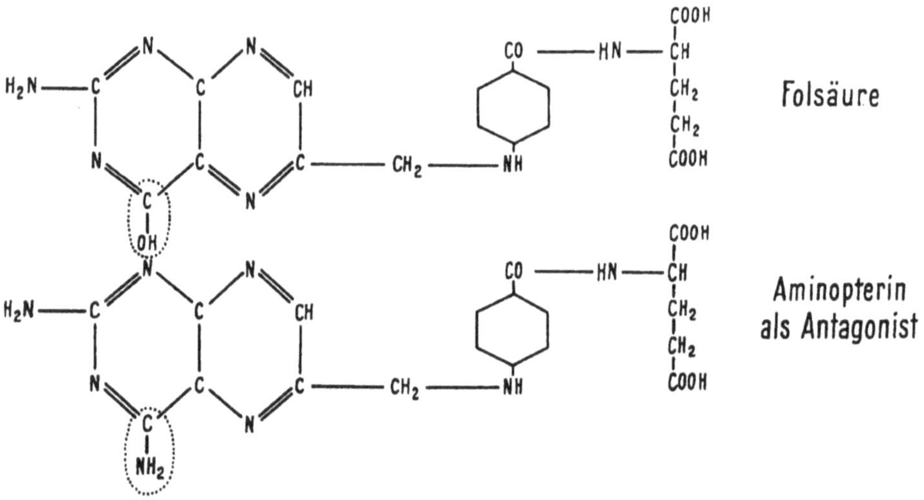

Formel 1

Im Tierexperiment fand sich nun ein Wirkungsmechanismus von besonderem Interesse, daß bei diesen Folsäureantagonisten eine direkte Wirkung auf Kern und Zytoplasma festzustellen war. Es zeigte sich nämlich ein hemmender Einfluß auf die Synthese des Adenins, Guanins und Thymins zur Desoxyribonukleinsäure und auf die Synthese des Adenins und Guanins zur plasmatischen Ribonukleinsäure (1, 2).

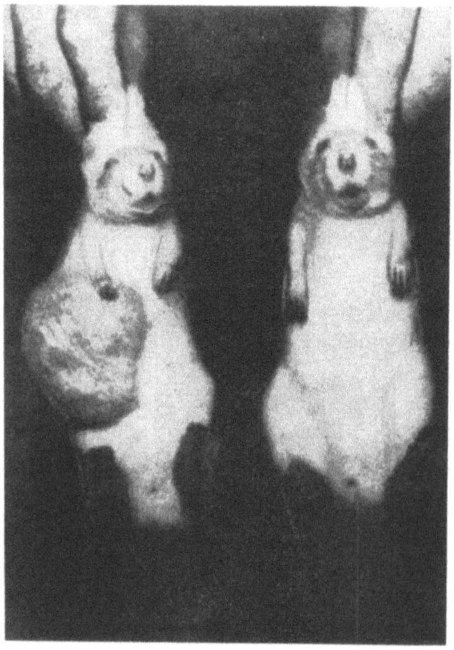

Abb. 2. Einfluß von Folsäureantagonisten auf das transplantierbare Sarkom der Ratte (nach RHOADS).

Einen ähnlichen Wirkungsmechanismus zeigte das vom Adenin abgeleitete 2,6-Diamino-Purin. Es fand sich im Tierexperiment ebenfalls eine Beeinflussung der gleichen bösartigen Zellarten wie bei den Folsäureantagonisten.

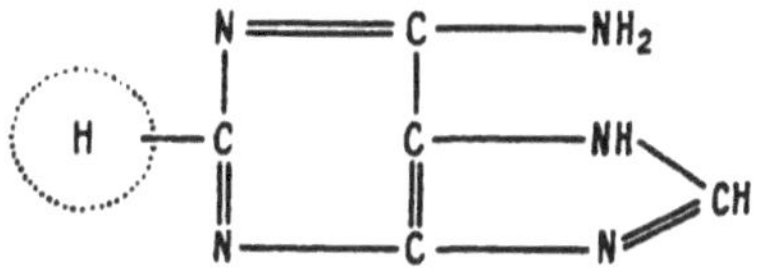

Adenin (6-Amino-Purin)

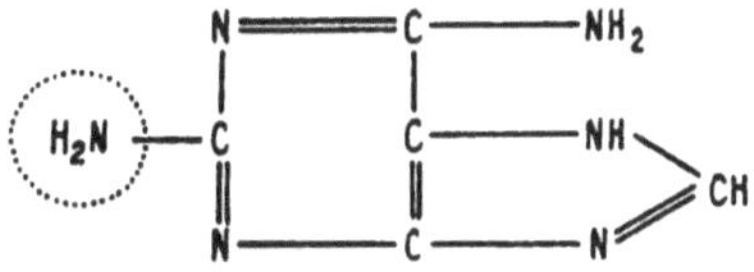

2,6-Diamino-Purin als Antagonist

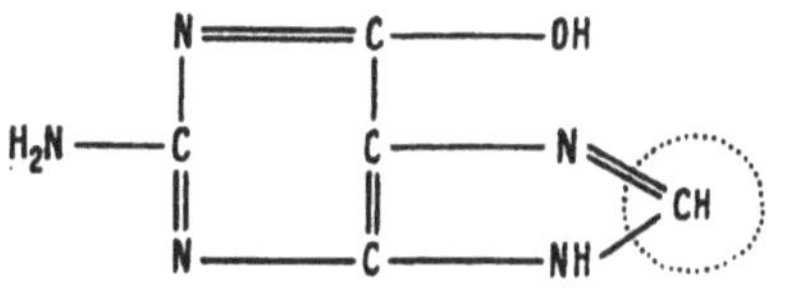

Guanin (2-Amino-6-Oxy-Purin)

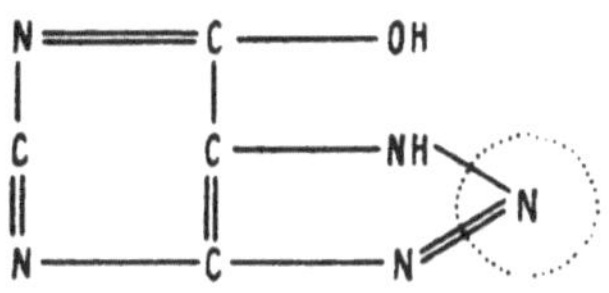

8-Azoguanin (Guanazol) als Antagonist

Formel 2

Vom Guanin leitet sich das 8-Azo-Guanin, das Guanazol, ab. Hierbei ergab sich im Tierexperiment die auffallende Tatsache, daß nicht Sarkome oder Leukämien wie bei den bisher erwähnten Antiwuchsstoffen beeinflußt werden konnten. Vielmehr zeigten epitheliale Tumoren regressive Veränderungen. Es fand sich also beim 8-Azo-Guanin eine selektive Beeinflussung histologisch anders gebauter Tumorarten als bei den bisher erwähnten Stoffen. Vielleicht könnte einmal auf Grund solcher Unterschiedlichkeit eine morphologisch unklare, bösartige Proliferation von chemischer Seite her in ihrer Differenzierung eine diagnostische Unterstützung erfahren.

Die Ursache für dieses unterschiedliche Verhalten fand sich bald. Es zeigte sich nämlich, daß in den resistenten Tumorarten — genau so wie im Normalgewebe — ein desamidierendes Enzym, eine Desamidase vermehrt vorhanden ist, die das 8-Azo-Guanin sofort in das 8-Azo-Xanthin umwandelt; und das 8-Azo-Xanthin ist vollständig unwirksam gegen proliferierende Gewebe und Tumorzellen.

Der sinngemäße Abbaumechanismus am Guanin wird im folgenden aufgezeigt:

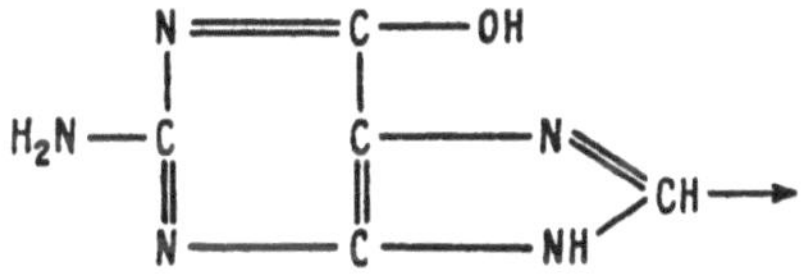

Guanin

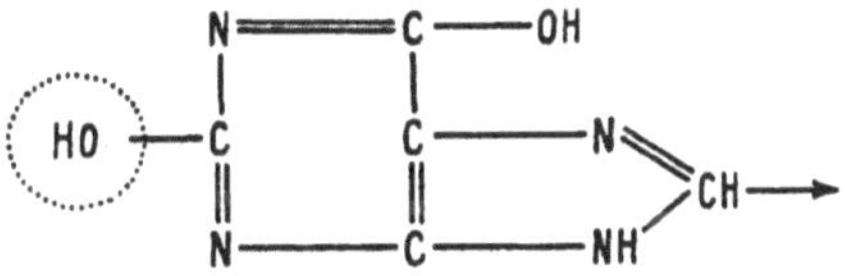

Xanthin

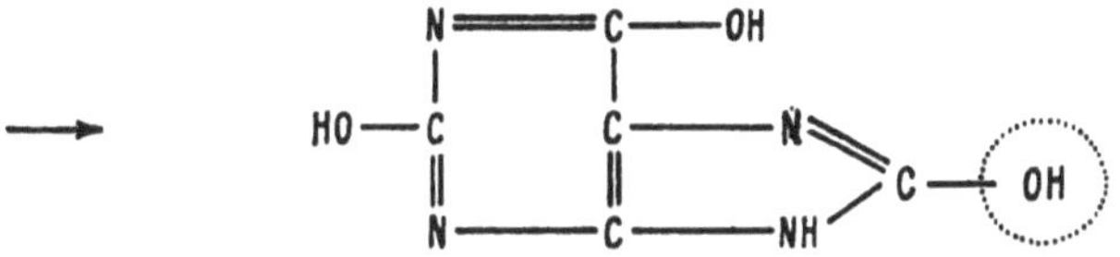

Harnsäure

Formel 3

Diese Beispiele mögen genügen, um einen Einblick in den Wirkungsmechanismus dieser Antiwuchsstoffe zu erhalten. Bei einer versuchten therapeutischen Anwendung beim Menschen stellten sich — wie früher erwähnt — in Kürze Nebenwirkungen am haematopoetischen System ein, die letztendlich bis zur Panmyelophthise und konsekutiven Ulcerationen, besonders der Schleimhaut, führten. Dieser Wirkungsmechanismus der Antiwuchsstoffe zeigt aber einen Weg auf und hat mehr als theoretisches oder tierexperimentelles Interesse erlangt. So gelang es erstmalig in der Geschichte der Medizin, bei akuten, kindlichen Leukaemien, die sonst immer in kürzester Frist tödlich verlaufen, Remissionen bis zu über zwei Jahre durch Folsäureantagonisten zu erreichen.

Literatur

1. Burchenal, J. H., Bendich, A., Brown, C. B., Elion, C. B., Rhoads, C. P. u. Stock, H.: Cancer (amer.) **2,** 119 (1949).
2. Phillips, F. S.: J. Pharm. exper. Therap. **99,** 281 (1950).
3. Rhoads, C. P.: Rev. Gastroenterol. **19,** 217 (1952).

Weiteres Schrifttum s. bei Lührs, W.: Die Chemotherapie des malignen Wachstums. Dtsch. Ges. Wes. **1952,** 1010.

Neuere Erkenntnisse über Mesenchym, Gewebsalterung und Krebsgeschehen[1])

von Prof. Dr. W. Lührs
Chefinternist der Geschwulstklinik Buch (Ärztlicher Direktor: Prof. Dr. H. Cramer) des Institutes für Medizin und Biologie der Deutschen Akademie der Wissenschaften, Berlin-Buch (Direktor: Prof. Dr. W. Friedrich)

Ein epithelialer Tumor z. B. bedarf dauernd der Nähr- und Wirkstoffe zu seinem Wachstum wie zu seiner Differenzierung. Somit richtet sich das Augenmerk auch auf die strömenden Kräfte und das Nährmedium des Epithels: das ist das Mesenchym.

Bereits Galen erkannte die Wichtigkeit des „konstitutionellen" Zustandes und der Beschaffenheit der „Säfte" in der Relation zum börartigen Wachstum. Bindegewebe und Grundsubstanz, die lange Zeit unter dem Einfluß der Virchowschen Zellularpathologie kaum Beachtung fanden, haben in der Folgezeit an Bedeutung gewonnen (Fromme, Mahnert, Moser u. Ratzenhofer).

Wichtig erscheint auch das alternde Gewebe in seiner Korrelation zum Carcinomgeschehen. Es gibt nicht allzu viele Faktoren, die so gern mit bösartigem Geschwulstwachstum in Verbindung gebracht werden, wie der alternde Körper oder spezifische, früher oder später alternde Gewebsarten. Dies um so mehr, als der wachstumsbeeinflussende Effekt gegengeschlechtlicher Hormone auf Organkrebse primärer und sekundärer Geschlechtsorgane oder Anhangsgebilde bei Kranken in mittleren und älteren Jahrgängen bereits Allgemeingut therapeutischer Konsequenzen geworden ist. Da Herr Cramer bereits ausführlicher auf das hormonal (Huggins) gesteuerte Gewebsmilieu eingegangen ist, möchte ich die pharmakologischen Folgerungen nicht noch einmal besprechen.

Um ein geschlossenes Bild der Lebensvorgänge, weiterhin im Hinblick auf eine Alterung aller Gewebe geben zu können, reichen trotz erkannter, tiefgehender Stoffwechselvorgänge mit ihren biokatalytisch gesteuerten Umsetzungen diese Einzelerkenntnisse nicht aus. Gerade auf Grund neuerer, tierexperimenteller Ergebnisse aus unserer Klinik in Richtung auf das Fermentsystem Hyaluronidase → Hyaluronsäure und bösartiges Wachstum möchten wir diese Ergebnisse zum Mesenchym-Bindegewebe und bösartigem Wachstum, und im gewissen Grade zu bekannten Tatsachen eines alternden Gewebes in eine „korrelative" Beziehung bringen. Bevor wir auf spezielle, in unserer Fragestellung altersbedingte Veränderungen des Bindegewebes eingehen, muß man sich zunächst allgemein mit der Wechselwirkung zwischen Tumor und benachbartem Gewebe, mit dem „Grenzkrieg" zwischen Epithel- und Bindegewebe auseinandersetzen. Denn die Aktivität des bösartigen Wachstums beschränkt sich häufig nicht nur auf sein eigenes Carcinomgewebe; wesentlich sind auch Faktoren im umgebenden Bindegewebe als Reaktionsmechanismen auf das Wachstum und die Ausbreitung mancher Krebse.

Diese Ausbreitung bewirkt eine Veränderung und Zerstörung des angrenzenden Gewebes. Wohl versucht der Körper als Ausdruck einer gewissen reaktiven Abwehrleistung ein „perifokales Entzündungssyndrom" entgegenzusetzen, wobei nach Letterer von einer echten, einer „pathischen" Entzündung gesprochen werden muß. Zu erwägen sind beim Carcinom biologische Reaktionsvorgänge in Richtung auf eine allergisch-hyperergische Entzündung. Dies um so mehr, als es kein morphologisch-spezifisches Bild des allergisch-hyperergischen Entzündungsvorganges gibt. Als Teilerscheinung findet man vermehrt eine

[1]) Angemeldeter Diskussionsbeitrag zum Vortrag H. Cramer: Krebshemmende Substanzen und Faktoren.

gewohnte Granulozytendiapedese, später von Lymphozyten, Plasmazellen, auch von Eosinophilen und Monozyten. Auffällig ist nun, daß bei Gewebsschnitten aus diesen Übergängen von Carcinom- zu Reaktionsgewebe sehr häufig Leukozyten mit ausgesprochener Vakuolenbildung angetroffen werden[1]). Oft fanden wir solche Leukozytenformen auch im sedimentierten Exsudat einer Pleuritis carcinomatosa, gleichgültig ob es sich um eine Folge bei einem fortgeschrittenen Bronchialcarcinom oder um pulmonale und pleurale Metastasen eines Recidivs nach einer Mammaradikaloperation gehandelt hatte. Aber auch im strömenden Blut konnten wir derartig veränderte Neutrophile beobachten, wie sie früher bei anderen Krankheitszuständen als sog. „Abbauformen der Leukozyten" von Undritz, Lübbers, Koch, Heilmeyer, v. Muthius und von Laves beschrieben wurden. Wir versuchten im Phasenkontrastmikroskop eventuelle Inhaltsstoffe dieser Vakuolen zu klären. Hier fand sich nach Einwirkung von Dimethylaminobenzaldehyd (Ehrlichs Reagenz) und nachfolgender Erwärmung eine scharf begrenzte Rosaverfärbung der Vakuolen. Nun beruht nach den Untersuchungen von Gössner am Butenandtschen Institut diese positive Ehrlichsche Farbreaktion in der Wärme auf der Gegenwart von Indolderivaten; denn der Dimethylaminobenzaldehyd kondensiert mit Indol-, aber auch Pyrrolderivaten, aromatischen Aminen und Phenolen zu Farbstoffen. Beim weiteren Verfolg dieser mutmaßlichen Indolderivate trafen wir bei bestimmten denaturierenden Eingriffen an der isolierten erhöhten Gammafraktion des Serums dieser Kranken auf dieselbe positive Ehrlichsche Reaktion. Interessanterweise ergaben die bei sogenannten Tumorzellen nachzuweisenden Vakuolen, die ja ein wesentliches Charakteristikum für die cytologische Deutung ausmachen, keine positive Aldehydreaktion.

Diese Indolderivate könnten als eine Vermehrung bereits praerenal-praeexkretorisch nachzuweisender Eiweißabbauprodukte aufgefaßt werden. Nach unseren patho-physiologischen Kenntnissen könnten sie demnach einen gewissen Anteil zu der zu beobachtenden Kachexie dieser Krebskranken beitragen. Analog finden sich im Harn auch vermehrt Indolderivate, wie es die „Uroroseinprobe" anzeigt, wo von den ausgeschiedenen Chromogenen z. B. die Indolacetursäure chemisch erkannt wurde. Diese Urinprobe wurde von manchen Stellen sogar als „Krebstest" angesprochen. Später soll hierüber ausführlich berichtet werden.

Mit diesen Beobachtungen[2]) haben wir versucht, einige Einzelheiten aus dem reaktiven, peritumoralen, bindegewebigen Anteil objektiv erfassen zu können.

Weiterhin ist erwiesen, daß bösartige Tumoren mit infiltrierendem Wachstum auch primär von sich aus eine normale Bindegewebsbildung beeinflussen. Es erfolgt wahrscheinlich ein partieller Abbau, eine Depolymerisation von Mesenchymsubstanzen, d. h. von Stoffen, die zu den makromolekularen Mukopolysacchariden zählen.

Am bekanntesten ist die Chondroitinschwefelsäure, besonders im Knorpel, in den Sehnen, der Aortenwand und in der Sklera enthalten, weiterhin die Mukoitinschwefelsäure, die im Magenschleim, in der Nabelschnur und im Blutserum gefunden wird. Sehr bekannt ist das Heparin, eine die Blutgerinnung hemmende Substanz, die in der Leber vorkommt und sich reichlich in den Mastzellen des Bindegewebes findet.

Besonderes Interesse findet die Hyaluronsäure, die ein bedeutungsvolles Element der strukturlosen Kittsubstanz im gesamten Binde- und Stützgewebe ist. Diese Hyaluronsäure als „Gewebezement" ist ein wesentlicher Faktor für die Undurchlässigkeit der mesenchymalen Gewebe für kolloidale und gröbere Partikel. Diese Polysaccharidsäure unterscheidet sich z. B. von der Chondroitinschwefelsäure durch eine inkonstante Veresterung mit H_2SO_4 und durch einen anderen Aminozucker.

[1]) Mündliche Bestätigung von H. Anders †.

[2]) Gemeinsame Untersuchungen mit M. Moebius und I. Delius.

(Hyaluronsäure = Glukuronsäure + Azetylaminoglukose $\pm H_2SO_4$;
Chondroitinschwefelsäure = Glukuronsäure + Acetylaminogalaktose + H_2SO_4.)

Die Hyaluronsäure ist genau so wie die anderen Polysaccharidsäuren nur in Geweben mesodermaler Herkunft vorhanden. Man findet sie demnach auch in bestimmten Anteilen des Lungengewebes.

Als spezifisches Ferment im Sinne eines Gegenspielers existiert für diese Polysaccharidsäuren die Hyaluronidase, die bereits seit 1928 bekannt ist (DURANT-REYNALS-Faktor). Dieser Fermentkomplex depolymerisiert die Polysaccharidsäuren und baut sie ab. Auf der anderen Seite werden jungen Fibroblasten, Mastzellen und der Leber im allgemeinen Fähigkeiten zur Hyaluronsäuresynthese zugesprochen (MEYER c. s.). Über 650 Literaturstellen — bereits bis 1950 (GIBIAN) — erübrigen eine nochmalige Beschreibung bekannter Tatsachen. Für unsere Fragestellung erscheint die im Schrifttum immer wiederkehrende Auffassung von Wichtigkeit, daß allein ein vermehrter Hyaluronidasegehalt des Tumorgewebes verantwortlich wäre für eine Steigerung des Tumorwachstums und eine vermehrte Metastasenbildung. In bereits veröffentlichten Versuchen unserer Klinik ließen aber zusätzliche Gaben von Hyaluronidase am JENSEN-Sarkom der weißen Ratte (LÜHRS c. s.) keine positive Wachstumsbeeinflussung und keine Metastasierung erkennen. Gleiche Versuche an histologisch differenten Tumoren anderer Tierarten führten zu gleichen Ergebnissen (im Druck). Zum gleichen Resultat kamen Tierversuche, wobei kombiniert ein Cytostaticum (TEM) in seinem Effekt auf Tiertumoren durch Hyaluronidase weder positiv noch negativ beeinflußt wurde (21). Beim bösartigen Wachstum möchten wir somit zur Auslösung des Hyaluronidaseeffektes keine singulare Fermentreaktion annehmen. Ein komplexes Geschehen scheint nach Co-Faktoren zu verlangen, obwohl es einerseits der erkannte Hyaluronidasewirkungsmechanismus auch beim bösartigen Wachstum nicht für notwendig erscheinen läßt, andererseits unsere neu gewonnenen Erkenntnisse für die Hyaluronidase allein aber unwahrscheinlich machen. Neuerdings weiß man um eine Aktivitätssteigerung der Hyaluronidasen durch Adrenalin, Histamin, Kalzium und Phosphate. Weitere Untersuchungen sind bereits eingeleitet worden.

In jedem wachsenden Gewebe sind Polysaccharidsäuren in größerer Menge vorhanden, wie z. B. im embryonalen Gewebe, aber auch im Granulationsgewebe heilender Wunden. Die Mesenchymsubstanzen sind anscheinend eine unentbehrliche Komponente für ein Wachstum.

Eine jede Verletzung in ihrer Reaktion und sogar jede Entzündung scheint auf der anderen Seite eine Depolymerisation, eine partielle Aufspaltung dieser Substanzen auszulösen (SHETLAR c. s., R. L. MAYER). Dies würde aber auch eine Erklärung für folgende Tatsachen geben: Aus klinischer Erfahrung kennen wir die anacide Gastritis (KONJETZNY), die häufig einem Magencarcinom vorausgeht, oder eine Bronchitis beim Zigarettenraucher, welche die Realisierung eines Bronchialtumors zumindest beschleunigt. Hier erklären sich auch die tierexperimentellen Untersuchungsergebnisse von GRAFFI, der, wie wir bereits gehört haben, aufzeigen konnte, daß eine einmalige Tropfung auf die Rückenhaut der Maus mit 100 Gamma Dimethylbenzanthrazen keinen Krebs erzeugt. Erst eine zusätzliche Tropfung mit Krotonöl, das für sich allein nicht krebserregend wirkt, aber eine uncharakteristische Entzündung auf der Haut hervorruft, führte zur Entwicklung eines Hautkrebses.

DRUCKREY c. s. führt bei der tierexperimentell nachgewiesenen cancerogenen Wirkung bestimmter Kunsttextilien als komplettierenden Faktor den chronisch mechanischen Reiz an, der bei Kunststoffolien mit ihren scharfen Kanten wirksam ist. Ähnliche Kunststoffe, nur in gestaltlich anderer Form, z. B. als Gewebe, führten nämlich zu einem negativen Ergebnis. Man kann nach diesen Tatsachen in Erwägung ziehen, ob eine solche durch exogene, physikalische Reizfaktoren erzwungene normergische Entzündung nicht als

Co-Faktor den Hyaluronidasewirkungsmechanismus komplettieren könnte, der dann erst — wie erwähnt — die Fähigkeit zur Depolymerisation makromolekularer Polysaccharidsäuren akkumuliert, als Voraussetzung eines Krebswachstums.

Oberflächlich zeigt sich vorerst ein biphasisches Verhalten eines körpereigenen Vorganges, nämlich der Entzündung: Einmal als komplettierender Faktor im mehrphasischen Geschehen bis zum beginnenden Krebswachstum. Andererseits findet sich als körpereigene Abwehrleistung beim bestehenden Carcinom sehr häufig eine peritumorale Entzündung, gegen die wir heute leider aus mangelnder Erkenntnis dieser patho-physiologischen Korrelationen, z. B. mit Antibiotica, immer noch angehen (Gummel u. Lührs). Das entspricht auch den klinischen Erfahrungen von anderer Seite (Gantzer), der in der Unterhaltung der Begleitentzündung einen wichtigen Hemmungsfaktor für das Recidivieren von malignen Geschwülsten sieht. Empirisch erkannte bereits 1840 Amrboise Paré diese Tatsache, wenn er im Kap. 29 seines Buches angibt, daß man den „stinkenden, ulcerierenden cancer obendrein mit süßer Milch waschen läßt". Vielleicht ein beim Carcinom noch nicht bis in die letzten patho-physiologischen Konsequenzen verifiziertes Beispiel eines „struggle for life", der nun einmal — ubiquitär — das Weltall beherrscht.

Das zunächst biphasische Verhalten einer „Entzündung" gerade bei unserer Fragestellung scheint ein Beweis für Letterers Einteilung der Entzündung in eine normergische und hyperergische Form zu sein. Am Beispiel des Carcinoms zeigt sich klinisch die morphologische Betrachtungsweise der beiden antithetisch gegenüberstehenden Entzündungstypen. Einmal die normergische, rhythmische Entzündung (z. T. bedingt artefiziell: Gastritis, Bronchitis, Crotonöl, physikalischer Reiz), als „artefizieller Stoffwechselbrand" mit seinen biodynamischen Folgerungen einer Komplettierung der Wirkung von Cancerogenen bis zur Realisierung eines Carcinomwachstums. Anders die reaktive Entzündung beim bestehenden Krebs. „Trotz einer Ganzheitsregularisierung" bleibt die unvollkommene allergisch-hyperergische Entzündung ein lokales Reagenz, zumindest in der Mehrzahl der Carcinomfälle, das sich eben auf eine weitere Dauer der Krebskrankheit als insuffizient erweist. Neurale (Cramer) und hormonale (Huggins) Faktoren — übrigens von Letterer bedingt als eigene Entzündungstypen abgegrenzt — wirken auch nur temporär mit mehr oder weniger langdauerndem Effekt, was immer wieder, z. B. bei der Hypophysenbeeinflussung Krebskranker und bei einer heterosexuellen Hormontherapie, beobachtet wird.

Weiterhin müssen wir uns mit dem Problem der Alterung auseinandersetzen. Denn mit zunehmendem Alter erhöht sich der Polymerisationsgrad dieser Polysaccharidsäuren, sie werden immer weniger löslich und durch die ihnen zugeordneten Fermente immer weniger angreifbar (Seelich).

Die molekularen Bauelemente der Bindegewebsfasern sind Faserproteine bzw. -proteide. Es handelt sich um Molekülketten, wie wir sie auch beim Fibrin finden. Die Voraussetzung einer Bildung von Bindegewebsfasern ist eine Faserproteinbildung aus löslichen Eiweißkörpern, ein Vorgang, den man als Denaturierung bezeichnen kann. Solch eine Strukturumwandlung bei den Gerüsteiweißkörpern, den Faserproteinen, ist irreversibel. Nun kann man erwarten, daß dem Körper Regulationsmechanismen zur Verfügung stehen, z. T. in Hemmstoffen, um einer „voreiligen" Faserbildung entgegenzuwirken.

In dieser Hinsicht sind die in vitro-Versuche beachtenswert, daß eine Hitze- oder sonstige physikalisch bedingte Oberflächendenaturierung, die ja zu Faserproteinen führt, durch Zugabe hochmolekularer Kohlenhydrate, aber auch Nucleinsäuren, gehemmt werden kann (Ferry c. s., Greenstein c. s. und Seelich). Vergleichbar ist ein solcher Vorgang im wesentlichen sicher mit der Hemmung einer Blutgerinnung durch das hochmolekulare Mukopolysaccharid Heparin. Denn es ist auffällig, daß der Organismus gerade dort, wo eine Strukturumwandlung schwerwiegende Folgen für den Körper hätte, z. B. im Glaskörper, in der Linse, in den Gelenken u. a. reichlich hochmolekulare Glykoproteide zur Verfügung hält. So erklärt sich auch ein Entzündungsvorgang an Gelenken, z. B. hervorgerufen durch bestimmte Streptokokkenstämme, die befähigt sind, vermehrt polysaccharidspaltende Fermente (Hyaluronidasen) zu bilden. Hierdurch werden die für Gelenke wichtigen Polysaccharidsäuren depolymerisiert, die als Hemmstoffe in ihrer Komplexbindung mit den betreffenden Eiweißkörpern einer Strukturumwandlung in Richtung auf die Bildung von Faserproteinen bei geringerer Hyaluronidasewirkung hätten entgegenwirken können (BRIODY, HARRIS c. s., KENDALL c. s., MEYER c. s., MILESTON u. WENNER c. s.).

Eine im Effekt ähnliche Wirkung müssen wir uns beim Krebswachstum im alternden Organismus vorstellen. Einerseits bestehen die eben erwähnten Tatsachen in Form des höheren Polymerisationsgrades der Polysaccharidsäuren und einer damit verbundenen geringeren Beeinflußbarkeit durch die entsprechenden Fermente, andererseits weiß man um die Neigung des alternden Gewebes zur örtlichen Hypertrophie, zum örtlich gesteigerten Wachstum, häufig auch bis zur Tumorbildung.

Im allgemeinen besteht obendrein oft für den alternden Menschen eine Neigung zur Adipositas, die sich aus einer Funktionseinschränkung der endokrinen und exkretorischen Drüsen erklären läßt. Diesen zusätzlichen Faktor — als Adjuvans — muß man beim Wachstum auch berücksichtigen.

Wenn auch im alternden Gewebe die Stoffwechselvorgänge vermindert sind, so findet doch in jedem Gewebeanteil ein ständiger Umbau, nämlich ein Ab- und wiederum ein Aufbau statt. Nicht nur Atome, sondern ganze Molekülgruppen werden ausgetauscht. Nun scheinen die entsprechenden Fermente, die Zellkathepsine, ein biphasisches Verhalten zu zeigen. Je nach der H-Ionenkonzentration im Gewebemilieu können sie katalytisch die Aufbau- bzw. Abbauvorgänge beeinflussen und steuern. Bekannt ist. daß Zellkathepsine im sauren Milieu in vitro einen verstärkten Eiweißabbau bewirken, Somit würde die durch eine tumoreigene Glykolyse vermehrte Milchsäurebildung günstige Voraussetzungen für vermehrte Abbauvorgänge schaffen. Bei Tumoren scheint dieser Mechanismus nicht wirksam zu sein. Entscheidend zu klären ist hierbei die Frage, welche Substanzen beim Tumorträger, z. B. das Trypsin, ein Abbauferment, in seiner Aktivität hemmen. Diese Trypsinhemmung ist charakteristisch für einen Tumorträger, wenn auch nicht spezifisch (WALDVOGEL c. s. u. a.). Nun scheint der Trypsinhemmstoff des Tumorserums den Mukopolysacchariden anzugehören. Vielleicht handelt es sich um ein Abbauprodukt der Mesenchymsubstanzen, entstanden aus der fermentativen Depolymerisation der Polysaccharidsäuren (SEELICH). Wenn auch andere eiweißspaltende Fermente im ähnlichen Wirkungsmechanismus gehemmt werden, würde dies die verminderte proteolytische Fermentwirkung trotz des optimalen sauren Milieus der Geschwulstzelle erklären.

Aus diesen Ausführungen ist ersichtlich, wie eng Tumorwachstum und mesenchymales Geschehen, aber auch altersveränderte Gewebe durch bestimmte Gewebselemente und ihre fermentative Steuerung miteinander in Verbindung zu bringen sind. Doch sind wir hier erst am Anfang objektiver, sicherer Erkenntnisse, aus denen sich später wahrscheinlich zusätzlich therapeutisch verwendbare Gesichtspunkte ergeben können.

Literatur

1. BRIODY: Ann. N. Y. Acad. Sc. **52,** 1046 (1950).
2. CRAMER, H.: Z. ges. inn. Med. **1951,** 245
3. DRUCKREY, H. u. SCHMÄHL, D.: Z. Naturforsch. **7 b,** 353 (1952).
4. DURANT-REYNALS: J. exper. Med. **50,** 327 (1929).
5. FERRY u. SHULMAN: J. amer. chem. Soc. **71,** 3198 (1949).
6. FROMME, A.: Vortr. i. Inst. Med. u. Biol., Berlin-Buch, 18. III. 1953.

7. Gantzer: Vortr. Berliner Chirurg. Ges. 1952.
8. Gibian, H.: Angew. Chemie **63,** 105 (1951).
9. Gössner, W.: Z. allg. Pathol. **85,** 434 (1949).
10. Graffi, A.: Z. ges. inn. Med. **1952,** 882.
11. Greenstein, J. P. u. Hoyer, H.: J. biol. Chem. (amer.) **182,** 457 (1950).
12. Gummel, H. u. Lührs, W.: Dtsch. Ges.Wes. **1953,** 381.
13. Harris u. Friedman: Amer. J. Dis. Childr. **7,** 1948.
14. Heilmeyer, L. u. v. Mutius, J.: Klin. Wschr. **1947,** 339.
15. Huggins, C. H.: Zit. n. C. H. Huggins: J. A. M. A. **141,** 750 (1949).
16. Kendall, Heidelberger u. Dawson: J. biol. Chem. (amer.) **118,** 61 (1937).
17. Laves, W.: Acta haemat. (Schweiz) **8,** 1 (1852).
18. Letterer, E.: 3. Tagg. dtsch. Ges. Allergieforsch. 1953 Frankfurt a. M.
19. Lübbers, P. u. Koch, E.: Fol. haemat. (D) **70,** 127 (1950).
20. Lübbers, P.: D. Arch. klin. Med. **198,** 330 (1951).
21. Lührs, W. u. Willig, H.: Dtsch. Ges.Wes. **1952,** 1537.
22. Mahnert, A. u. Moser, H.: Wien. med. Wschr. **1953,** 115.
23. Mayer, L. R.: Ann. N. Y. Acad. Sc. **52,** 1041 (1950).
24. Meyer: J. biol. Chem. amer.) **107,** 629 (1934).
25. Meyer, Dubos u. Smyth: Proc. Soc. exper. Biol. a. Med. (amer.) **34,** 816 (1936).
26. Meyer u. Cheffee: J. biol. Chem. **138,** 491 (1941).
27. Mileston: J. Immunol. (amer.) **42,** 109 (1941).
28. Paré, A.: Oeuvres d'. Paris 1840. Edit. Malg. (cap. 29).
29. Ratzenhofer, s. Mahnert u. Moser.
30. Seelich, F.: Krebsarzt **1952,** 197;
31. Seelich, F.: Wien. klin. Wschr. **1952,** 593.
32. Shetlar, R., Boyan, R., Foster, J., Shetlar, C. u. Everett, M.: Proc. Soc. exper. Biol. a. Med. (amer.) **72,** 294 (1943).
33. Undritz, E.: Fol. haemat. (D.) **65,** 195 (1941).
34. Waldvogel, M. J. u. Schmitt, L.: Cancer Res. **1950,** 371.
35. Wenner, Gibson u. Jacques: Proc. Soc. exper. Biol. a. Med. (amer.) **76,** 585 (1951).

Die symptomatische Krebsbehandlung

von Prof. Dr. B. Karitzky
Direktor der Chirurgischen Universitätsklinik Rostock

Krebs zu bekommen ist bei der großen Zahl der krebserzeugenden und krebsauslösenden Noxen vorläufig ein unabwendbares Schicksal. An Krebs zu erkranken ist ein Schicksal, das sich durch entsprechende Behandlung abwenden läßt. Um das Krebsleiden rationell behandeln zu können, muß man wissen, was den Menschen, der Krebs hat, krank macht.

Der Krebsträger kann klinisch gesund sein, obwohl er nicht nur latente, ruhende Geschwülste, sondern auch wuchernde und zerfallende Tumoren bei sich trägt. Der Krebskranke leidet und stirbt nicht am Krebs, sondern an Krebsfolgen, an der Kachexie, d. h. an allgemeinen Funktionsstörungen, die durch ungünstigen Sitz der Gewächse, Zerfall des Krebsgewebes und seiner Gefäße und durch Infektion des Krebsgeschwürs hervorgerufen werden.

Die wesentlichen Krebsfolgen, die zur Kachexie führen, sind unspezifischer Natur. Sie entsprechen den allgemeinen Funktionsstörungen, die auch durch andere allgemeine Belastungen des Organismus, z. B. durch Operation, Narkose, Strahlentherapie und Chemotherapie ausgelöst werden. In allen diesen Fällen haben wir es mit kombinierten Schäden mit verschiedenen Angriffspunkten zu tun, die nach klinischer Erfahrung nicht — wie Schäden mit gleichem Angriffspunkt — einfach summierend, sondern potenzierend wirken.

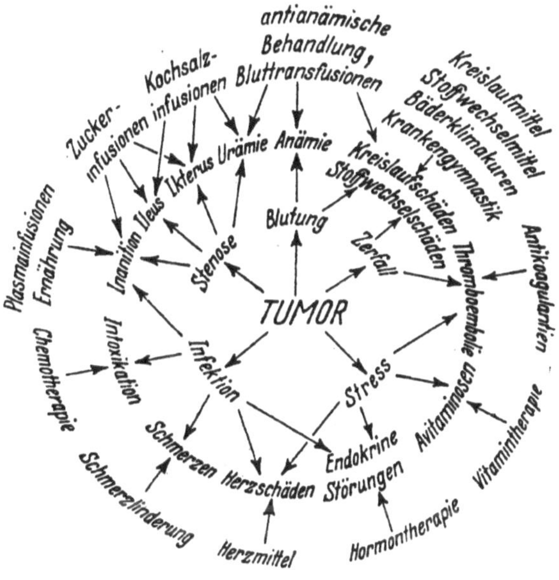

Abb. 1. Symptomatische Behandlung der Krebskachexie.

Charakteristisch für die sekundären Krebssymptome ist, daß sie sich schleichend entwickeln und latente, chronische Funktionsstörungen machen; diese sind, wie alle chronischen Schäden, besonders schwer, therapieresistent, oft irreversibel, während die genannten Behandlungsschäden akute Störungen bilden, die therapeutisch leichter zu beeinflussen, reversibel, also gewöhnlich schneller heilbar sind. Da die unspezifischen Krebsfolgen mit unspezifischen Behandlungsfolgen identisch sind, nimmt die Krebskachexie häufig rasch und bis zum Ende unaufhaltsam zu, wenn Krebsschäden und Behandlungsschäden zusammentreffen.

Hier liegt der Angriffspunkt für eine gezielte symptomatische Krebsbehandlung. Auch wenn der Tumor weiter wuchert, kann die Krebskachexie mit den gleichen unspezifischen Heilmitteln behandelt und zurückgedrängt werden, mit denen allgemeine Funktionsstörungen bei Menschen bekämpft werden, die keinen Krebs, sondern als Kernschaden eine Infektion, Verwundung, Erfrierung, Verbrennung, Vergiftung u. a. haben (Abb. 1).

Das unspezifische Syndrom der Krebskachexie wird wie das unspezifische Syndrom der Operations- und Narkoseschäden, der allgemeinen Strahlenschäden und der Nebenwirkungen zytostatischer Stoffe mit unspezifischen Heilmitteln bekämpft. Dabei muß nach dem Prinzip der Kombinationstherapie gehandelt werden. Nach der BÜRGIschen Regel wirken bei Kombinationsbehandlung Heilmittel mit verschiedenen Angriffspunkten potenzierend, Heilmittel mit gleichem Angriffspunkt summierend. Es kommt bei der symptomatischen Therapie der psychischen und somatischen Krebsfolgen also darauf an, möglichst viele Mittel mit verschiedenen Angriffspunkten einzusetzen. Um möglichst wirksam zu behandeln, muß der potenzierenden Wirkung der Krebsschäden die potenzierende Wirkung der kombinierten Therapie entgegengestellt werden.

In der Chirurgie wenden wir die symptomatische Krebsbehandlung an

1. als kurzfristige intensive Stoßbehandlung, um die Kachexie zu bessern und so Reserven für die Operation von Krebskranken zu schaffen,

2. als langfristige Dauerbehandlung, um Zeit zu gewinnen, den inoperablen Krebskranken zum inoperablen Krebsträger zu machen und ihm so im Rahmen des möglichen sein Los zu erleichtern,

3. als Stoßbehandlung und Dauerbehandlung, um das Geschwulstwachstum zu bremsen.

Primärtumoren und Metastasen werden zum Wuchern gereizt durch cancerogene Stoffe, unvorsichtiges Anoperieren und fehlerhaft dosierte Strahlen, Zytostatika und Hormone, also durch Reize, die außer dem Tumor den Kranken in Mitleidenschaft ziehen und die Gesundheit stören. Das Wildwerden von Tumoren wird nach unseren Erfahrungen begünstigt durch schwere Auszehrung, nicht nur im Terminalstadium der Krebskachexie, sondern auch dann, wenn sie durch Wochenbett und Laktation, Infektionskrankheit und andere schwere Belastungen des Krebsträgers entstanden ist. Man hat oft den Eindruck, als ob in der schweren Kachexie mit anderen lebenswichtigen Regulationen eine Bremse für das Tumorwachstum versagte. Bei leichteren Formen der Kachexie müssen wir also auch mit Störungen im Gleichgewicht der proliferationshemmenden und proliferationsfördernden Einflüsse im Organismus, mit einem Überwiegen der wachstumsfördernden Faktoren rechnen.

Die klinisch sehr wichtige Frage, wie weit psycho-somatische Krebsfolgen das Krebswachstum bestimmen, sollte einmal gründlich untersucht werden. Hormonale Störungen, die bei allen kachexieerzeugenden Gesundheitsstörungen, auch bei chronischem Hunger, nach Operationen, Narkosen, Strahlentherapie und Chemotherapie aller Art nachzuweisen sind, spielen dabei eine wichtige und schon anerkannte, aber nicht die einzige entscheidende Rolle.

Das Angehen und Wuchern von Krebsgeschwülsten, besonders von ruhenden Metastasen, wird andererseits gebremst, ihre Neigung zum Zerfall, zur Blutung und Infektion mit allen bekannten Folgen geringer, der Tumor also beruhigt, wenn die Kachexie nicht noch verstärkt wird, sondern sich bessert, oder aus anderen Gründen, etwa durch höheres Alter oder Menopause, proliferationshemmende Einflüsse im Körper das Übergewicht erhalten.

Die Schicksalsfrage, ob ruhende Metastasen nach Radikaloperation, Strahlentherapie, Chemotherapie oder anderen Maßnahmen gegen den Tumor ruhig bleiben oder wild werden, entscheidet sich in vielen Fällen sicher nicht erst nach Monaten oder Jahren, sondern bei der Operation und Bestrahlung und in der Rekonvaleszenz nach der Tumorbehandlung.

Daher führen wir Operationen und andere Eingriffe an malignen Tumoren unter dem Schutze wachstumshemmender Mittel aus, geben z. B.

männliches Sexualhormon und Bestrahlung beim Mammacarcinom vor und nach der Radikaloperation; und wir legen zunehmend Gewicht darauf, neben dem Tumor die Kachexie schon im Beginn wirksam zu bekämpfen, also den Krebsträger, noch mehr natürlich den Krebskranken, den ganzen Menschen zu behandeln.

Jeder Arzt, der Krebsleidende nach diesem Prinzip behandelt, auch der Strahlentherapeut und der praktische Arzt, dem die Hauptlast an der Dauerbehandlung von Krebskranken zufällt, wird uns bestätigen, daß man durch Kombination einer möglichst vielseitigen Therapie der Tumoren (Syncarcinokolyse nach H. H. Bauer) mit einer möglichst vielseitigen und nachhaltigen Behandlung der Tumorfolgen mehr erreicht, als mit einseitigen drastischen Maßnahmen gegen den Tumor, die Kachexie erzeugen oder verstärken und dadurch ihre krebshemmende Wirkung teilweise selbst aufheben.

Der symptomatischen Behandlung der Krebskrankheit sollte ein viel breiterer Raum als bisher gegeben werden. Nur auf diesem Wege, mit Hilfe des funktionellen Behandlungsprinzips, können wir im Wettlauf zwischen Tumor und Therapie noch Vorsprung gewinnen und die allgemeine Krebsbehandlung aus der Stagnation befreien, in die sie jetzt offenbar durch Überwertung des mechanischen Behandlungsprinzips geraten ist.

Theorie der Krebs-Statistik

von Prof. Dr. W. Fischer
Direktor des Pathologischen Institutes der Friedrich-Schiller-Universität Jena

Der Referent will nur besprechen, auf welchen Grundlagen unsere Krebsstatistik beruht und wie diese Grundlagen und die darauf aufgebaute Statistik zu bewerten sind.

Krebsstatistiken können sich aufbauen auf den

1. Morbiditätsstatistiken, wie sie besonders von Krankenhäusern und Fachkliniken aufgestellt werden.

Das hier verwertete Material ist grundsätzlich verschieden, je nach der Art der Kliniken, also keineswegs einheitlich.

Ferner spielt bei diesen Statistiken eine sehr wechselnde Rolle der Diagnosefehler, der bis zu 50% ausmachen kann. So werden beispielsweise von den tatsächlich vorhandenen Magenkrebsen zu Lebzeiten etwa 30% nicht diagnostiziert, von den Lungenkrebsen bis zu 50%, und ähnliches gilt für die Hirntumoren.

2. Können sich die Statistiken aufbauen auf dem Sektionsmaterial.

Auch dieses Material ist keineswegs einheitlich, da die zur Sektion kommenden Menschen in gewissem Sinne eine Auslese aus der Allgemeinheit darstellen. Wie bedenklich es ist, von dem Sektionsgut auf die Verhältnisse der Allgemeinheit zu schließen, mögen folgende Angaben deutlich machen:

Die im Alter bis zu 10 Jahren stehenden Verstorbenen werden z. B. in Jena in 71% der Todesfälle seziert, die zwischen 11 und 40 Jahren sogar in 84%, zwischen 41 und 60 Jahren sind es noch 62%, die seziert werden, zwischen 61 und 80 noch 16%, über 80 nur noch 5%. Somit ergibt die Extrapolation für die Altersklassen bis zu 40 vermutlich ein annähernd richtiges Bild der Verhältnisse, zwischen 40 und 60 ein schon wesentlich weniger zuverlässiges Bild. Dagegen ist für die Altersklassen von 60 ab eine Extrapolation völlig unmöglich und ~~dabei~~ ist zu bedenken, daß von den tatsächlich Verstorbenen 20% im Alter von 61—70, ca. 23% im Alter von 71—80 und noch etwas über 10% im Alter von über 80 stehen.

3. Kann sich eine Krebsstatistik aufbauen auf der Todesursachenstatistik, die wiederum sich stützt auf die Bekundungen der Totenscheine.

Die Regelung in der DDR über die Leichenschau, auf Grund welcher dann der Totenschein ausgestellt wird, ist durchaus neuzeitlich gestaltet und wesentlich besser als z. B. in der Bundesrepublik. Nun muß ausgesagt werden, daß doch mindestens in einem Drittel, wenn nicht in der Hälfte der Fälle, der Leichenschauarzt durch die einfache Leichenschau die Todesursache unmöglich einwandfrei feststellen kann. Daher soll er eine Sektion veranlassen, falls der Verstorbene zur Zeit seines Todes etwa auf Krebs, Tuberkulose oder eine Seuche im Sinne des Seuchengesetzes verdächtig war und die Angehörigen die Leichenöffnung wünschen oder mit ihr einverstanden sind. Da dieses letztere nun leider sehr selten zutrifft, wäre die Fassung der entsprechenden Verordnung eigentlich höchst beklagenswert, wenn nicht ein weiterer folgender Paragraph besagte, daß die entsprechenden Behörden in jedem Falle eine Leichenöffnung anordnen können, in dem das zur Feststellung der Todesursache erforderlich ist. Diese sozusagen obligate Leichenöffnung in allen auch nur einigermaßen dubiösen Fällen sollte also wirklich in die allgemeine Praxis übergehen. Aber wir sind zur Zeit noch weit davon entfernt, daß die entsprechenden Bestimmungen auch wirklich sinngemäß durchgeführt werden. Umfassende und etwas kritischere Untersuchungen des Verfassers haben ergeben, daß aus den Todesursachenstatistiken, wie sie zur Zeit vorliegen, nur in einem sehr beschränkten Gebiet ein einigermaßen zuverlässiges Urteil sich ergeben kann. Für die Frage der Krebshäufigkeit dagegen ist zu sagen, daß die positiven Angaben völlig unzureichend sind. So errechnet sich statt einer Gesamtzahl von Krebstodesfällen pro Jahr von etwa 100 000 für Gesamtdeutschland die wahrscheinlich richtigere Zahl von 140 000.

Die durch die Verordnungen des Jahres 1952 eingeführte obligatorische Meldung von Krebsfällen kann ja erst nach Ablauf mehrerer Jahre ein statistisch verwertbares Ergebnis haben. Es ist daher wichtig, diejenigen Statistiken zu berücksichtigen, die nach fast gleichem Modus der Meldung seit 1937 für Mecklenburg und einige andere Länder durchgeführt worden sind, und dann 2. die auf Grund eines Thüringer Gesetzes seit 1947 eingeführten Meldungen.

Die erste, sog. Mecklenburger Krebsstatistik umfaßt 34 000 Fälle, die Thüringer 11 000 Fälle. Dabei sind aber die Meldungen der Krebsfälle durch die Ärzte weitgehend, wenn auch für die einzelnen Lokalisationen des Krebses in sehr wechselndem Umfang, durch histologische Untersuchungen und durch das Ergebnis der Leichenöffnung kontrolliert und korrigiert. Trotzdem ergeben sich so ungeheure prinzipielle Differenzen zwischen diesen beiden Statistiken, daß daraus unbedingt gesagt werden kann, daß ein zuverlässiges Ergebnis auch auf diese Weise nicht gewonnen werden konnte und gewonnen werden kann. Obwohl sich die Zahlenverhältnisse der Bevölkerung hinsichtlich des Geschlechtes seit 1937 nicht sehr wesentlich geändert haben, ergibt sich doch für die Mecklenburger Statistik, daß hier der Krebs bei der Frau sich zu den Krebsen beim Mann verhält wie 4 : 3, in Thüringen dagegen wie 100 : 43. So wären also in Thüringen die Krebse bei der Frau mehr als doppelt so häufig als beim Mann? Das kann unmöglich stimmen, wie sich aus einem Vergleich mit den Sektionsstatistiken derselben Zeit in denselben Ländern ohne weiteres ergibt. Vielmehr besagen diese Statistiken in dieser Hinsicht nur, daß die Krebse bei der Frau tatsächlich besser und früher erfaßt und daher gemeldet werden. Es wird dann noch am Beispiel des Bronchialkrebses gezeigt, daß z. B. für Thüringen in dem genannten Zeitraum von 4 Jahren 292 Bronchialkrebse gemeldet worden sind, von denen aber nur 117 zur Sektion kamen. In der gleichen Zeit sind aber im Lande Thüringen 267 Sektionen von Bronchialkrebsen vorgenommen worden und von diesen Fällen sind nicht weniger als 150 überhaupt nicht gemeldet gewesen. Daraus ergibt sich, daß statt 292 gemeldeten Bronchialkrebsen mindestens 433 als vorhanden angenommen werden müssen.

Legt man die entsprechenden Korrekturen, wie sie durch histologische Untersuchungen und Sektion und übrigens auch noch manche weiteren Überlegungen angebracht werden müssen und können, an das Material, so ergibt sich für den Krebs bei der Frau in Thüringen eine Häufigkeit von ungefähr 18% der Genitalkrebse und 10% der Mammakrebse mit fast übereinstimmenden Prozentzahlen für die Mecklenburger Statistik. Aber lediglich nach der Meldung machten in Thüringen die weiblichen Genitalkrebse 44% aller Krebse bei der Frau aus und der Mammakrebs immerhin noch 20%.

Für eine Todesursachenstatistik ergibt sich, daß eine solche nur für wenige Gesichtspunkte zutreffende Ergebnisse bringen kann. So müßte für eine Krebsstatistik auf Grund einer Todesursachenstatistik eigentlich ein ganz gesondertes Verfahren eingeschlagen werden, z. B. würde die einfache Registrierung von Vorhandensein von Krebs, der nicht das eigentliche Grundleiden darstellt, das zum Tode führte, große Schwierigkeiten machen ebenso das Vorhandensein von Krebs im Falle eines gewaltsamen Todes, ferner das Bestehen von Doppelkrebsen usw. Die neuen Verordnungen über die Meldepflicht werden sicher eine etwas bessere Erfassung der Krebsfälle in der DDR gewährleisten, vor allem aber, was zur Zeit vielleicht noch viel wichtiger ist, eine bessere Betreuung der einmal erfaßten und erkrankten Krebsfälle und die nachgehende Fürsorge für diese. Aber es wird nach wie vor ein großer Teil der vorhandenen Krebse im Meldewesen einfach nicht erfaßt werden, selbst in Fällen, wo das Vorhandensein von Krebs erkannt worden ist. Und so wird mindestens für die nächste Zukunft für den Statistiker für die Krebsstatistik ein ganz erheblicher Rest bleiben, der zu tragen peinlich ist.

Klinische Voraussetzungen für die Statistik

von Prof. Dr. R. Schröder
Direktor der Frauenklinik der Karl-Marx-Universität Leipzig

Durch die Statistik wollen wir wichtige Angaben über die Verteilung der Krebsentstehung in Stadt und Land, dadurch über die ökonomischen Voraussetzungen, über die bevorzugten und die weniger hervortretenden Lokalisationen im menschlichen Körper, über die Altersbeteiligung, über die Zeit des Ablaufes, über die Ausbreitung im Körper, über die Todesursachen erfahren; sie vermag auch wichtige Angaben über die therapeutischen Angriffsmöglichkeiten, über die Art der Therapiemittel, ihre Wirkung, ihre Schäden zu verschaffen. Man kann noch viele mehr oder weniger bedeutungsvolle Einzelfragen stellen, darunter auch die Bedeutung des Feinbaues der Geschwulst für ihre Ausbreitung. Wir haben also alle Ursache, uns gründlich um die Statistik zu kümmern und ihr brauchbare Unterlagen für ihre Arbeit zu verschaffen. Wir wissen alle, daß der Wert einer Statistik auf der Zuverlässigkeit der zu verarbeitenden Materialien beruht; die statistische Mathematik ist nur bei klar formulierten Unterlagen imstande, uns wichtige und tragfähige Schlüsse zu verschaffen, die für unsere Auffassungen und unser Handeln maßgebend sein können.

Statistiken über Krebserkrankungen gibt es in Unzahl. Eine jede größere Fachklinik führt eine mehr oder weniger exakte Kartothek über die von ihr behandelten Fälle und rechnet aus, wieviel Prozent Heilungen erzielt werden konnten, wie groß die Operabilität war, wieviel Fälle vernachlässigt und zu spät in die Klinik kamen, wer daran schuld war — der Arzt oder die Patienten usw. Man ist sehr froh und stolz, wenn es gelingt, um ein paar Prozent die Heilungsziffer der Behandelten (relative Heilung) oder die aller in der Klinik aufgenommenen, also auch der incurablen (absolute Heilung) höher zu treiben. Man sehe sich den jährlich erscheinenden Stockholmer Jahresbericht Prof. Heymanns aus dem Radiumhemmet an, wo 63 Kliniken aus vielen Ländern über die Erfolge der Radiumtherapie des Uterus-Collum-Carcinoms offenbar sehr exakt berichten und die Resultate der ersten 5 Jahre, darüber hinaus aber auch bis zum 10. Jahr verfolgen. Es wird die Summenzahl ermittelt und ein Durchschnittswert errechnet. Er liegt für das Collumcarcinom bei 32,6% der Behandelten. Im einzelnen sind die Zahlen des Stockholmer Berichtes 1951 folgende:

Zahl der Patienten	70 178
davon Behandelte	64 236
geheilt sind	20 963

Was besagen diese Zahlen in bezug auf das ganze Problem? Für Schweden liegen die Verhältnisse besonders günstig, da die gesamte Krebserfassung für das ganze Land im Radiumhemmet Stockholm vereinigt ist. Aber in allen anderen Ländern ohne solche Konzentration haben solche Zahlen nur einen sehr relativen, ja mehr oder weniger zufälligen Wert. Wenn in großen Städten mehrere gleichartige Fachkliniken Krebskranke behandeln, so ist ein Vergleich ihrer Leistungen kaum möglich, da das Ausgangskrankengut kaum jemals gleichartig ist. Wie schwierig es ist, Krebsfrequenz- oder Behandlungszahlen zu vergleichen oder nur für sich zu werten, haben uns die wertvollen kritischen Arbeiten Fischers für Thüringen gezeigt. Der Prozentsatz der unerkannten Carcinome war bisher schwer zu erfassen, da ja nur bei einem kleinen Bruchteil der Bevölkerung eine Obduktion vorgenommen wird. Die dabei gewonnenen Zahlen und andererseits die schon im Leben als carcinomkrank erfaßten Fälle geben uns noch keine endgültige und befriedigende Aufklärung hinsichtlich des Krebsvorkommens. Hier soll ja nun die amtlich geforderte Krebsmeldung Abhilfe schaffen.

Auch bei sicher nachgewiesenen Krebsen ist eine feinere Differenzierung der Ausbreitung sehr dem subjektiven Urteil überlassen. Nehmen wir z. B. das subjektiv nachgewiesene Collumcarcinom für die Bestimmung des Ausbreitungsstadiums, so ist sicher, daß sehr differente Urteile herauskommen. Ließe man den gleichen Fall von nur fünf verschiedenen bestens erfahrenen Untersuchern auf seine Stadienzugehörigkeit beurteilen, es werden sicher verschiedene Meinungen vorliegen. Oder nimmt man die allgemeine Operabilität: Konstitution, Zirkulation, Blut, Gesamteiweiß, Nieren usw.; auch hier werden die Meinungen different sein und die Wahl, ob Operation oder Bestrahlung, nicht immer übereinstimmen.

Und wieviel weitere subjektive Faktoren spielen eine Rolle im persönlichen Temperament des Therapeuten, seiner Geschicklichkeit, seiner Verantwortungsfähigkeit und in vielem anderen, und wieviel auch in den Operationsbedingungen und der Hilfsmittel: Narkose, Antibiotica, Bluttransfusion usw.

Überdenkt man alle die Schwierigkeiten, die sich in der Erkennung, Beurteilung und Behandlung von Carcinomen in allen Lokalisationen ergeben, so könnte man zu dem Schluß kommen, daß die Unterlagen für eine exakte Statistik zu ungenau und deshalb nicht ausreichend sind, daß man also eine auch nur etwas ins einzelne gehende Statistik der Carcinome von vornherein als unzuverlässig ablehnen muß. Und doch bin ich der Meinung, daß das völlig fehl am Platze wäre, daß man auch über ein so kompliziertes biologisches Problem viele brauchbare und fördernde statistische Daten erhalten kann. Welches sind die Voraussetzungen, die Erfordernisse dazu?

1. Ein exaktes Meldewesen. Das Gesetz zur Bekämpfung der Geschwulstkrankheiten hat uns hier eine amtliche Grundlage gegeben. Sicher werden vorerst noch manche Carcinome nicht gemeldet werden, sei es aus Unkenntnis des Gesetzes oder Nachlässigkeit oder um den Patienten nicht in ein Meldewesen und damit in eine Registrierung zu bringen. Diese Schwierigkeiten werden mit Geduld, immer neuer Aufklärungsarbeit der Kreisbeauftragten und vor allem durch sorgsamste Wahrung des Berufsgeheimnisses, an dem alle Stellen beteiligt sind, allmählich überwunden werden. Im übrigen werden sehr viele Krebse im späteren Stadium durch ihre Beschwerden zu ärztlicher, auch fachärztlicher Kenntnis gebracht. In diesem Punkt des Meldewesens wird man bis zur erstrebten Vollständigkeit noch viel Geduld haben müssen; es spielen aber doch zu viel Instanzen mit, als daß viele Fälle unerkannt bleiben können.

2. Exakte Krankengeschichte mit Einschluß aller Untersuchungswege, die für die Beurteilung eines Falles nötig sind. Über die Erfordernisse einer solchen Fachkrankengeschichte werden sich die einzelnen Fachsparten unter sich unterhalten müssen, nicht um einen Zwang, sondern eine Einheitlichkeit zu erzielen. Hier ergibt sich die Frage nach dem äußeren Bilde einer Fachkrankengeschichte, d. h. soll das Untersuchungsmaß dem subjektiven Ermessen des die Krankengeschichte anlegenden Arztes überlassen werden oder ist es nicht zweckmäßig, für jedes Fach ein speziell auf die Krebsbelange eingestelltes Formular zu erstellen, in dem dann die einzelnen zur Untersuchung anregenden Fragen vorgedruckt sind. Ich persönlich halte eine vorgedruckte Krankengeschichte für zweckmäßig. Sie muß dem Meldebogen II angepaßt werden, aber darüber hinaus noch Rubriken für einzelne wichtige Untersuchungsresultate enthalten: Gewicht, Maß, Konstitution, all-

gemeiner Körperzustand. Rachen, Lunge, Herz, Kreislauf, Blutbild im einzelnen, Blutzucker, Gesamteiweiß, Ekg., Nieren, Urin (evtl. Pyelogramm), Röntgenbild des Thorax, Varicen. Genauer Lokalbefund des carcinombefallenen Organs, am besten mit möglich maßgerechter Skizze.

3. Stadiumbeurteilung nur durch den erfahrensten Arzt des Fachkrankenhauses und zugleich Festlegung der Therapie und des Therapeuten.

4. Der Operationsplan muß ebenso wie die genauen Einzelheiten der Radiumbehandlung in Hinsicht auf Radiummenge, Trägerform, Liegedauer, Applikationsart usw. vom Erfahrensten bestimmt werden. Das gleiche gilt für die Bestrahlungsbedingungen für die Röntgen-Intensivbehandlung.

Je weniger Meinungen in diesen grundlegenden Fragen beim Einzelfall beteiligt sind, um so zuverlässiger ist der Erfolg zu beurteilen.

5. Sorgfältige Nachbehandlung, wiederum nach den Vorschriften des Chefs, insbesondere Beachtung des Kreislaufs, der Thrombosegefahr, der Infektion der Harnwegfunktion. Gute Aufzeichnungen auf der Temperaturkurve. Genaue Angaben über den Entlassungsbefund.

6. Exakte makro- und mikroskopische Beurteilung des exstirpierten Präparates, am besten Kleinbildphotographie. Bei Radiumpatienten möglichst gute Erfassung der Ausbreitung. Unter allen Umständen muß die mikroskopische Bestätigung des vermeintlichen Carcinoms angestrebt werden; wo das z. B. am Magen-Darmkanal und zugehörigen Organen oder an der Lunge nicht erreichbar ist, muß eine exakte Röntgenuntersuchung das Carcinom so gut als möglich sicher erweisen.

7. Jede Fachklinik muß eine Karteikarte für alle ihre Carcinome als Grundlage ihrer eigenen Leistungsstatistik anlegen. Das kann durchaus eine individuelle Karteikarte sein, da viele große Fachkliniken ja schon immer solche Kartei geführt haben. Natürlich müssen alle Punkte der amtlichen Karteikarte auf dieser speziellen Karte vermerkt sein, da Übereinstimmung mit der amtlichen, in der Kreisbetreuungsstelle geführten bestehen muß. Evtl. führt die Fachklinik gleichzeitig mit der Kreisbetreuungsstelle extra eine amtliche Karteikarte statt der bisherigen. Die Fachklinik muß eine kritische Übersicht über die von ihr geleistete Arbeit anstreben, indem sie ihre Fälle immer wieder zur Nachuntersuchung bestellt resp. mit dem die Nachuntersuchung ausführenden Arzt der Praxis in Verbindung bleibt.

8. Es müssen alle Fälle, die einer Klinik zugehen und als Carcinome usw. erkannt sind, mit einer Karteikarte neben der Krankengeschichte geführt werden, auch wenn sie nur ambulant zur Kenntnis der Klinik kommen und sich entweder der Behandlung entzogen oder incurabel waren. Die statistische Berechnung muß vom Gesamtkrankengut ausgehen und daraus die absolute Heilung berechnen; die relative Heilungsziffer wird dann unter Bezug zu den Intensivbehandelten festgestellt.

9. Exakte Erfassung der Recidive oder Metastasen nach Lokalisation, Ausbreitung und Zeitpunkt.

10. Schließlich der Endausgang nach 3, 5 und 10 Jahren. Nach 5 Jahren Symptomfreiheit ist die Wahrscheinlichkeit eines Wiederauftretens des Carcinoms nur 2 oder 3%.

Es können aber neue Carcinome unabhängig vom ersten sich bilden; diese bedürfen dann wiederum der gleichen exakten Erfassung.

Wenn wir alle diese Einzelheiten möglichst in gleicher Vollständigkeit und Genauigkeit zur Verfügung stellen, dann wird auch die Statistik uns wertvolle Schlüsse für das Gesamtproblem geben können und dadurch wiederum unsere eigene Arbeit fördern können.

Der Meldebogen II und sinngemäß auch die Bögen III und IV sind gute Unterlagen, mit denen wir zunächst arbeiten können. Sie sind nicht so kompliziert, wie sie zunächst scheinen, vieles ergibt sich von selbst bei der Anamnese, weiteres aus der Krankengeschichte. Besonders begrüßenswert ist an diesem Meldebogen, daß er nach dem Hollerithsystem angelegt ist, indem die größte Mehrzahl der Begriffe in Zahlenwerte umgesetzt werden können. Nach diesen Zahlenwerten können die Hollerithkarten gelocht werden. Die Sortiermaschine kann uns dann in exakter, irrtumsfreier Weise eine große Reihe uns interessierender Fragen in kürzester Zeit beantworten.

Wir werden unsere neu aufgebaute große Aufgabe zunächst ein Jahr lang durchführen und dann mit Kritik das Resultat beurteilen.

Beitrag zu einem statistisch auswertbaren Krankenblatt für Geschwulstkranke

von Dr. G. P. Wildner

Wiss. Oberassistent an der Geschwulstklinik Buch (Ärztl. Direktor: Prof. Dr. H. Cramer) des Instituts für Medizin und Biologie der Deutschen Akademie der Wissenschaften, Berlin-Buch (Direktor: Prof. Dr. W. Friedrich)

Es besteht kein Zweifel, daß die Verordnung über die Meldung von Geschwulstkrankheiten der erste Schritt zu einer breiten und energischen Krebsbekämpfung darstellt, die sich in den kommenden Jahren nicht nur zum Wohle der Geschwulstkranken auswirken, sondern auch die Grundlagen für eine breitere Krebsstatistik bringen wird. Die sich uns einmalig bietende Gelegenheit, wichtige Beiträge zur Krebsstatistik zu leisten, wird aber nur dann erreicht werden können, wenn sich jeder Arzt im Rahmen der organisierten Krebsbekämpfung, auch bei den lästigen und oft zeitraubenden statistischen Erhebungen, seiner wissenschaftlichen Verantwortung bewußt wird. Wir dürfen nicht die Augen vor der Tatsache verschließen, daß die Statistik als eine exakt naturwissenschaftliche Arbeitsmethode in zunehmendem Maße beginnt, auch in unsere klinische Arbeit einzudringen — und — klinisch-wissenschaftliche Arbeiten ohne statistische Beweisführung an Wert verlieren.

Abgesehen von dieser unserer Mitarbeit an der allgemeinen Krebsstatistik wird auch die Konzentrierung der Geschwulstkranken in größeren diagnostischen und therapeutischen Zentren neue Möglichkeiten für klinisch-statistische Erhebungen an einem größeren Krankengut erschließen.

Das verhältnismäßig dichte und ärztlich relativ gut besetzte Krankenhausnetz in Deutschland ließ uns, was die großen Zahlen klinischer Statistiken angeht, gegenüber dem Ausland, selbst kleineren Ländern gegenüber wie Schweden, ins Hintertreffen geraten. Während sich die Geschwulstkrankenbehandlung und Diagnostik bei uns auf viele Krankenhäuser, Kliniken und Institute meist mit kleineren Bettenzahlen verteilen, bestehen im Ausland größere Behandlungszentren für Geschwulstkranke, wie z. B. in Schweden, wo alle anfallenden gynäkologischen Carcinome in drei Kliniken behandelt werden, in der Sowjetunion eigene onkologische Abteilungen und Kliniken, ebenso wie auch in den USA die Zahl der Tumorkliniken laufend zunimmt. Wissenschaftliche oder auch nur rein statistische Kollektivarbeiten mehrerer Kliniken, wie man sie nicht selten im amerikanischen Schrifttum antrifft und die diese unsere besondere Lage einer zersplitterten Geschwulstkrankenbehandlung ausgleichen könnten, werden bis auf gelegentliche Fragebogenrundbriefe kaum vorgenommen.

Aber auch hier wird die Organisation und Zentrierung der Krebsbekämpfung sowie die Meldeordnung eine Angleichung in der Führung der Krankengeschichten und Karteiblätter und damit die Unterlagen für eine gemeinsame wissenschaftliche Auswertung herbeiführen.

Die Anlage unserer bisherigen Krankenblätter, selbst an den Universitätskliniken und größeren Krankenhäusern, ließ eine breite statistische Auswertung nicht zu. Weiter kommt hinzu, daß in der Praxis die Führung der Krankenblätter meist den jüngsten Assistenten und Volontären, wenn nicht sogar Sekretärinnen überlassen wird. So muß bereits die Erhebung der Krankheitsvorgeschichte, die ja schon durch die subjektive Aussage der

Patienten eine genügende Fehlerbreite besitzt, durch unerfahrene Befragung unbrauchbar werden. Aber eine sorgfältige Anamnese ist gerade beim Krebs, der in bedeutendem Maße in der Folge von exogenen Schädigungen und oft erst nach langer Dauer auftritt, von besonderer Wichtigkeit. Es darf nicht übersehen werden, daß das heute bereits riesige Gebiet der experimentellen Krebserzeugung seinen Anfang am Krankenbett genommen hat. Es gibt keine bekannte Krebsursache und Krebsnoxe, die nicht zuerst durch den behandelnden Arzt am krebskranken Menschen erkannt worden wäre (H. K. Bauer).

Aber erst die statistische Erhebung sichert die neue Beobachtung und weist den Weg für eine weitere planmäßige, klinische und experimentelle Erforschung, die schließlich bei verschiedenen Carcinomen bereits zu einer echten Krebsprophylaxe gefährdeter Berufsgruppen geführt hat. Die sorgfältige Anamnese gibt außerdem wichtige diagnostische Hilfen bei unklaren Fällen, sowie beim erkannten Krebs wertvolle Hinweise auf evtl. berufliche Krebsnoxen, auf mögliche Vorkommnisse, die vielleicht zur Verschleppung seiner Erkennung führten und die zu wissen, für eine organisierte Krebsbekämpfung und Prophylaxe von Wichtigkeit ist.

Wir sind deshalb dabei, Krankenblattvordrucke für unsere stationären Patienten in der Geschwulstklinik auszuarbeiten und haben zunächst Entwürfe für die Erhebung der Vorgeschichte fertiggestellt. Sie ermöglichen auch jüngeren und auf dem Tumorgebiet noch unerfahrenen Kollegen die Aufnahme einer exakten Krankheitsvorgeschichte und enthalten alle wichtigen Fragen, die für die wissenschaftliche Auswertung des Krankenblattes eines Krebskranken nach dem heutigen Forschungsstand von Bedeutung ist. Da die Krankengeschichten für eine hollerithmäßige Auswertung und damit zahlenmäßige Verschlüsselung vorgesehen sind, mußten alle jeweils zu erwartenden Möglichkeiten im Vordruck enthalten sein, wodurch sich der Umfang der Vordrucke, die ja nur für die Geschwulstklinik in Buch vorgesehen sind, erheblich vergrößerte, ohne indes eine bedeutende Verlängerung der Befragungsdauer nach sich zu ziehen, da ja immer nur ein Bruchteil der gesamtmöglichen Beantwortungen für den einzelnen Krankenfall in Frage kommt.

Andererseits genügt es für eine wissenschaftliche Auswertung nicht, wenn bestimmte Fragen, wie z. B. die Zahl der Schwangerschaften, Stillperioden usw., vielleicht nur beim Mamma- und Genitalcarcinom gestellt werden. Sie müssen auch an die übrigen weiblichen Patienten gerichtet sein, um im Rahmen des an sich schon ausgewählten Krankengutes einer Klinik genügend große Vergleichsreihen zu erhalten, um evtl. Erhebungen statistisch sichern zu können.

Wir kamen zwangsläufig zur Schaffung von Krankenblattvordrucken nach dem Fragebogensystem, da die zuvor von uns ausgearbeiteten Schemata, wie sie auch in allen größeren Lehrbüchern zu finden sind, nur als Richtlinien für die Anlegung eines Krankenblattes gelten konnten. Die Auswertung bestimmter Fragestellungen, wie z. B. der Nikotinverbrauch oder Mißbrauch bei Patienten mit und ohne Bronchialcarcinom, ergab jedoch, daß die Befragung von den verschiedenen Ärzten nicht in gleichmäßiger Art erfolgt war und somit keine vergleichbaren Resultate erhalten wurden.

Was die Zuverlässigkeit der Angaben des Patienten betrifft, so teilen wir nicht den Pessimismus vieler Kliniker, daß ein Großteil der Patienten nur vage Angaben machen kann oder die Unwahrheit sagt, und deshalb manche Fragen, wie z. B. die nach den Fehlgeburten, nur mangelhaft oder falsch beantwortet würden. Da bei uns fast alle Patienten über unsere Poliklinik zur stationären Aufnahme kommen, wird ein Großteil der Patienten zweimal von verschiedenen Personen befragt. Wir stellten dabei fest, daß sich die Differenzen, zumindest bei unseren Berliner Patienten, im Rahmen des Erträglichen halten, zumal es sich bei den Geschwulstkranken meist um reife Menschen handelt, die ihr Leiden sehr ernst nehmen. Abgesehen davon, gleicht sich der Fehler genügend großer Vergleichsreihen innerhalb eines relativ homogenen Krankengutes aus.

Auch der Einwand, daß die allzu eingehende Erforschung von eigener und familiärer Vorgeschichte des Patienten sowie seiner sozialen und beruflichen Stellung vielleicht als lästig empfunden würde, trifft in den seltensten Fällen zu. Im Gegenteil — die heutige Überlastung der praktischen Ärzte und Polikliniken läßt die Patienten eher über eine zu schnelle und flüchtige Untersuchung klagen.

Die verhältnismäßigen wenigen Krankheitsfälle — zumindest an unserer Klinik —, denen eine eingehende Befragung wegen ihres schlechten Zustandes nicht zugemutet werden kann oder wo infolge Debilität, Taubstummheit und dergleichen keine verwertbaren Antworten erhalten werden, fallen bei der statistischen Bearbeitung aus.

Um die Erhebung der Vorgeschichte nicht zu langwierig zu gestalten, haben wir die Fragen nach dem äußeren Milieu, der sozialen Stellung und der jetzigen bzw. den vergangenen beruflichen Tätigkeiten des Patienten in einem sozialen Fragebogen zusammengefaßt, der in Anlehnung an einen von Prof. Schröder und seinen Mitarbeitern Prof. Sommer und Doz. Aresin ausgearbeiteten Fragebogen geschaffen wurde und von dem Patienten in den ersten Tagen seines stationären Aufenthaltes selbst ausgefüllt wird. Er wird dem Patienten bei der Aufnahme ausgehändigt und ist von ihm in den ersten Tagen ausgefüllt der Stationssekretärin zurückzugeben.

Frage 1—4 des Fragebogens ermitteln die unmittelbare Umgebung des Patienten und betreffen die Wohnverhältnisse und Größe der Familie.

Die Mehrzahl der Fragen ist jedoch einer eingehenden Berufsanamnese gewidmet, mit besonderer Berücksichtigung evtl. krebsgefährdeter Beschäftigungen, da unsere Erfahrung gezeigt hat, daß die meist üblichen Fragen nach dem jetzigen und vielleicht noch dem erlernten Beruf nicht genügen, um die Möglichkeit einer carcinogenen Schädigung während inzwischen ausgeübter Tätigkeiten auszuschließen.

Die übrigen Fragen nach Schulbildung, Einkommen, sozialen Belastungen runden das Bild des Patienten und seine soziale Stellung ab und geben vor allem für die nachgehende Fürsorge wertvolle Unterlagen, die es gestatten, den Patienten nach entsprechender Rekonvaleszenz wieder seiner alten oder einer anderen, für ihn geeigneteren beruflichen Tätigkeit zuzuführen. Er gewinnt damit am besten sein Selbstvertrauen wieder und wird von dem Minderwertigkeitsgefühl befreit, ein lebensuntüchtiges Glied der Gesellschaft zu sein.

Bei der Befragung der familiären Krankheitsanamnese möchten wir nicht nur die Erkrankungen an Krebs und seine Lokalisation wissen, sondern auch alle schwereren Erkrankungen entsprechend dem tumorkranken Organ des Patienten.

Wir denken hierbei nicht nur an die relativ seltenen, aber bekannten Präneoplasien auf ererbter Grundlage, wie z. B. die Polyposis intestini, das Xeroderma pigmentosum der Haut, das Neuroblastoma retinae, die Exosten und Ecchondrome, die Neurofibromatosis Recklinghausen, die Acanthosis nigricans der Haut u. a. Leiden, die an und für sich gutartiger Natur sind, aber in einem hohen Prozentsatz carcinomatös oder sarkomatös entarten, sondern wollen ermitteln, in welchem Maße auch die uns bekannten familiären Dispositionen für die Ulcuskrankheit, das Gallensteinleiden, die Struma usw. zu einer höheren Krebsgefährdung führen können. So ist bekannt, daß etwa 6—10% der chronisch-callösen Ulcera, etwa 6% aller Steingallenblasen krebsig entarten und daß auch für den Strumaträger das Risiko, an einer malignen Struma zu erkranken, wesentlich höher ist, als für Personen mit gesunder Schilddrüse. Die Klärung einer solchen familiären Belastung erscheint uns deshalb wichtig, weil sich hier Möglichkeiten für eine echte Krebsprophylaxe durch Beseitigung präcanceröser Krankheitszustände ergeben.

Bei der Befragung der eigenen Vorgeschichte des Patienten nehmen wir, um die vielfältigen Möglichkeiten bisher überstandener Krankheiten ordnend zu erfassen, die Befragung nach Lebensabschnitten vor.

So finden bei den Erkrankungen bis zu einem Jahr besondere Berücksichtigung die Geburtsstörungen, die angeborenen Krankheiten und besonders die Mißbildungen, deren Bedeutung für die Geschwulstentstehung nicht vergessen werden darf. So ist u. a. bekannt, daß der Leistenhoden in 12—14% maligne entartet, während der normal gelegene Hoden nur selten bösartige Tumoren aufweist (1:1500). Sodann folgen die Erkrankungen des Kleinkindesalters (1—4 Jahre) und des Kindesalters (5—14 Jahre), die von den Infektionskrankheiten beherrscht werden, und schließlich die des Jugendalters (15—23 Jahre) und Erwachsenenalters über 24 Jahre. Die Altersklasseneinteilung hält sich an die neue internationale Einteilung der Jahresgruppen für Medizinalstatistiken.

Diese Befragung nach Lebensabschnitten erleichtert nicht nur die systematische Befragung, sondern unterstützt auch das Erinnerungsvermögen des Patienten.

Hinweisen möchte ich noch auf drei gesonderte Fragen, die wir mit Absicht herausheben:

1. Frage nach bisher vorgenommenen hormonalen Behandlungen: Sie ist besonders in bezug auf die künstliche Zufuhr von östrogenen Stoffen von gewisser Bedeutung. Abgesehen von den möglichen pathologischen Unterleibsblutungen (Hypermenorrhoe und Polymenorrhoe) sowie fibroadenomatösen Mammaprozessen und anderen Störungen bei langanhaltender und womöglich überdosierter Östrogenzufuhr, wurden auch maligne Entartungen beobachtet. So berichtet Gusberg (1948) über fünf Patienten mit einem Corpuscarcinom im Anschluß an eine langanhaltende Therapie mit Follikelhormon. Auch wir verfügen bereits über fünf Krankengeschichten, wo es unter langanhaltender Östrogenzufuhr über eine Fibroadenomatose zur Entwicklung eines Mammacarcinoms gekommen war. Wenn es auch experimentell erwiesen erscheint, daß die Östrogene keine echten krebserzeugenden Stoffe sind, so wurden sie doch als „bedingt" Cancerogene (Butenandt) angesehen. Eine Warnung vor jeder überflüssigen und besonders über lange Zeit ausgeübten Östrogentherapie ist berechtigt, da Krebsdispositionen, insbesondere der primären und sekundären Geschlechtsorgane, realisiert werden können. Eine statistische Sicherung dieser Befunde wird aber erst möglich sein, wenn wir einiges mehr über das Ausmaß der Follikelhormon-Polypragmasie wissen, die besonders nach dem Erscheinen der peroralen Hormonpräparate eingesetzt hat, zumal diese Präparate offenbar auch ohne Rezept an die Patienten abgegeben werden.
2. Die Frage nach bisher an anderer Stelle vorgenommener chemotherapeutischer Behandlung ist wegen der Gefahr einer Schädigung des mesenchymalen, im besonderen des hämatopoetischen Systems bei Überdosierung vor allem den Radiologen und Internisten von Interesse.
3. Die Frage nach bisherigen Behandlungen mit Sulfonamiden und Antibiotica ist wegen der Möglichkeit einer evtl. Bakterienresistenz, einer Schädigung der Darmbakteriendarmflora, aber auch wegen der allgemein wachstumsbegünstigenden Eigenschaften dieser Präparate für den Tumor von Bedeutung (Gummel und Lührs).

Über die Bedeutung einer eingehenden Anamnese von Menstruation und Generationsvorgängen wie Geburten, Fehlgeburten usw. brauche ich nichts zu sagen. Ebenso über die Fragen nach durchgemachten Geschlechtskrankheiten und den Verbrauch und Mißbrauch von Genußmitteln wie Alkohol, Nikotin, Bohnenkaffee, Tee, sowie Medikamente, Reizmittel oder Rauschgifte.

Darüber hinaus haben wir den Versuch gewagt, einiges über das Sexualleben und seine Störungen, die besonders in den Nachkriegsjahren erheblich zugenommen haben, zu erfahren und einen Überblick über die Ernährungsweise und Gewohnheiten im Hinblick auf die Erkrankungen und Tumoren des Magen-Darmtraktes zu bekommen.

Nicht zu lösen war das Problem, die spezielle Krankheitsanamnese der verschiedenen Tumorlokalisationen in einem Fragebogenschema unterzubringen, ohne gleichzeitig die Entwicklung der Symptomatik und den Verlauf des Krankheitsprozesses wegzulassen.

Da wir auf eine chronologische Darstellung der Entwicklung der Tumorsymptome aber nicht verzichten wollten und besonderen Wert auf die Bestimmung der Verschleppungszeiten legen, haben wir die Befragung der speziellen Krankheitsgeschichte gleichfalls in Abschnitte unterteilt, die begrenzt sind durch das Datum des Auftretens der ersten Symptome, das Datum der ersten Arztkonsultation, das Datum der Diagnose oder zumindest der Verdachtsdiagnose, wenn sie gefolgt war von einer Überweisung zum Facharzt oder in ein Krankenhaus zur entsprechenden Behandlung, sowie einen Abschnitt über die bisherige Behandlung nach Stellung der Diagnose bis zur Einweisung in die hiesige Klinik.

Die laufende Bestimmung der Verschleppungszeiten gibt uns einen guten Überblick über den Aufklärungszustand der Bevölkerung und den Ausbildungsgrad der Ärzteschaft in der Früherkennung der bösartigen Geschwülste. So hat sich z. B. unter dem Einfluß eines intensiven Aufklärungsfeldzuges in Amerika die Verzögerung in der Krebsdiagnose und Behandlung wegen Unkenntnis des Patienten beim Mammacarcinom von 44% der Jahre 1923—1938 auf 32% im Jahre 1946 gesenkt. Der Anteil des Arztes an einer verspäteten Krebsdiagnose und Behandlung in den USA betrug 1946 aber noch 30%. Unsere Zahlen aus dem Krankengut der Geschwulstklinik Buch der Jahre 1949/50 ergaben eine Verschleppung der Diagnose und Behandlung in 71% der Fälle, allerdings aller bösartigen Tumorlokalisationen. Der Anteil der Ärzte betrug hierbei 44%, der des Patienten allein 18% und der beider zusammen 9% — ein Befund, der die Einführung von Fortbildungskursen und Vorträgen über die Frühdiagnostik der Geschwulstkrankheiten als dringendste Maßnahme noch vor der Aufklärung der Bevölkerung erforderlich macht.

Um nun die Befragung der speziellen Krankheitsanamnese zu erleichtern, wollen wir Befragungsschemata für die hauptsächlichsten, vor allem inneren Tumorlokalisationen ausarbeiten, von denen wir hier nur ein Beispiel — das Befragungsschema für die Tumoren und Erkrankungen des Magens — zeigen möchten.

Von Wert ist auch eine gewisse Systematik bei der Vornahme der Allgemein- und Lokaluntersuchung, für eine wissenschaftliche Auswertung ebenso die exakte Verfolgung des Krankheitsverlaufes unter der Behandlung, und eine Epikrise, die alle für eine hollerithmäßige Bearbeitung notwendigen Angaben enthält.

Wir haben zunächst unsere Vordrucke auf Matrizen geschrieben und abziehen lassen, in der Absicht, erstmals 500 Krankengeschichten danach zu bearbeiten. Wir hoffen, bereits in einem halben Jahr über unsere Erfahrungen berichten zu können und dabei auch wertvolle ergänzende Befunde für unsere Arbeiten in der Klinik zu sammeln.

Wir haben hier deshalb unsere Gedanken und Vorschläge zur Methodik der klinischen Statistik vorgebracht, weil sich im Rahmen der einheitlichen Krebsbekämpfung vielleicht auch die Möglichkeit ergibt, durch gemeinsame Beratung ein einheitliches Krankenblatt für Geschwulstabteilungen und Kliniken zu schaffen, das uns bei kollektiver Auswertung durch mehrere größere Kliniken Beobachtungsreihen bringen könnte, wie wir sie bisher im inländischen Schrifttum leider nur selten finden.

Bitte den ausgefüllten Fragebogen innerhalb der ersten 3 Tage dem Stationsarzt oder der Stationssekretärin übergeben.

Aufnahme-Nr.: ....

Jahrgang 19..............

Fragebogen

Dieser Fragebogen gehört zur Erhebung der Krankheitsvorgeschichte, ist deshalb ein Teil des Krankenblattes und verbleibt bei diesem. Er dient rein ärztlichen Zwecken und unterliegt den Bestimmungen der ärztlichen Schweigepflicht. Es wird um genaue Ausfüllung gebeten. Striche gelten nicht als Beantwortung.

Name, Vornamen:..

Geburtstag, Jahr: .... Sind Sie Umsiedler? ja / nein

Wohnung:..

---

1. Zahl der im Haushalt wohnenden Familienangehörigen (Ehemann und Kinder, einschl. Verwandte): ....

2. Wohnverhältnisse:
   a) Einfamilien- oder Zweifamilienhaus, größeres Mietshaus, „Mietskaserne", Laube.
   b) Altbau-, Neubauwohnung.
   c) Trocken, sonnig, feucht, schattig, ohne besonderes Merkmal.
   d) Ländliche — kleinstädtische — mittelstädtische — großstädtische Umgebung.
   e) Hauptmieter, Untermieter, Eigenheim, Schlafstelle, Gemeinschaftsunterkunft.
   Zutreffendes unterstreichen.

3. Zahl der Wohnräume: ....

4. Ist Hilfe im Haushalt vorhanden? ja / nein
   (Wenn ja: Aufwartefrau, Hausmädchen, größere Kinder, sonstige Verwandte.) Zutreffendes unterstreichen.

5. Welche Erwerbstätigkeit oder welchen Beruf führen Sie zur Zeit aus?
   (Möglichst genaue Berufsangaben und Tätigkeitsart.)

   ....

   Selbständig, Angestellter — Meister, Geselle, Lehrling.
   (Zutreffendes unterstreichen.)

   Seit wann? ....

6. Üben Sie Nebenbeschäftigungen aus? ja / nein
   (Beispiel: Hausarbeit neben dem Beruf? Bewirtschaftung von Grundstücken? Nebenberufe?)

   ....

7. Welcher ist Ihr erlernter Beruf? ....

8. Haben Sie während der Schulzeit eine Erwerbstätigkeit ausgeübt? ja / nein
   Wenn ja: Welcher Art? In welchem Lebensalter? (Von .... bis .... als ....)

   ....

9. Welche Berufe oder Erwerbstätigkeiten haben Sie bisher in Ihrem Leben ausgeübt?

   Von .... bis .... als ....

   bei (Arbeitgeber, Firma usw.) ....

Von .... bis .... als ....

bei (Arbeitgeber, Firma usw.) ....

....

Von .... bis .... als ....

bei (Arbeitgeber, Firma usw.) ....

....

Von .... bis .... als ....

bei (Arbeitgeber, Firma usw.) ....

....

Von .... bis .... als ....

bei (Arbeitgeber, Firma usw.) ....

....

Falls mehr Berufe oder Erwerbstätigkeiten — auf beigelegten Papierbogen fortsetzen!

10. Wie ist die Art Ihrer jetzigen Tätigkeit?
Bürotätigkeit, sitzend Handarbeit, sitzend Maschinenarbeit, stehend Handarbeit, stehend Maschinenarbeit, Aufwartung, hausfrauliche Tätigkeit oder welche sonstigen Tätigkeitsarten? ....
Zutreffendes unterstreichen — Fehlendes ergänzen.

11. Derzeitige Beschäftigungsdauer?
Halbtags, volle Arbeitszeit von 8 Std. täglich, Nachtschicht ....
Zutreffendes unterstreichen — Fehlendes ergänzen.

12. Erhalten Sie durch Ihre Berufsarbeit Ihre Familie allein? ja / nein

13. Monatliches Nettoeinkommen?
(Wieviel bekommen Sie monatlich ausgezahlt? Wenn Sie nicht erwerbstätig sind, tragen Sie bitte das Einkommen Ihres Ehemannes ein. Sind beide Ehegatten erwerbstätig, geben Sie bitte Ihr Gesamteinkommen an):

Bis DM 99,—
Von „ 100,— bis DM 199,—
„ „ 200,— „ „ 299,—
„ „ 300,— „ „ 399,—
„ „ 400,— „ „ 499,—

Von DM 500,— bis DM 749,—
„ „ 750,— „ „ 999,—
„ „ 1000,— „ „ 1249,—
„ „ 1250,— und darüber

14. Sind Sie Rentner? ja / nein
Altersrente — Witwenrente — Kriegshinterbliebenenrente — Waisenrente
Kriegsbeschädigtenrente — Verletztenrente — Invalidenrente — Unfallrente
— Knappschaftsrente oder welche andere Rente? ....
Zutreffendes unterstreichen — Fehlendes ergänzen.

Seit wann? .... Nr. des Rentenbescheides: ....

15. Beziehen Sie Ruhegeld oder sonstige Versorgungsgebührnisse bzw. Sozialunterstützung? ja / nein
Wenn ja: Seit wann? .... Von welcher Stelle? ....
....

16. Besitzen Sie einen Schwerbeschädigtenausweis? ja / nein
Wenn ja: Seit wann? .... Wieviel Proz. Erwerbsminderung? .... Nr. des Ausw.: ....
Welche Beschädigung oder Krankheit bedingt Ihre Arbeitsminderung? ....
....

17. Sind Sie sonst durch ein Leiden arbeitsbehindert? ja / nein
Wenn ja: Seit wann? .... Durch welches Leiden? ....

Ist eine Feststellung der Erwerbsminderung amtlich erfolgt? ja / nein

Wenn ja: Wieviel Prozent anerkannt? ....

18. Schulbildung? (Keine, Hilfsschule, Grundschule bzw. Volksschule, mittlere Reife, Fachschule, Abitur, Hochschule bzw. Universität.) Zutreffendes unterstreichen — Fehlendes ergänzen.

19. **Führen Sie Ihre jetzige Erkrankung auf Ihre derzeitige oder eine frühere Berufstätigkeit oder andere Ursache zurück?** ja / nein

Wenn ja: Welche Berufstätigkeit und wie lange ausgeübt (Jahre)?

....

Oder welche andere Ursache? Erkrankung, Verletzung, Vergiftung (Unfall, Krieg), Stoß, seelische Belastung ....

Zutreffendes unterstreichen — Fehlendes ergänzen.

20. **Sind Sie jetzt oder waren Sie früher längere Zeit in den nachstehend angeführten Berufen oder Industriezweigen tätig?** ja / nein Wenn ja: Wieviel Jahre? ....

Zutreffendes unterstreichen — Fehlendes ergänzen.

In der chemischen oder pharmazeutischen Industrie, vor allen bei der Herstellung von **aromatischen Aminen** (Anilinfabriken, Teerfarbenindustrie) und **Azofarbstoffen** (z. B. Buttergelb, Scharlachrot und verwandten chemischen Verbindungen).

Hatten Sie in anderen Berufen mit Anilin- oder Azofarbstoffen oder verwandten chemischen Verbindungen zu tun? z. B. als Arbeiter in Farbwerken? Als Färber in Textilfabriken (Anilinschwarzfärberei)? usw.

In der **Ruß, Teer, Pech, Asphalt, Kreosot-, Anthrazen-, Steinkohlen- oder Braunkohlen-Öl** erzeugenden oder aufarbeitenden Industrie?

Ruß: Als Rußsackträger oder -Verpacker, Rußstampfer, in Rußfabriken, als Schornsteinfeger, bei der Herstellung von Tusche, Schuhwichse, Farben aus Ruß und in der Gummi-Industrie usw.

Teer: Als Teerarbeiter (z. B. bei der Teerdestillation aus Stein- und Braunkohle, Torf oder Holz, als Arbeiter in Leuchtgasfabriken (Gaswerkteer, Kokereiteer), Hochofenarbeiter, als Arbeiter in Dachpappen- und Brikettfabriken, bei der Teerimprägnierung des Holzes, als Schwellenholz- und Telegraphenstangenarbeiter, als Fischer beim Teeren der Netze, als Seilarbeiter usw.

Pech: Als Arbeiter in der Teerdestillation, als Pechhacker, Pechschipper, Pechaufgeber, Pechmischer, bei der Anwendung von Pech in der Steinkohlenbrikettierung oder Herstellung von Korkstein. Bei Benutzung von Pech als Vergußmasse in der Elektrotechnik, Kabelfabrikation, zum Pichen von Fässern und Booten, sowie Verwendung im Straßenbau, als Minen-, Schiffs- oder Eisenbahnheizer bei Benutzung von Steinkohlenbriketts usw.

Asphalt: Asphaltarbeiter bei der Herstellung und Verwendung im Straßenbau usw.

Anthrazen: Bei der Holzimprägnierung mittels Karbolineum, Herstellung von Indanthrenfarben aus Anthrazen usw.

In der **Erdöl und Schieferöl** gewinnenden und verarbeitenden Industrie, sowie in Berufen, die mit **Rohöl (Naphtha, Masut, Erdwachs, Mineralölen,** Schmierölen, Zylinderölen, Borölen, sowie **Paraffin, Benzin und Benzol** und ihren chemischen verwandten Stoffen in Berührung kommen.

Z. B. mit Paraffin auch in der Zündholz-, Papier- und Munitionsindustrie usw.

mit Schieferöl auch als Baumwollspinner usw.

mit Benzol in vielen Berufen, da es als technisches Lösemittel für Harze, Lackkörper, für Teere, Asphalte, für Farben besonders im Tiefdruck, als Reinigungs- und Extraktionsmittel in der chemischen Industrie und in Gemischen als Motorentreibstoff usw. benutzt wird.

In der **Arsen** gewinnenden oder mit Arsen bzw. arsenhaltigen Stoffen arbeitenden Industrie?

Z. B. bei der Verhüttung arsenhaltiger Erze, Herstellung von Arsenhartblei, Schwefelsäurefabrikation (Röstung von Schwefelkies) und Zellstoffgewinnung (Sulfidlaugenbereitung), Herstellung und Verwendung von Arsenfarben und arsenhaltigen Schädlingsbekämpfungsmitteln, wie Urania-, Silesisa-Grün, Kalkarsen, Blei-, Kalziumarsenat usw. Bei der Herstellung von arsenhaltigen Kabeln, Benutzung von Natriumarsenat bei der Schafwäsche, von Arsenik in der Glas- und keramischen Industrie, von arsenhaltigen Enthaarungsmitteln in der Gerberei, von Beizmitteln in der Zeugdruckerei usw.

....

In der **Chrom** erzeugenden und verarbeitenden Industrie, besonders bei der Herstellung von Alkalichromat (Kalium- und Natriumchromat) und Zinkchromat, in Chromatfarbenbetrieben, aber auch als Maler bei ihrer häufigen Verwendung, als Galvaniseur usw.

....

Im **Asbest-Bergbau** oder asbestverarbeitenden Industrien.

In **Kupfernickelsulfiderzgruben, Kobalt-Arsengruben** oder ihrer verarbeitenden Industrien.

Im **Uranbergbau (Pechblende)** oder den verarbeitenden Industrien.

In **Röntgen- oder Radiumbetrieben** bzw. Berufen, die mit anderen strahlenden Substanzen, z. B. radioaktiven Isotopen, Thorium, Mesothorium usw. zu tun haben, z. B. als Leuchtzifferblattarbeiter für Uhren usw.

In **Berufen, die der Bestrahlung durch Feuer** (Infrarotlicht-Bestrahlung!) ausgesetzt sind, wie Glasbläser und Walzwerkarbeiter usw.

Als **Seemann, Landwirt** oder in einem anderen Beruf tätig, der den Unbilden der Witterung (insbesondere der Sonne) über lange Jahre hinaus ausgesetzt ist (Tropenaufenthalt)? ja / nein (Wann? Wieviel Jahre? An welchen Tropenkrankheiten erkrankt gewesen?)

....

21. **Kamen Sie jetzt oder früher lange Zeit mit nachstehend angeführten Stoffen in Berührung?**

ja / nein Wenn ja: Wieviel Jahre? .... In welchem Beruf? ....

Ruß, Pech, Teer, und zwar alle Teerarten, wie Steinkohlen-, Holz-, Tabak-, Schiefer-, Terpentin-, Hochofen-, Holzkohlen- oder Pinenteer, Teeröl, Paraffin, Asphalt, Gaskoks, Naphthalin, Anthrazen, Kreosot, Steinkohlen- oder Gaswerkpech, Briketts.

Rohöle, Mineralöle, Paraffinöle, Benzine, Benzole und ihre chemischen Verwandten, wie Toluol, Xylol usw.

Anilin, Benzidin, Rubin, Annidin, Fuchsin, Naphthylamin, Rosanilin, Toluidin, Xylidin, aromatische Basen und Echtgelb sowie verwandte chemische Substanzen.

Azofarbstoffe wie Buttergelb, Scharlachrot, Azotoluol und ähnliche Stoffe.

Wurde mit Lebensmittelfarbstoffen gearbeitet? ja / nein Mit welchen? ....

Arsen, arsenhaltige Erze, Arsenfarben (z. B. Schweinfurter Grün), arsenhaltige Mittel zur Schädlingsbekämpfung wie arsensaurer Kalk, arsensaures Blei usw.

Eisenoxyd sowie **Mangan, Nickel, Osmium, Beryllium, Vanadium, Kobalt, Zink, Magnesium, Silikatstaub, Cadmium.**

Chromeisenstein, Bichromatstaub, Kalium-Bichromat, Chromsäure, Chromfarben usw.

Asbest.

Uran-Pechblende.

Röntgenstrahlen, Radium und Radiumzerfallsprodukte, oder andere strahlende Substanzen wie Thorium X, Mesothorium, Radiothorium, radioaktive Isotope oder auch Infrarotstrahlen, z. B. als Glasbläser, Walzwerker usw.

Kranken-Vorgeschichte

Familien-Anamnese

(Zutreffendes unterstreichen — Fehlendes ergänzen — Ungenauigkeit oder Unvermögen zeitlicher Angaben ausdrücklich erwähnen.)

Vater der/des Kranken

Keine Auskunft möglich (Unehelich — Eltern geschieden oder getrennt — vermißt usw.)

gesund — erkrankt — verstorben

an ....

Alter ...... Jahre

Erkrankungen entsprechend dem erkrankten Organ des Patienten: ja/nein (Welche? In welchem Alter? Operationen?) ....

....

Mutter der/des Kranken

Keine Auskunft möglich

gesund — erkrankt — verstorben

an ....

Alter ...... Jahre

Erkrankungen entsprechend dem erkrankten Organ des Patienten: ja/nein (Welche? In welchem Alter? Operationen?) ....

....

Ehefrau

Keine Auskunft möglich

gesund — erkrankt — verstorben

an ....

....

Erkrankungen entsprechend dem erkrankten Organ des Patienten: ja/nein (Welche? In welchem Alter? Operationen?) ....

....

Kinder (Gesamtzahl der lebend geborenen): ......

Keine Auskunft möglich

Gesamtzahl männlich: ......

davon erkrankt an ....

....

....

davon verstorben an (Alter?) ....

....

....

Erkrankungen entsprechend dem erkrankten Organ des Patienten: ja/nein (Welche? In welchem Alter? Operationen?) ....

....

Keine Auskunft möglich

Gesamtzahl weiblich: ......

davon erkrankt an ....

....

....

davon verstorben an (Alter?) ....

....

....

Erkrankungen entsprechend dem erkrankten Organ des Patienten: ja/nein (Welche? In welchem Alter? Operationen?) ....

....

Geschwister

Keine Auskunft möglich

Gesamtzahl männlich: ......

davon erkrankt an ....

....

davon verstorben an (Alter?) ....

....

Erkrankungen entsprechend dem erkrankten Organ des Patienten: ja/nein (Welche? In welchem Alter? Operationen?) ....

....

Gesamtzahl weiblich: ......

davon erkrankt an ....

....

davon verstorben an (Alter?) ....

....

Erkrankungen entsprechend dem erkrankten Organ des Patienten: ja/nein (Welche? In welchem Alter? Operationen?) ....

....

Übrige Blutsverwandte erkrankt bzw. verstorben an bösartiger Geschwulst bzw. Blutkrankheit.

(Großvater und Großmutter, sowie Onkel und Tanten väter- und mütterlicherseits, Nichten und Neffen, Vettern und Basen usw.)

Frage auch nach anderen Erkrankungen entsprechend dem erkrankten Organ des Patienten (z. B. bei Magen-Carcinom des Patienten frage nach Magengeschwüren, nervösen Magenleiden usw.)

....

....

....

....

Häufiges Krankheitsvorkommen in der Familie (Disposition):

Geschwulstkrankheiten (Art, Sitz?),

Tuberkulose oder andere Infektionskrankheiten,

Kropfbildung oder andere Erkrankungen der Schilddrüse,

Herz- und Gefäßleiden — Arteriosklerose — hoher Blutdruck — Migräne,

Magengeschwüre oder andere Magen- und Darmleiden,

Asthma, Heuschnupfen, Empfindlichkeit gegen bestimmte Speisen und Stoffe,

Gallenstein- oder Nierensteinleiden oder andere Erkrankungen dieser Organe,

Zuckerkrankheit, Gicht, Fettsucht, Magersucht oder andere Stoffwechselkrankheiten,

Hautleiden: Xeroderma pigmentosum, Ekzem, Fischschuppenhaut, Schuppenflechte, Viteligo u. a.

Geistes- und Nervenkrankheiten (Sanatorium? Heilstätte?) ....

....

....

....

Eigene Vorgeschichte

(Zutreffendes unterstreichen — Fehlendes ergänzen —
Ungenauigkeit oder Unvermögen zeitlicher Angaben ausdrücklich erwähnen)

Geburtsverlauf und Erkrankungen des Säuglingsalters (unter 1 Jahr):

Geburtsverlauf: normal Frühgeburt Zange o. a. ärztlicher Eingriff

Zwillingskind: ja/nein

Säuglingsernährung: Keine Auskunft möglich — Brustmilchkind — Künstl. Ernährung (Kuh-, Trockenmilch usw.) — Beides

Geburtsverletzungen: ja/nein. Welche?

Angeborene Mißbildungen: ja/nein

Welche: Hasenscharte, Wolfsrachen, Fissuren und Spaltbildungen von Nase, Oberlippe, Zunge, Gaumen usw., Lippen- und Halsfisteln, Hühner- oder Trichterbrust, Klumpfuß, Hüftluxation, Arachno-, Poli- oder Syndaktylie, Schiefhals, Phimose, Epi- oder Hypospadie, Leistenhoden ein- oder beidseitig, Zwitterbildung des Genitale

....

Angeborene Krankheiten: ja/nein

Welche: Farbblindheit, Epilepsie, Taubstumm, Blutkrankheiten wie hämolyt. Ikterus, Bluterkrankheit usw., „angeborene" Syphilis usw.

....

Infektions- oder andere Krankheiten: ja/nein Keine Auskunft möglich.

Welche: Keuchhusten, Diphtherie, insbesondere der Nase,
Brechdurchfall oder andere Ernährungsstörungen, Gelbsucht,
Haut- und Schleimhauterkrankungen wie Milchschorf usw.
Nabelinfektion, Augen- und Bindehautentzündungen (Augentripper),
Krämpfe (Tetanie), Rachitis ....

....

Operationen? ja/nein (Welche? Weshalb?) ....

Erkrankungen des Kleinkindesalters (über 1—4 Jahre):

Keine Auskunft möglich

gesund gewesen

Infektionskrankheiten: ja/nein

Welche: Keuchhusten, Masern, Windpocken, Mumps = Ziegenpeter, Röteln, Scharlach mit/ohne Ohrenentzündung, Nierenentzündung, Rheumatoid, Diphtherie (Rachen, Kehlkopf, Bronchien, Nase, Wunde .... mit/ohne Gaumensegel-, Akkomodations- o. a. Nervenlähmung, Herzschädigung)

....

Tuberkulose (Halslymphknoten, Lungenwurzeldrüsen, Lungenspitzen, Darm, Haut, Gelenk, Knochen usw.)

....

Epid. Hirnhaut- oder Hirnentzündung,
Epid. Kinderlähmung (Welche Lähmungen blieben zurück?)

....

Andere Krankheiten: ja/nein (Welche? Operationen oder andere besondere Behandlungsmethoden) ....

....

Erkrankungen des Kindesalters (5—14 Jahre):

Keine Auskunft möglich

gesund gewesen

Infektionskrankheiten (siehe umstehend): ja/nein (Welche? In welchem Alter?)

mit .... Jahren

mit .... Jahren

mit .... Jahren

mit .... Jahren

mit .... Jahren

Andere Krankheiten: ja/nein (Welche? Operationen oder andere besondere Behandlungsmaßnahmen, z. B. Verschickung)

mit .... Jahren Blinddarmentzündung — Appendektomie: ja/nein

mit .... Jahren Mittelohrentzündung — Parazentese — Radikaloperation: ja/nein

mit .... Jahren Tonsillektomie oder Kappung der Tonsillen: ja/nein

mit .... Jahren

mit .... Jahren

Häufige Mandelentzündungen unbedingt erwähnen. (Wie oft jährlich? In welchen Jahren?)

Erkrankungen des Jugendalters (15—23 Jahre):

Keine Auskunft möglich

gesund gewesen

Infektionskrankheiten (siehe umstehend): ja/nein (Welche? In welchem Alter?)

mit .... Jahren

mit .... Jahren

mit .... Jahren

Andere Krankheiten: ja/nein (Welche? Alter? Operationen oder andere besondere Behandlungsmaßnahmen?)

mit .... Jahren

mit .... Jahren

mit .... Jahren

Unauffällige Kinder- und Jugendzeit

Ausgesprochene glückliche und geborgene Jugend

Entbehrungsreiche, freudlose und unglückliche Jugend.
(Waisenhaus? Schlechte Familienverhältnisse? usw.)

Erkrankungen des Erwachsenen-Alters (24 Jahre und darüber):

Keine Auskunft möglich wegen (Bewußtlosigkeit, Debilität usw.)

gesund gewesen.

Krankheiten, Verletzungen (Unfall, Krieg), Operationen, Kuraufenthalte.

Zeitpunkt und Alter bei der Erkrankung? Art und Dauer der Erkrankung? Krankheitsrezidive? Krankenhaus- und Kuraufenthalte mit Zeitpunkt und Grund? Besondere Behandlungsmethoden:

Bei Operationen: Krankenhaus (evtl. Operateur), Wundverlauf, Komplikationen, besonders nach Embolien und Thrombosen fragen!

Bei Röntgen- oder Radiumbestrahlung — Strahlenplan anfordern.

19......... mit .... Jahren

19......... mit .... Jahren

19......... mit .... Jahren

19......... mit .... Jahren

19......... mit .... Jahren

19......... mit .... Jahren

19......... mit .... Jahren

Frage nach bisher vorgenommenen Hormonbehandlungen: ja/nein

(Wann? Welche Präparate? Dosierung? Warum?)
(Sexualhormone, Hypophysenhormone, Nebennierenrindenhormone, Schilddrüsenhormone usw. Dem Patienten die gebräuchlichsten Präparate aufzählen.)

Frage nach bisher vorgenommener Chemotherapie: ja/nein
(Wann? Welche Präparate? Dosierung? Warum?)
(Urethan, Stickstofflost, Triäthylenmelanin, Methylthiourazil [MTU] usw.)

....

....

....

Frage nach bisherigen Behandlungen mit Sulfonamiden oder Antibiotica: ja/nein
(Dem Patienten die gebräuchlichsten Präparate aufzählen!)
(Wann? Welche Präparate? Dosierung? Warum?)

....

....

....

Geschlechtskrankheiten? ja/nein

Gonorrhoe (Tripper) 19......... mit .... Jahren
19......... mit .... Jahren

Behandlung: Silbersalzspülungen, Sulfonamide, Penicillin ....

Syphilis (Lues) 19......... mit .... Jahren

Behandlung: Wieviel Kuren? .... (Quecksilber, Wismut, Salvarsan, Penicillin, Fieberkur, Jod) ....

Letzter WaR (Datum): negativ — zweifelhaft — positiv

Ulcus molle (weicher Schanker) 19......... mit .... Jahren

Lymphogranuloma inguinale 19......... mit .... Jahren

Sexualleben (Männer; Frauen siehe Menstruationsanamnese)
(Nur vom Arzt zu befragen)

Normaler Ehe- oder Sexualverkehr? ja/nein
Sexualgefühl (Libido) verstärkt, vermindert, fehlend.
Seit wann? Ursache? Hormonbehandlung? (Wann? Welche Präparate? Dosierung?)

....

Potenz: normal — vermindert — fehlend.
(Erektionsschwäche — Impotentia coeundi — Ejaculatio praecox.)
Seit wann? Vermeintliche Ursache? Werden oder wurden Hormonkuren durchgeführt?
(Wann? Welche Präparate? Dosierung?)

Bei Kinderlosigkeit: Frage nach gewollter oder ungewollter Kindlosigkeit. Wird eigene oder Sterilität der Frau angenommen? Wurde deshalb der Arzt aufgesucht? (Ergebnis evtl. Untersuchungen.)

....

Pubertätsentwicklung: Normal — Pubertätsstörungen (Pollutionen? Gynäkomastie?)

....

Gewohnheiten:

1. Alkohol? Keiner (Abstinent), gelegentlich, mäßig, stark.
   Bier — Wein — Branntwein ....
   Wieviel täglich? ....
   Seit wann oder in welchen Jahren besonders stark getrunken? ....
   ....

2. Nikotin: Nichtraucher, gelegentlich, mäßig, stark.
   Zigaretten — Zigarren — Pfeife — Kautabak — Schnupftabak?
   Wieviel täglich? ....
   Seit wann Raucher? In welchen Jahren besonders stark und wieviel geraucht? ....
   ....
   Welche Gewohnheit des Rauchens? Z. B. Lungenraucher

3. Andere Genußmittel? (Bohnenkaffee, schwarzer Tee, Cocacola usw.) ja/nein
   Welche? Seit wann? In welchen Mengen?

4. Medikamente, Reizmittel oder Rauschgifte? ja/nein
   (Regelmäßige Einnahme von Schlafmitteln, Abführmitteln, Kopfschmerz-Tbl. u. dgl., Pervitin? Narcotica?)
   Seit wann? Welche? In welchen Dosen? Warum?

Bei weiblichen Patienten:

Menstruationsanamnese.

Menarche mit .... Jahren

Menstruationszyklus:

regelmäßig, drei-, vier-, fünf-, sechswöchentlich.

unregelmäßig (seit wann?) ....

Kam es zu Störungen des Zyklus während der Pubertät, Verheiratung, Geburten, Aborten, Klimawechsel, seelische Belastung?
Frage nach amenorrhoeischen Perioden, ihrer Dauer, ihren Ursachen und ihrer Behandlung?

....

Dauer und Stärke der Blutung:

1—2, 3—4, 4—5, 5—6, 6—7, 7—8, 8—9, ... Tage
Geringe, mittelstarke, starke Blutung (Abgang von Stücken? evtl. Bindenzahl?)
Seit wann Änderung der Blutungsstärke? ....

Schmerzen: ja/nein. Wenn ja — a, b und c befragen.

a) Lokalisation im Unterleib, Kreuz, Brüsten, allgemein oder welcher anderen Stelle ....

....

b) Zeitliches Auftreten: Seit wann?
   praemenstruell, insbesondere nach praemenstrueller Spannung und Ziehen in den Brüsten fragen.
   Während der Blutung.
   Interponierend, d. h. genauen Intervall zwischen 2 Perioden bei jeder Menstruation.
   Nur bei Hinzutritt bestimmter Schädlichkeiten, wie Anstrengungen, geistiger Arbeit, Aufregungen, übermäßigem Genußmittelverbrauch, Obstipation usw.? Wie lange anhaltend?

....

c) Art der Schmerzen — Wehenartig, kolikartig, ziehend, wechselnder Charakter ....

....

Letzte Menstruation (möglichst genaues Datum): ....

Menopause mit .... Jahren (19.........)

Spontan: a) Plötzliches Aufhören der Menses oder

b) allmähliches Schwächerwerden und Seltenerwerden der Blutungen.
   Bestanden „klimakterische Blutungen"? ....

Nach Abrasio? Operation? Röntgenkastration? Chirurg. Kastration? Hormonbehandlung?
(Welche Operation? Welche Hormonbehandlung? Evtl. Dosierung?) ....

Klimakterische Beschwerden: Keine, mäßige, starke

(Auch bei bereits durchgemachter Klimax befragen!)

Wallungen, plötzliches Hitzegefühl, Herzklopfen, Herzjagen, Beklemmungen, Ohnmachtsanfälle, Schwindelanfälle, Schweißausbruch, Kopfschmerzen, Schwindelgefühl, Abbruch der Spannkraft, Augenflimmern, Ohrensausen.

Nervosität, Stimmungsschwankungen, Depressionen, Angstzustände.

Jucken (Pruritus) an Haut, Genitale, Anus. Kribbeln oder Gefühl des Eingeschlafenseins an Händen und Füßen. Blutdruckveränderungen.

Kreuzschmerzen, Gelenkschmerzen (Finger, Knie, Schultergelenk).

Blasenbeschwerden, Dyspepsien, Verstopfungen.

Gewichtszunahme danach festgestellt? ja/nein

Libido (Sexualgefühl) in den Jahren vor — während — nach den Wechseljahren — gesteigert — vermindert (Frigidität)

Sonstige Unterleibsblutungen: ja/nein (Welcher Art? Seit wann?) ....

....

Fluor? ja/nein. Wenn ja — 1., 2. und 3. befragen!

1. Quantität? gelegentlich, wenig, mäßig, stark.
2. Qualität? weißlich-glasig, wäßrig, gelb-eitrig, bräunlich-blutig, mit Fetzen vermischt, Flecken in der Wäsche, übelriechend, brennend, ...
   ....
3. Zeitliches Auftreten: Seit wann? ....
   Vor oder nur nach der Menstruation? Dauer? ....
   Verstärkt nach Anstrengungen oder Aufregungen? ....
   ....

In welchem Alter geheiratet? Mit .... Jahren.

Entbindungen? ja/nein

1. Entbindung mit .... Jahren. Nicht gestillt — gestillt .... Monate
2. „ „ .... „ „ „ „ „
3. „ „ .... „ „ „ „ „
4. „ „ .... „ „ „ „ „
5. „ „ .... „ „ „ „ „
6. „ „ .... „ „ „ „ .... „

Komplikationen bei oder nach Entbindungen? (Kaiserschnitt? Zange? Unvollständige Lösung der Placenta? Kindbettfieber? usw.)

....

Mastitis? ja/nein li., re., bds., beim .... Kind? Operation? ja/nein
li., re., bds., beim .... Kind? Operation? ja/nein

Fehlgeburten? ja/nein

Im Alter von .... Jahren Abort im .... Monat. Abrasio: ja/nein
„ „ „ .... „ „ „ .... „ „ ja/nein
„ „ „ .... „ „ „ .... „ „ ja/nein
„ „ „ .... „ „ „ .... „ „ ja/nein
„ „ „ .... „ „ „ .... „ „ ja/nein

Totgeburten? ja/nein

Im Alter von .... Jahren Totgeburt im .... Monat. Operat. Eingriff: ja/nein
„ „ „ .... „ „ „ .... „ „ „ ja/nein

Sexualleben: (Nur vom Arzt zu befragen)

Normaler Ehe- oder Sexualverkehr? ja/nein

Libido (Sexualgefühl) verstärkt, vermindert, fehlend (Frigidität)

Bei Kinderlosigkeit gewollt — ungewollt: Sterilität ärztlich bestätigt? ja/nein

Werden regelmäßig antikonzeptionelle Mittel verwendet? ja/nein
(Vor allem nach chemischen Mitteln und Pessaren fragen!)

....

Ernährungsweise:

Regelmäßige oder unregelmäßige Nahrungsaufnahme? Vorwiegend Gasthauskost? Ungenügende, gerade ausreichende, gute, überreichliche Ernährung?

Hungerperioden durchgemacht? ja/nein. (Wann? Wieviel Jahre? Danach Hungerschäden? Evtl. ärztliche Behandlung oder Krankenhausaufenthalt?) ....

....

Art der Nahrung: Gemischte Nahrung
Vorwiegend Fleischernährung
Vegetarisch (= rein pflanzliche Produkte)
Lakto-vegetabile Kost (= Pflanzenkost, sowie Eier und Milchprodukte)
Rohkost (= vegetarische bzw. lakto-vegetabile Kost, die ohne Mithilfe des Feuers bereitet wird)

Bestimmte Diät? ja/nein. Welcher Art? Weshalb? Seit wann oder wieviel Jahre lang zuvor durchgeführt? ....

Wird das Essen normal gewürzt, stark gewürzt, nicht gewürzt?

Wird gern stark geröstet, gebacken, geräuchert, gebraten, geschmort, gegrillt usw. gegessen? ja/nein

Besteht Vorliebe für süß, sauer, salzig, bitter oder bestimmte Speisen? ja/nein Welche Speisen?

....

Besteht Abneigung gegen bestimmte Speisen? ja/nein
Seit wann? Gegen welche Speisen? ....

....

Nahrungsaufnahme: Kann gut gekaut werden (Zähne?): ja/nein
Wird gut gekaut? Wird unvollständig gekaut? Wird hastig gegessen? ....

....

Schlaf: Ungestörter tiefer Nachtschlaf? ja/nein
Durchschnittlich 4 — 5 — 6 — 7 — 8 — 9 — 10 — 11 — 12 Std.?
Gestörter Nachtschlaf: Es kann nicht eingeschlafen werden.
Es kann nicht durchgeschlafen werden.
Muß wegen Nachtschicht am Tage geschlafen werden? ja/nein
Wird nach dem Essen oder wenigstens 1mal am Tage geruht? ja/nein .... Std.?
Träume: normal — beunruhigende oder beängstigende Träume — traumlos.

Werden Schlafmittel genommen?
Keine, gelegentlich, öfters, regelmäßig. Wenn ja —
Seit wann? Welche Präparate? Dosierung? ....

Spezielle Krankheitsgeschichte

1. Datum der ersten Symptome des jetzigen Leidens? ....
(Möglichst genaue Zeitangaben — Unvermögen zeitlicher Angaben ausdrücklich erwähnen)

2. **Beschreibung der Symptome** und des Krankheitsverlaufes in chronologischer Reihenfolge mit Zeitangaben und Selbstbehandlung des Patienten bis zur ersten Arztkonsultation:

3. Datum der ersten Arztkonsultation sowie Name und Adresse des Arztes:
....
(Prakt. Arzt, Facharzt für ...., Betriebsarzt, Landambulatorium, Poliklinik, Univ.-Poliklinik, Geschwulstberatung, Tbc-Fürsorge, Vertrauensarzt, Diagn. Berat. d. VAB, Krankenhaus, Univ.-Klinik ....)
Wurde der Patient durch Reihenuntersuchung erfaßt? ja/nein
Wurden Nichtärzte konsultiert? ja/nein. Wann? ....
Heilpraktiker, Homöopath, Chiropraktr, Gemeindeschwester, Hebamme ....
Welche Behandlung durch Nichtärzte vorgenommen oder empfohlen? ....
....

4. **Art der diagnostischen und therapeutischen Maßnahmen oder Verordnungen** des erstkonsultierten Arztes und der nachfolgenden Ärzte (der Poliklinik, des Krankenhauses usw.) in chronologischer Reihenfolge mit Zeitangaben bis zur Feststellung der endgültigen Diagnose und der Krankheitsverlauf unter der Behandlung:
(Möglichst Datum und Art der röntgenol. und endoskop. Untersuchungen, von Probeexcisionen, rectaler Untersuchung bei Mastdarm- und Prostata-Krankheiten, gyn. Untersuchung bei Genitalleiden usw.)

5. Datum der endgültigen Diagnose oder Verdachtsdiagnose, die zur richtigen fachärztlichen Überweisung oder Krankenhausein- bzw. Überweisung führte. (Möglichst genaue Zeitangaben — Unvermögen zeitlicher Angaben ausdrücklich angeben —) ....

6. **Bisherige ambulante oder stationäre Behandlung nach Feststellung der endgültigen Diagnose:**
(Operationen? Röntgen-, Radiumbestrahlungen? Chemische oder hormonale Behandlung? usw.)
Befunde anfordern!

7. Wann erfolgt die Überweisung nach der hiesigen Klinik? ....
(Datum)
Name und Adresse der einweisenden Stelle ....
....
Eigene Poliklinik, prakt. Arzt, Facharzt für ...., Betriebsarzt, Landambulatorium, Poliklinik, Univ.-Poliklinik, Geschwulstberatung, Tbc-Fürsorge, Vertrauensarzt, Diagn. Berat. d. VAB, Krankenhaus, Univ.-Klinik ....

8. Seit wann arbeitsunfähig geschrieben? ....

Nicht ausfüllen — Wird von der Abtl. Statistik ausgefüllt

Feststellung der Verschleppungszeit in Monaten: Möglich — Nicht möglich.
Datum der 1. Symptome:
Datum der 1. Arztkonsultation:
Verschleppung à conto Patient .... Monate
Datum der endgültigen Diagnose:
(oder entscheidenden Verdachtsdiagnose)
Verschleppung à conto Arzt .... Monate
Verschleppung durch Nichtärzte .... Monate

Krankheitsvorgeschichte bei Erkrankungen und Tumoren des Magens und Zwölffingerdarmes

1. War der Patient bisher völlig magengesund? ja/nein. (Wenn nein — Seit wann magenleidend?)

   ....

   Wieviel Krankenhauskuren (Diätkuren) durchgemacht? ....

   Datum der ersten Beschwerden der jetzigen Erkrankung: ....

2. Art der Beschwerden:

   Syndrom der kleinen Symptome und allgemeine Beschwerden:

   Seit wann fühlt sich der Patient nicht mehr recht wohl? ....

   Zunehmende unerklärliche Schwäche, Abnahme der Arbeitsfähigkeit, rasche Ermüdbarkeit, Schlappheit.

   Unmotivierte Appetitsverminderung oder Aufhebung (Anorexie), abnorm gesteigerter (Heißhunger) oder perverser Appetit (Parorexie) — Neigung zum Essen von Kreide oder Erde.

   Epigastric dyscomfort: Verlust des physiol. Sättigungsgefühls und Geschmacks, Gefühl des überfüllten und überblähten Magens, Gefühl der Schwere und Schmerzhaftigkeit im Oberbauch.

   Seelische Verstimmungen — Verlust der Lebensfreude — Depressionen — Teilnahmslosigkeit gegenüber Beruf und Umgebung, Apathie, Entfremdung — Neuerlich Abneigung gegen bestimmte Speisen? (Fleisch?) Welche? ....

   Vorliebe oder Sucht nach bestimmten Speisen? Saure Speisen? Obst? Starkes Durstgefühl?

3. Temperaturerhöhung oder Fieber? ja/nein

4. Allgemeine Beschwerden, wie Schwindelanfälle oder Kopfschmerzen? ja/nein

5. Gewichtsabnahme? ja/nein. Gewicht: jetzt? .... kg, vor ½ Jahr? .... kg
   vor 1 Jahr? .... kg

6. Lokale Beschwerden und Schmerzen: ja/nein

   a) Datum des ersten Auftretens? ....

   b) Sitz? — Lokalisiert oder diffus? Ausstrahlung wohin? ....

   c) Art? — drückend — ziehend — schneidend — brennend — stechend — krampfartig — kolikartig — andauernd — wellenförmig oder rhythmisch? In welchen Zeiträumen? ....

   ....

   Spontan oder nur bei Druck? Unabhängig vom Essen?

   Abhängig vom Essen? .... Stunden nach dem Essen auftretend?

   Nachtschmerz? Nüchternschmerz?

   Jahreszeitliche Perioden (Frühjahr, Herbst?) Dauer der Intervalle? Restbeschwerden im Intervall? Diät im Intervall oder Vollkost? Bisherige Zahl solcher Krankheitsperioden?

   ....

   Verschlechterung durch Essen oder Trinken bestimmter Speisen oder Getränke? (Welche?) Warme oder kalte Speisen oder Kälte bzw. Wärme von außen? Genußmittel (Alkohol? Nikotin? Kaffee? ....)

   Körperliche Bewegung oder Anstrengung? Veränderung der Körperlage? Druck auf die Magengegend oder Rippenknorpel?

   Besserung durch Essen oder Trinken bes. best. Speisen oder Getränke? Welche?

   ....

   Besserung durch Wärme oder Kälte von außen oder warme bzw. kalte Speisen und Getränke? Aufstoßen? Erbrechen? Abgang von Blähungen? Stuhlgang? Einlauf? Genußmittel (Alkohol wie Magenbitter? Nikotin? Kaffee? ....)

   Medikamente (Natron? Bullrich-Salz? Belladonna? Magentropfen?)

7. Schluckvorgang: (Bei Verdacht auf Cardia-Carcinom oder hochsitzendes Carcinom beachten) unbehindert und schmerzlos? ja/nein — Wenn nein, auch a) und b) befragen.

a) behindert für feste — breiige — flüssige (= alle Speisen), dauernd — periodenweise (Wann? Wie lange anhaltend?), allmähliches — schnelles — plötzliches Auftreten der Behinderung? (Ohne Anlaß — Ursache z. B. seelische Erregung? ....) Zwischendurch Besserungsperioden? (Lösen eines Spasmus? Tu.-Einschmelzung?)

b) schmerzhaft bei festen — breiigen — flüssigen Speisen? oder in Magengegend Fremdkörper oder Druckgefühl — Schmerzen hinter dem Brustbein — allmähliches — schnelles — plötzliches Auftreten der Schmerzen? Beim Schlucken Hustenreiz — oder Erstickungsgefühl (Ösophagus-Trachealfistel?).

8. Sodbrennen: ja/nein. Saures Aufstoßen? Ätzendes Gefühl im Schlund? Speichelfluß? Wann? Vor — während — nach dem Essen? Bei welchen Speisen oder Getränken? (Alkohol — Getränke? Süßspeisen? Kaffee?) ....

....

9. Schlechter Mundgeruch? ja/nein

10. Häufiges und lautes Aufstoßen (Rülpsen)? ja/nein — (Starre Cardia bei Carcinom)

11. Erbrechen: ja/nein. Wenn ja

nach jedem Essen oder nach bestimmten Speisen oder Getränken? Nach Anstrengungen, nach seelischen Aufregungen? ....

Zeitpunkt: Unmittelbar nach dem Schlucken oder geraume Zeit später? (Wann ....)

Morgendliches Erbrechen, z. B. beim Zähneputzen? ....

Fehlt zuvor Brechreiz und Übelsein? (Ösophagales Erbrechen!) ....

Was und wieviel wird erbrochen (Farbe? Geruch? Geschmack?) ....

....

Bei Bluterbrechen: Wann? Wie oft? Menge?

Ist das Blut frisch? Oder kaffeesatzartig bzw. schokoladenfarben?

Fäkulentes Erbrechen? (Ileus.)

12. Meteorismus (Gasblähung des Leibes?) ja/nein

13. Darmgeräusche (Plätschern, Knarren, Rauschen): ja/nein

14. Stuhlgang: regelmäßig — morgens — tagsüber — abends — nachts — täglich 1—2 ....mal oder jeden 2.—3. .... Tag

Durchfall (Diarrhöe): 2 — 3 — 4 — 5 .... täglich.

Seit wann? .... Ständig anhaltend oder wechselnd mit Intervallen (Dauer der Intervalle?) ....

Verstopfung (Obstipation): Jeden 2 — 3 — 4 — 5 — 6 .... Tag

Seit wann? .... Ständig oder wechselnd mit Intervallen von .... Dauer.

Wechselnde Diarrhöen mit Obstipation (Spritzstuhl mit Verstopfung wechselnd bei Darmstenosen durch Geschwulst oder Narben).

Stuhlgang schmerzlos und beschwerdefrei. Schmerzhaft und nur mit Anstrengung.

Stuhl: Menge? Konsistenz? Form? Geruch? ....

Farbe? Teerstuhl bei Magen- und Darmblutung (aber auch vorgetäuscht durch Wismutsalze u. a. Schwermetalle, Kohle, Rotwein, Heidelbeeren usw.).

Lehmfarbe (acholischer Stuhl bei Galleabschluß vom Darm?). Graffitfarben-silbrig-weißlich (Steatorrhoe) — Anwesenheit von unverdauten Fetten: Störung der Gallenblasen- und Pankreassekretion.

Grünfarben (Duodenalkatarrh? Aber auch durch Kalomel!).

Beimengungen: Nahrungsreste, Schleim, Eiter, Blut, Konkremente, Würmer.

Diskussionsbeitrag

von Prof. Dr. H. Schwarz
Direktor der Nervenklinik und Poliklinik Greifswald

Statistik und Fragebogen sind unvermeidbar miteinander verbunden. Wir haben gehört, daß der von Herrn Wildner vorgelegte sehr eingehende Fragebogen keinen Fragebogen im eigentlichen Sinne, sondern eher eine Disposition für eine umfassende Forschungsarbeit darstellt. Trotzdem benutze ich die Gelegenheit, auch in unserem Kreise vor der Gefahr zu warnen, die in der Normung unserer Krankenblätter liegt, wie sie immer wieder von der oder jener Seite empfohlen wird. Als Hochschullehrer darf ich sagen, daß ich Fragebogen-Krankenblätter didaktisch für falsch halte, da sie den Studenten und jungen Assistenten gar zu leicht die Fähigkeit, medizinisch zu denken, nehmen oder einengen. Fragebogen sollen nur unter dem Gesichtspunkt ganz bestimmter medizinischer Fragestellungen Verwendung finden. Das selbstentworfene Krankenblatt, das uns der Assistent vorlegt, muß uns ein sprechender Maßstab dafür bleiben, in welchem Umfange der Betreffende medizinisch denken gelernt hat.

Sozialhygiene und Gesundheitspolitik bei der Krebsbekämpfung

von Prof. Dr. med. habil. H. Redetzky
Direktor des Zentralinstitutes für Sozial- und Gewerbehygiene Berlin

Für eine fortschrittliche Gesundheitspolitik, für eine gezielte Prophylaxe zur Verbesserung des Gesundheitszustandes der gesamten Bevölkerung ist natürlich eine einwandfreie Gesundheits- und Krankheitsstatistik die unmittelbare Voraussetzung, um zu operativen Maßnahmen zu kommen, und ebenso, um die wissenschaftliche Forschung anzuregen, an unklaren Punkten solcher Analyse ihre weitere Forschung anzusetzen. Da wir noch keine umfassende Erkrankungsstatistik haben, die erst nach der lange ersehnten neuen Verordnung vom 17. Januar 1952 (Gesetzblatt Nr. 13 vom 4. Februar 1952) über die Erkrankungs- und Todesursachenstatistik durchgeführt werden soll und hoffentlich ihre Früchte bringen wird, müssen wir uns zunächst noch mit der Todesursachenstatistik begnügen. Wenn auch nunmehr einheitlich in der Deutschen Demokratischen Republik die Todesursachenstatistik durch die Verordnung über die Vornahme der ärztlichen Leichenschau vom 21. Juli 1952 (Verordnungsblatt I, Seite 347) auf eine neue aussichtsreiche Basis gestellt wurde, so ist leider dadurch bisher noch keine genügende sozialhygienische Unterlage dafür gegeben, daß die derzeitigen ärztlich ausgefüllten Totenscheine den realen Tatsachen entsprechen, d. h. auf einer wissenschaftlich ausreichend fundierten Diagnostik beruhen. So ist es jedenfalls in einem erheblichen Teil der gesamten gelieferten ärztlichen Totenscheine. Aus dem vergangenen Jahr ergibt sich bei der Analyse der vielen tausend vorhandenen Totenscheine, daß rund 30% so schlecht, irreführend, falsch und fahrlässig ausgestellt worden sind, daß dieser beträchtliche Anteil für die Gesamtbewertung kaum verwendbar ist. Selbst ärztliche Nachkontrollen dieser mangelhaft oder ungenügend ausgefüllten 30% der ärztlichen Totenscheine, die über das Arbeitsvermögen eines geschulten Bevölkerungsstatistikers hinausgehen, konnten nur zu wenigen Prozenten zur verantwortbaren Eingruppierung der Todesursachen führen. Das ist für die Erstellung einer realen Todesursachenstatistik als der Grundlage einer Krankheitsanalyse der Bevölkerung völlig unbefriedigend. Eine sehr große Anzahl dieser mangelhaft und fahrlässig ausgestellten Todesursachenbescheinigungen gibt Anlaß zu so schweren Beanstandungen und Vorwürfen, daß es eigentlich notwendig wäre, in jedem Einzelfall einen nachträglichen Schriftwechsel darüber an Hand der Unterlagen, der Krankengeschichten oder auch an Hand der persönlichen Erörterungen einzuleiten. Das ist natürlich bei mehreren zehntausend Fällen gar nicht möglich. Es ergibt sich hieraus die dringende Forderung, die Ärzteschaft bei der unterschriftlich bestätigten Bescheinigung eines so wichtigen Dokumentes sowohl zu größter Genauigkeit wie auch zur Anwendung der notwendigen wissenschaftlichen Kenntnisse und Erkenntnisse anzuregen. Es ist oft beschämend, festzustellen, daß die zwar nicht wenigen, aber doch notwendigen Einzelfragen des ärztlichen Totenscheines völlig gleichgültig durch Striche oder unrichtige Ja- und Nein-Unterstreichungen beantwortet werden bzw. daß oft diese aus jahrzehntelanger Erfahrung heraus unumgänglich notwendigen Fragen überhaupt offengelassen werden. Es ist leider eine sehr häufige Feststellung, daß durch fehlerhafte Beantwortungen ein Tod durch Leuchtgas, durch Ertrinken oder durch Absturz aus einem

Kraftwagen in der Kurve als natürliche Todesursache bezeichnet worden ist. Ohne auf die Fülle der notwendigen Einzelbetrachtungen einzugehen, sei nur noch erwähnt, daß auch die Möglichkeiten und dringlichen Verdachtsmomente einer kriminellen Todesursache hierbei nur völlig unvollkommen angegeben und entsprechend unter den sorgfältig aus der Erfahrung heraus entwickelten Fragen erwähnt werden. Damit stimmen die in persönlichen Gesprächen gewonnenen Mitteilungen erfahrener Gerichtsärzte aus den Gerichtsmedizinischen Instituten unserer Universitäten völlig überein. Auch unsere Kreisärzte klagen mit Recht darüber, daß die ihnen vorgelegten Totenscheine trotz Unterschrift und Stempel des betreffenden hinzugerufenen Arztes keinen Anspruch auf wissenschaftliche Diagnostik erheben können. Zu alledem ergibt die Durchsicht dieser sehr zahlreichen Totenscheine auch die bedauerliche Tatsache, daß nicht etwa der einzelne in der Praxis stehende Landarzt seine Pflicht zu einer objektiven Dokumentation gegenüber dem Gesundheitswesen, d. h. der staatlichen Gesundheitspolitik vernachlässigt hat. Er hat sich im Gegenteil oft einer sorgfältigen Überlegung bei der Angabe der einzelnen Unterabteilungen der Totenscheine befleißigt. Gerade Krankenhäuser und Kliniken und davon auffälligerweise besonders solche von beträchtlicher Größe und Ruf zeigen neben dem Stempel einer namhaften Klinik und neben einer unleserlichen Unterschrift Diagnosenangaben und Unterstreichungen der gestellten Fragen, die man weder wissenschaftlich gelten lassen kann noch der gewissenhaften Berufsausübung eines Arztes entsprechen. Sie zeigen, daß sich diese unterschreibenden Ärzte leider sehr häufig nicht bewußt sind, ein wichtiges Dokument, auch im rechtlichen und ebenso auch im sozialen Sinne zu unterzeichnen. Auf dieser Basis kann man aber eine reale Todesursachenstatistik nicht aufbauen. Zum mindesten wäre zu verlangen, daß in Krankenanstalten der Chefarzt oder der verantwortliche Facharzt oder Abteilungsarzt die Totenscheine mit unterzeichnen, auch in dem Falle von Sektionen, die von der Klinik abweichenden Sektionsergebnisse unbedingt nachträglich dem Totenschein anzufügen bzw. dem Standesamt zur Beifügung nachträglich mitzuteilen. Wir müssen also zu einer realen Todesursachenstatistik unter bester ärztlicher Diagnostik kommen. Dazu ist es nicht zu vermeiden, daß von der in der DDR erstmalig gesetzlich verordneten Möglichkeit von Verwaltungssektionen Gebrauch gemacht wird. Ein solches Vorgehen, das administrativ ermöglicht werden kann, wird imstande sein, die gesamte Todesursachenstatistik und damit auch die Möglichkeit einer operativen Krebsbekämpfung wesentlich zu fördern.

Neben eine ausreichende operative Analyse der Todesursachen tritt aber zur Durchführung einer notwendigen Gesundheitspolitik eine andere Frage wesentlich stärker in den Vordergrund: Die Anlage eines biologischen, nosologischen Bevölkerungsquerschnittes hinsichtlich der wichtigsten, d. h. der zahlenmäßig ins Gewicht fallenden Volkskrankheiten mit ihren volkswirtschaftlichen Zusammenhängen und Auswirkungen. Es ist natürlich nicht möglich, eine viele Millionen umfassende Bevölkerung daraufhin mit den modernen erforderlichen klinischen Spezialmethoden zu untersuchen. Denn wir sprechen ja von volksgesundheitlich und volkswirtschaftlich interessierenden Gruppen von Krankheiten hinsichtlich der Lungen, des Herz-Kreislaufsystems, des Magen-Darmkanals, des Rheuma, der Geschwülste und z. B. auch der Zähne. Es sollte aber endlich einmal in dieser Zielsetzung zu einer Reihe von repräsentativen Statistiken bestimmter Bevölkerungs- und Arbeitsgruppen in Stadt und Land kommen, die nach mathematisch signifikanter Analyse es erlauben, operative Schlüsse auf die Gesundheitspolitik und die dafür notwendigen organisatorischen und administrativen Maßnahmen zu ziehen. Weshalb erscheint eine solche Forderung sozialhygienisch so wichtig: Die ambulanten Patienten kommen erst dann zum Arzt, wenn sie Schmerzen, Unbehagen oder Angst vor einer Krankheit haben. Bei den Reihenuntersuchungen werden nur diejenigen Mitbürger erfaßt, die gerade im Stadium der Arbeitsfähigkeit sind, aber selbst keinen Anlaß verspüren, den Arzt aufzusuchen. Die übrigen sehr beträchtlichen Mitglieder einer solchen Arbeitsgemeinschaft bleiben unerfaßt. Es ist daher sozialhygienisch notwendig, einen tatsächlichen, den wahrhaften biologischen Verhältnissen entsprechenden Status praesens, also einen solchen gesundheitlichen Bevölkerungsquerschnitt zu erfassen und daraus die notwendigen operativen und wissenschaftlichen Schlüsse zu ziehen. Hier ergeben sich eine ganze Reihe von Forschungs- und Entwicklungsaufgaben für die Deutsche Akademie der Wissenschaften, die weit über das Problem der Geschwulstbekämpfung hinausgehen.

So stellt sich die Frage der Geschwulstbekämpfung vom sozialhygienischen Sinne im Zusammenhang mit den übrigen dringlichen Fragen der Gesundheitspolitik in einem demokratischen Staate als ein Angelpunkt dar, von dem aus durch wissenschaftliche Forschung ebenso wie durch eine gezielte praktische fachärztliche Feststellung in der Peripherie der Bevölkerung Grundlagen geschaffen werden können und müssen, die sich in die weiteren Ergebnisse und Erkenntnisse der mehr ins Theoretische gehenden Wissenschaft einfügen sollten. Hier ergeben sich große Aufgaben für eine so bedeutsame gesellschaftliche Institution, wie es die Deutsche Akademie der Wissenschaften darstellt. Es liegen hierin wissenschaftliche Problemstellungen, die der gesamten Klasse der Medizin mit ihren zahlreichen Sektionen eine bedeutende Grundlage zu einer ganzen Reihe weiterer Forschungsaufgaben geben könnten.

Diskussionsbeiträge zu Fragen der Krebsstatistik und Krebsbekämpfung

Diskussionsbeitrag

von Prof. Dr. H. KÄSTNER
Leiter der Chirurgischen Abteilung des Krankenhauses Bautzen

In der zweiten Durchführungsbestimmung zur Verordnung über die Meldung von Geschwulsterkrankungen vom 20. 10. 1952, S. 1126, wird um Aufklärung gebeten über den Passus „Primärtumor nicht auffindbar bei Imponieren der Metastase als Primärtumor" in Klassifizierung der Krebslokalisation nach Erkrankungsstadien A Stadium 0.

Vor einer Ausweitung des Meldebogens II wird gewarnt, während die Bearbeitung des jetzigen auch in den mittleren und kleinen Krankenhäusern trotz des Personalmangels für durchführbar gehalten wird.

Zur Todesursachenstatistik wird darauf hingewiesen, daß es sich bei der Feststellung der Ursache des Todes um ein Ereignis handelt, das nicht etwa entweder eintritt oder nicht eintritt, sondern vielmehr in jedem Falle irgendwann einmal mit Sicherheit zu erwarten ist. Es handelt sich also darum, ursächlich zu erklären, warum der Tod des Menschen gerade zu dem und dem Zeitpunkt eingetreten ist. Dieser Umstand darf aber nicht dazu führen, morphologische Befunde bei der Sektion, wenn sie auch sicher als pathologisch zu bezeichnen sind, zu sehr als Todesursache in den Vordergrund zu stellen.

Eine beginnende Bronchopneumonie etwa bei einem Schenkelhalsbruch, eine morphologisch einwandfrei als Peritonitis zu deutende Serosatrübung bei völlig intakten Magendarmnähten nach einer bei einem vielleicht schon vor der Operation im Stoffwechsel geschädigten Kranken ausgeführten Resektion eines Magencarcinoms sind als Todesursache unbefriedigend.

Dieser Hinweis ist keine theoretische Spitzfindigkeit; schon rein chirurgisch gesehen, würde die Annahme einer Peritonitis als Todesursache in letzterem Falle den Operateur, der aus der Sektion lernen will, einseitig darauf einstellen, daß er vielleicht seine Asepsis irgendwie noch verbessern muß. Er würde vielleicht nach noch besseren und kräftigeren antibiotischen Mitteln streben. Viel wahrscheinlicher ist es aber, daß in solchen Fällen der Eiweißmangel infolge beginnender Kachexie zu weit fortgeschritten war, daß das Säurebasengleichgewicht während und nach der Operation zu sehr gestört war, daß die Blutbeschaffenheit nicht genügend verbessert worden war und daß die Verschlimmerung solcher, besonders durch die REHNsche Schule in den Vordergrund gestellten funktionellen Störungen durch die Operation den Tod herbeiführte, wobei man eher vermuten kann, daß die beginnende Peritonitis nicht Ursache des Todes war, sondern auftrat, weil die funktionellen Störungen den Tod vorbereiteten und weil der Kranke sterben mußte.

Aus diesem Grunde bleibt zwar die Gegenüberstellung von klinischer Diagnose und Sektionsdiagnose weiterhin von nicht zu ersetzendem Werte, als Möglichkeit der Selbstkritik für den Kliniker hinsichtlich seines diagnostischen und therapeutischen Könnens. Für die epikritische Beurteilung der Todesursache muß aber eine synoptisch vom Kliniker und Pathologen festgelegte Todesursache gefordert werden, die neben dem für den Augenblick des Todes festgestellten makroskopischen und mikroskopischen morphologischen Befund das dem Kliniker bekannte Krankheitsgeschehen und die vom Kliniker festgestellten Störungen gebührend mit berücksichtigt.

Es müßte ein Weg angestrebt werden, die Ergebnisse einer Sektion einschließlich histologischer Untersuchung in diesem Sinne für die Ausfüllung des Leichenscheines auszuwerten.

Endlich möchte ich mir den Vorschlag erlauben nachzuprüfen, ob es nicht zweckmäßig wäre, auf dem Meldebogen II am Schluß von G noch eine Zeile hinzuzufügen mit „Diagnose zweifelhaft", mit entsprechendem Kästchen und Ziffer 10.

Denn es gibt sicher gelegentlich sogar bei histologischen Untersuchungen, häufiger aber bei den übrigen Arten der Diagnosestellung Fälle, bei denen die Diagnose nicht vollständig sicher zu stellen ist, auch nicht unter Ausschöpfung aller vorhandenen Möglichkeiten.

Diskussionsbeitrag

von Prof. Dr. W. Fischer
Direktor des Pathologischen Instituts der Friedrich-Schiller-Universität Jena

Zu Herrn Kästner ist zu sagen, daß eine „endgültige Diagnose" nur in Hinsicht auf eine ganz bestimmte Fragestellung und Einstellung des Fragenden gemacht werden kann.

Zum Vortrag von Herrn Schröder wird auf die Schwierigkeit der Stadienbeurteilungen hingewiesen und am Beispiel des Mammakrebses gezeigt, wie häufig die Annahme von Krebsmetastasen in den axillaren Lymphknoten in der chirurgischen Diagnose durch die nachgehende histologische Untersuchung nicht bestätigt werden kann (schätzungsweise in einem Drittel der Fälle).

Diskussionsbeitrag

von Prof. Dr. H. H. Schmid
Direktor der Universitäts-Frauenklinik Rostock

Ich schlage mit Rücksicht auf die geringe Zahl von Fällen, die dem einzelnen Arzt zur Behandlung zugehen, eine Sammelstatistik über das Problem Krebs und Schwangerschaft vor. Es gibt wohl eine Anzahl von Mitteilungen über Gebärmutterhals- und Eierstockkrebse bei Schwangerschaft, dagegen von den übrigen häufigeren bösartigen Neubildungen nur wenige zusammenfassende Arbeiten (H. H. Schmid: Magencarcinom und Gravidität; Kaspar-Katz: Mastdarmkrebs und Schwangerschaft). Selbst über den verhältnismäßig häufigen Brustkrebs gibt es hauptsächlich nur kasuistische Mitteilungen; gerade beim Brustkrebs ist es noch durchaus strittig, inwiefern das Carcinomwachstum durch den Vorgang der Gestation beeinflußt wird. Meist ist ein Wachstumsstillstand oder nur ein langsames Wachstum in der Gravidität festzustellen, dafür um so rascheres bösartiges Fortschreiten des Leidens nach der Geburt. Merkwürdigerweise gibt es auch für die übrigen selteneren Krebsformen eine derartige oder ähnliche Beeinflussung, wahrscheinlich unter hormonalem Einfluß. Dieser Einfluß dürfte auch z. T. maßgebend sein dafür, daß manche Reaktionen, angefangen von der unspezifischen Wassermannschen Reaktion in der Gravidität bis zu einer ganzen Reihe komplizierter serologischer Krebsteste, in der Schwangerschaft mitunter positiv sind, ohne daß gleichzeitig ein Carcinom vorliegt. Sehr wichtig ist auch die praktische Frage, ob man bei einem Krebsleiden außerhalb des Genitales die gleichzeitig bestehende Schwangerschaft unterbrechen soll oder nicht. Manche Ärzte vertreten auch die Ansicht, eine Schwangerschaft zu unterbrechen, wenn ihr kurz vorher, ja sogar bis zu 5 Jahren vorher, eine Operation wegen eines Krebsleidens im übrigen Körper verausgegangen ist. Es wäre wünschenswert, durch die vorgeschlagene Krebsstatistik größeres Material zur Beantwortung dieser wichtigen Fragen zu gewinnen. Anzustreben wäre sogar eine internationale Sammelstatistik, zu der die Berliner Akademie der Wissenschaften aufrufen könnte.

Diskussionsbeitrag

von Univ.-Prof. Dr. G. Mestwerdt
Direktor der Universitäts-Frauenklinik Halle

Das Meldewesen für Geschwulstkrankheiten ist seit einem Vierteljahr angelaufen. Als Bezirksbeauftragter für Sachsen-Anhalt wurden von den 18 Kreisgeschwulststellen mehrere von mir persönlich besucht. Hierbei fiel auf, daß in den einzelnen Kreisen, deren Einwohnerzahl sich auf 100 000—150 000 belief, die Zahl der Ärzte außerordentlich variierte. Von ihr war die Zahl der erfolgten Meldungen wesentlich abhängig. Ganz allgemein bestand jedoch der Eindruck, daß bisher bei weitem nicht die erwartete Zahl von Meldebogen I seitens der Ärzte eingeschickt worden war. Zahnärzte, Dentisten und Heilpraktiker hatten bisher überhaupt noch nicht gemeldet. Es wird darauf hingewiesen, daß noch Unklarheiten darüber bestehen, daß nur Ersterkrankungen oder erstmalige Verdachtsfälle ab 1. 11. 1952 zu melden sind.

Mit der Aktivierung des Meldewesens müssen die Bemühungen um die Frühdiagnose und Früherfassung der Carcinome Schritt halten. Der Hinweis von W. Fischer, Jena, daß die Zahl der Erkrankungen am weiblichen Genitalcarcinom in Thüringen doppelt so hoch ist wie vergleichsweise anderen Ortes, ist letzten Endes darauf zurückzuführen, daß in Thüringen bereits seit vielen

Jahren, ausgehend von den Bestrebungen des verstorbenen Jenenser Gynäkologen W. Haupt und seinen Mitarbeitern, die Frühdiagnose und Früherfassung erfolgreich vorangetrieben werden konnte. Es wird ausdrücklich darauf hingewiesen, daß unbedingt vermieden werden müßte, daß durch eine bürokratische Verfolgung des Meldewesens die Carcinomkranken von der Diagnose ihrer Erkrankung Kenntnis bekommen. Ein einschlägiger Fall wird beschrieben, in dem durch unachtsame Handhabung des Meldewesens für die bis dahin gut beeinflußte Carcinomkranke nach Kenntnis ihrer Diagnose schwere psychische und körperliche Benachteiligungen erwachsen sind.

Diskussionsbeitrag

von Prof. Dr. B. Karitzky
Direktor der Chirurgischen Universitätsklinik Rostock

Die Krebssammelstatistik wird sicher auch von jedem Kliniker, der sich mit dem Krebsproblem beschäftigt, sehr begrüßt.

Man darf aber nicht vergessen, daß die Kranken in dem Augenblick, in dem sie in die organisierte Krebserfassung geraten, kein totes Material sind, das gesammelt und im Hollerith-Verfahren bearbeitet wird, sondern daß es lebende und kranke Menschen sind, die hier erfaßt werden. Der Krebskranke ist nach unseren Erfahrungen nicht nur körperlich, sondern auch seelisch labil und anfällig. Wenn man dem Krebskranken sagt, daß er Krebs hat, wird er sehr oft therapieresistent; und wenn der noch nicht klinisch kranke Krebsträger die nackte Wahrheit erfährt, so wird er krank. Alle mit der Krebssammelstatistik befaßten Ärzte und Hilfskräfte müssen auf möglichen seelischen Schaden, der durch die statistische Erfassung der Krebsleidenden angerichtet werden kann, Rücksicht nehmen und ihre Arbeit mit sehr viel Takt und Menschenkenntnis ausüben.

Die Ansichten darüber, ob mit der Krebssammelstatistik den Geschwulstkranken mehr geschadet oder genützt wird, werden beim Statistiker, Kliniker und Hausarzt sehr verschieden sein. Der Statistiker sieht den Kranken überhaupt nicht; der Kliniker behandelt ihn nur so lange, bis die Diagnose gesichert und die Behandlung des Tumors zum Abschluß gekommen ist; dem Hausarzt fällt die Hauptlast mit der Dauerbehandlung der Geschwulstkranken, insbesondere der unheilbaren Patienten, zu. Er wird also wie wir stärkere Bedenken wegen der seelischen Schädigung seiner Patienten haben als viele Kliniker und alle Statistiker.

Die Zuverlässigkeit der Krebsstatistik hängt nicht nur von den verfügbaren Mitteln, sondern auch von der Leistungsfähigkeit und Bereitschaft der behandelnden Ärzte ab, die das statistische Material zu sammeln haben. Gegen Fragebögen aller Art sind auch die Ärzte stark allergisch geworden. Der Zweck der Statistik wäre verfehlt, wenn etwa nach dem 1. 11. 1952, dem Zeitpunkt des Inkrafttretens der gesetzlichen Bestimmung über die Erfassung der Krebskranken, die Zahl der diagnostizierten Geschwulstleiden noch geringer würde als vorher. Wie sich aus den Referaten klar ergeben hat, sind die Dinge noch durchaus im Fluß, insbesondere ist die endgültige Form des Fragebogens II sehr umstritten. Daher muß es als unbillig und unpassend bezeichnet werden, wenn schon jetzt von den Kreisbeauftragten mit Strafandrohungen wegen Nichtbeachtung des bestehenden Gesetzes vorgegangen wird. Es wäre besser zu überlegen, ob der Zweck der statistischen Erfassung aller oder möglichst vieler Geschwulstkranker nicht eher erreicht würde, wenn von den behandelnden Ärzten vorerst nur der Bericht nach Vordruck I verlangt und die Bearbeitung des übrigen Gesamtmaterials den Beauftragten der Geschwulsterfassungsorganisation und den interessierten Kliniken überlassen würde.

Diskussionsbeitrag

von Prof. Dr. A. Krautwald
Direktor der II. Medizinischen Klinik der Humboldt-Universität Berlin

Da die Ausbildung der Studenten während der Kriegsjahre von unterschiedlicher Qualität war, ist es erforderlich, einen obligatorischen Fortbildungskurs für Ärzte einzurichten. Besonders sollte die Symptomatik, die Diagnose und Differentialdiagnose der häufig vorkommenden Carcinome in Fortbildungskursen Berücksichtigung finden. Bessere diagnostische Fähigkeiten und stärkere Sensibilisierung der Ärzte für die Früherscheinungen des Carcinoms werden auch die Meldestatistik für Carcinomkranke verbessern. Ein fakultativer Fortbildungsunterricht genügt meiner Ansicht nach nicht.

Wenigstens in den großen Kliniken, in denen die Mehrzahl der Verstorbenen seziert wird, sollte auf dem Totenschein die durch Sektion gesicherte Diagnose vermerkt sein. Der in der Ausbildung befindliche Arzt würde so das Sektionsergebnis zur Kenntnis zu nehmen genötigt sein. Er würde lernen, den Totenschein als ein statistisches Dokument entsprechend zu respektieren.

Eine gute statistische Erfassung der Krebskranken setzt gute diagnostische Fähigkeiten voraus. Darum halte ich es für ratsam, gleichsam als diagnostisches Stimulans, einen bedingt öffentlichen Vergleich zwischen klinischer und pathologisch-anatomischer Diagnose während der der Behandlung im Krankenhaus Verstorbenen zum Jahresende anzustellen.

Diskussionsbeitrag

von Prof. Dr. H. Küstner
Direktor des Klara-Zetkin-Krankenhauses Weißenfels

Die Propaganda zur Früherfassung der Carcinome muß vor allen Dingen auf dem Lande ausgedehnt werden und die um die Großstädte liegenden Gemeinden sind in dieser Beziehung möglichst durch Vorträge von Ärzten des Krankenhauses zu betreuen. Wenn aber auf diese Art und Weise mehr Carcinome frühzeitig zur Kenntnis des Arztes kommen, so ist es unbedingt möglich, die Vor- und Nachbestrahlung zu vergrößern. Es sind noch immer Schwierigkeiten vorhanden, die Patienten rechtzeitig zur Nachbestrahlung in die Universitätskliniken einzuweisen, die an großen Krankenhäusern wegen Carcinom operiert worden sind.

Patienten meines Krankenhauses müssen zum Teil 4—6 Wochen warten, ehe sie zur Nachbestrahlung in der Universitäts-Frauenklinik Halle aufgenommen werden können.

Gleichzeitig mit der Einrichtung und Vergrößerung von Bestrahlungsinstituten ist aber die Besetzung dieser Institute mit Fachröntgenologen notwendig, damit keine Strahlenschädigungen vorkommen.

Diskussionsbeitrag

von Dr. W. Oelssner
Komm. Leiter des Universitäts-Röntgeninstituts im Stadtkrankenhaus St. Jakob Leipzig

Es ist zweckmäßig, die Nachuntersuchungen behandelter Geschwulstpatienten von der Stelle vornehmen zu lassen, die diese Behandlung durchgeführt hat. Da man dort die Besonderheiten des Falles und des Behandlungsverlaufes kennt, kann eine solche Regelung der nachgehenden Geschwulstfürsorge nur Vorteile für den Patienten bringen. Darüber hinaus ist eine derartige Handhabung die einzige Möglichkeit, einen wirklichen Überblick über das Schicksal aller Fälle zu erhalten. Es interessiert nicht nur die Dauer der Überlebenszeit, die durch jede andere Nachuntersuchungsstelle auch ermittelt werden kann, sondern vielmehr auch die Frage, wann und in welchen Regionen Rezidive und Metastasen auftreten. Regionäre Lymphknotenmetastasen sind hinsichtlich des Therapieerfolges anders zu bewerten als Fernmetastasen. Besonders wichtig ist die Diagnose von Lokalrezidiven, die beispielsweise in einem Bestrahlungsfeld oder daneben auftreten können. Alle diese Erhebungen sind für die Beurteilung der Leistungsfähigkeit einer Behandlungsmethode unentbehrlich. Sie können nur von dem richtig bewertet werden, der die Behandlung selbst vorgenommen hat.

In neuerer Zeit weigern sich viele Soz.-Vers.-Kassen, ihren Patienten das Fahrgeld zur Behandlungsstelle zum Zwecke der Nachuntersuchung zurückzuerstatten. Diese Weigerung stellt m. E. eine ernste Gefahr für eine reguläre nachgehende Geschwulstfürsorge dar. Es wird der Akademie vorgeschlagen, Schritte zu empfehlen, die geeignet sind, Nachuntersuchungen von Geschwulstkranken in den Behandlungsstellen zu gewährleisten.

Diskussionsbeitrag

von Dr. K. Reifarth
Ärztliche Oberreferentin beim Magistrat von Groß-Berlin, Abteilung Gesundheitswesen

Herr Prof. Dr. Schröder erwähnte, daß die Sozialversicherungsanstalt Sachsen krebskranke Frauen für ein Jahr berentet. Damit ist die Gewähr gegeben, daß die notwendigen Behandlungen, die eingeleitet bzw. durchgeführt werden, nicht durch zu frühzeitige Arbeitsaufnahme der Frauen gefährdet sind. Dies ist eine anerkennenswerte Maßnahme, doch scheint es mir notwendig, noch weitere Erleichterungen zu schaffen und die Fürsorge noch mehr auszudehnen. Ich denke hierbei an ausgesteuerte Patienten und an Patienten, die von einem entfernt liegendem Ort einer Spezialbehandlung, z. B. in Berlin, zugeführt werden müssen.

Ein solcher Fall, der bei uns in Berlin betreut wurde, gibt mir Veranlassung, die Akademie der Wissenschaften zu bitten, bei dem Ministerium für Gesundheitswesen und dem Zentralvorstand der Sozialversicherungskassen vorstellig zu werden, um hier eine Änderung bestimmter Vorschriften zu erreichen. Diese Patientin, die ihren Wohnsitz in der DDR hat, leidet an einem Hirntumor, und es erwies sich eine erneute Nachbestrahlung als dringend notwendig. Die Bestrahlung konnte nur stationär durchgeführt werden. Die Patientin war aber ausgesteuert und es sollte seitens der Sozialversicherungskasse nur eine Kostenübernahme für die ambulante Behandlung übernommen und das Fahrgeld nicht erstattet werden. Durch eine bereits kurz nach der Aussteuerung erforderlich gewordene stationäre Behandlung bestand gegenüber der Wohngemeinde eine Verpflichtung für verauslagte Krankenhauskosten. Durch die erneute stationäre Krankenhausbehandlung erhöht sich die Schuldsumme nicht unerheblich. Hinzu kommt, daß durch die schwere Erkrankung der Patientin die Haushaltsführung teilweise unter Zuhilfenahme fremder Personen stattfinden mußte, wodurch auch bereits erhebliche Kosten verursacht waren. So ist es verständlich, daß die Patientin zögerte, eine weitere Behandlung durchführen zu lassen. Die für die Patientin zuständige Fürsorgerin sprach verschiedene Stellen zwecks Übernahme der Kosten an. Dadurch entstand aber wieder ein weiterer Zeitverlust, der sich ungünstig auf die Heilungsaussichten auswirkt.

Wenn wir eine wirksame Krebsbekämpfung erreichen wollen, so müssen Behandlungs- und Fahrtkosten für die Intensivbehandlung übernommen werden, unabhängig davon, ob es sich um ambulante oder stationär durchzuführende Therapie handelt. Weiterhin darf die Sorge um zurückzuzahlende Kosten infolge erfolgter Aussteuerung nicht Veranlassung sein, den Patienten von der Durchführung weiterer Behandlungsmaßnahmen abzuhalten.

Diskussionsbeitrag

von Dr. H. Burghardt
von der Staatlichen Plankommission der DDR, Zentralamt für Forschung und Technik, Berlin

Ich spreche zu Ihnen als Mitarbeiter des Zentralamtes für Forschung und Technik. Wie Sie wissen, ist das Zentralamt für Forschung nnd Technik die zentrale verantwortliche Regierungsinstitution für die gesamte Forschung und Entwicklung in der Deutschen Demokratischen Republik. Das bedeutet also, daß das Zentralamt für Forschung und Technik die Direktive für die Forschungs- und Entwicklungsarbeiten gibt, die Pläne nach volkswirtschaftlichen und fachlichen Gesichtspunkten zusammenstellt, ihre Durchführung mit den Fachministerien gemeinsam kontrolliert und auch alle Berichte zusammenfaßt und auswertet. Wir sind also ebenso wie Sie Helfer der Wissenschaft, nur auf einem anderen Sektor, nämlich auf dem organisatorisch-fachlichen, und Sie auf dem rein wissenschaftlichen.

Nun möchte ich kurz zu zwei Fragen Stellung nehmen:

1. Zur mehrfach von den Herren Professoren Friedrich und Schröder angeschnittenen Frage der fraglichen Radiummenge in der DDR möchte ich Ihnen mitteilen, daß unser Amt über eine Aufstellung der Radiummengenverteilung verfügt und sich auch mit der Frage der Nacheichung des Radiums beschäftigt. Nach den bisherigen Kenntnissen wird die vorhandene Menge den Bedarf in der DDR nahezu decken können. Jedoch ist die bisherige Verteilung des Radiums noch nicht schwerpunktmäßig. Die Neuaufteilung müßte das Ministerium für Gesundheitswesen vornehmen. Unsere Feststellungen stimmen somit mit denen des Herrn Prof. Dr. Schröder überein.
2. Unser Amt begrüßt die Durchführung dieser Krebsarbeitstagung und hat natürlich an sie bestimmte Erwartungen geknüpft. So hoffen wir, daß es uns nach dem hier vorgetragenen derzeitigen internationalen Stand der Krebsforschung und -bekämpfung möglich sein wird, nicht nur eine Direktive für das Jahr 1954 auszuarbeiten, sondern diese für mehrere Jahre festzulegen; obwohl die Tagung nicht, wie vorgesehen, den Charakter einer Arbeitstagung, sondern mehr den einer Informationstagung trägt. Diese Tagung sollte nicht nur die Schwerpunkte in der Krebsforschung herausarbeiten, sondern Sie auch davon überzeugen, wie notwendig es ist, Forschungsarbeiten zu planen. Wie wir nun im Verlauf der Tagung feststellen konnten, wird es erforderlich sein, das Schwergewicht in der Krebsforschung noch mehr als bisher auf die Carcinogenese und Frühdiagnose zu legen. Um diese großen Aufgaben, die zweifellos noch vor uns stehen, rascher lösen zu können, möchte ich Ihnen — an die eingangs von Herrn Prof. Dr. Lohmann zum Ausdruck gebrachten Worte anknüpfend — im Auftrag des Ministeriums für Gesundheitswesen und auch nach Meinung unseres Amtes einen Vorschlag unterbreiten:

Wir halten es für zweckmäßig und erforderlich, einen wissenschaftlichen Arbeitskreis für Krebsforschung und -bekämpfung zu schaffen, da die Sektion für Geschwulstkrankheiten diese großen Aufgaben nicht mehr allein lösen kann, zumal sie auch noch andere Aufgaben zu bewältigen hat. Diesen geplanten Arbeitskreis müßten die hervorragendsten Wissenschaftler aus Ihrem Kreis angehören und außerdem berücksichtigt werden, daß Wissenschaftler aus allen Territorien der DDR vertreten sind, um einen ständigen Erfahrungsaustausch und engen Kontakt zwischen allen Krebsforschern und dem Zentrum in Berlin — nämlich der Akademie und dem Ministerium für Gesundheitswesen — zu ermöglichen. Die Arbeitskreismitglieder sollen nach stattgefundenen Sitzungen die Krebsforscher und krebsinteressierten Ärzte aus ihrer näheren Umgebung zusammenrufen, um sie über die neuesten Maßnahmen in der Krebsforschung und -bekämpfung zu informieren und auch Anregungen dem Zentrum in Berlin zur Auswertung mitteilen zu können. Gleichermaßen würden alle Krebsforscher in der DDR ständig über die neuesten wissenschaftlichen Erkenntnisse informiert und könnten somit ihre taktischen Maßnahmen ableiten. Wir können Ihnen mitteilen, daß es uns bereits möglich war, mit Arbeitskreisen in anderen Spezialgebieten, z. B. in der Tbc-, Rheuma- und Silikoseforschung gute Erfahrungen zu sammeln. Wir sind der Meinung, daß dadurch noch bessere Ergebnisse in der Krebsforschung erzielt werden können, obwohl wir auch jetzt schon sehr gute Ergebnisse, wie dies die Arbeiten von Prof. Dr. GRAFFI, Dr. GANSE usw. zeigen, aufweisen können.

Dieser Arbeitskreis sollte zweckmäßig dem Ministerium für Gesundheitswesen unterstellt werden, da sich die Akademie mit bürokratischer Arbeit nicht unnötig belasten sollte, damit alle ihre Wissenschaftler Zeit für Forschungsarbeiten gewinnen.

Wir sind der Überzeugung, daß wir mit einem solchen wissenschaftlichen Arbeitskreis die Krebsforschung zum Wohle der Menschheit stärker vorantreiben können und bitten um Ihre Unterstützung.

FSC
www.fsc.org
MIX
Papier | Fördert gute Waldnutzung
FSC® C083411

Kolibri 360 GmbH
Ferdinand-Jühlke-Straße 7
99095 Erfurt, Deutschland
produktsicherheit@kolibri360.de